N.E. Bringeland, D. Boeger

Narbentherapie

Nils E. Bringeland, David Boeger

Narbentherapie

Wundheilungs- und faszienorientierte Therapieansätze

2. Auflage

Unter Mitarbeit von: Heiko Bargfrede, Edingen-Neckarhausen; Ina Boeger, Uttwil/Schweiz; Dr. Henning Vieker, Hamburg; Kerstin Waldvogel-Röcker, Barsinghausen

ELSEVIER

Elsevier GmbH, Bernhard-Wicki-Str. 5, 80636 München, Deutschland
Wir freuen uns über Ihr Feedback und Ihre Anregungen an kundendienst@elsevier.com

ISBN 978-3-437-45094-5
eISBN 978-3-437-06161-5

2. Auflage 2022

Wichtiger Hinweis
Die medizinischen Wissenschaften unterliegen einem sehr schnellen Wissenszuwachs. Der stetige Wandel von Methoden, Wirkstoffen und Erkenntnissen ist allen an diesem Werk Beteiligten bewusst. Sowohl der Verlag als auch die Autorinnen und Autoren und alle, die an der Entstehung dieses Werkes beteiligt waren, haben große Sorgfalt darauf verwandt, dass die Angaben zu Methoden, Anweisungen, Produkten, Anwendungen oder Konzepten dem aktuellen Wissensstand zum Zeitpunkt der Fertigstellung des Werkes entsprechen.
Der Verlag kann jedoch keine Gewähr für Angaben zu Dosierung und Applikationsformen übernehmen. Es sollte stets eine unabhängige und sorgfältige Überprüfung von Diagnosen und Arzneimitteldosierungen sowie möglicher Kontraindikationen erfolgen. Jede Dosierung oder Applikation liegt in der Verantwortung der Anwenderin oder des Anwenders. Die Elsevier GmbH, die Autorinnen und Autoren und alle, die an der Entstehung des Werkes mitgewirkt haben, können keinerlei Haftung in Bezug auf jegliche Verletzung und/oder Schäden an Personen oder Eigentum, im Rahmen von Produkthaftung, Fahrlässigkeit oder anderweitig übernehmen.
Obwohl alle Werbemittel mit ethischen (medizinischen) Standards übereinstimmen, stellt die Erwähnung in dieser Publikation keine Garantie oder Anerkennung der Qualität oder des Wertes dieses Produkts oder der Aussagen der Herstellerfirmen dar.

Für die Vollständigkeit und Auswahl der aufgeführten Medikamente übernimmt der Verlag keine Gewähr.
Geschützte Warennamen (Warenzeichen) werden in der Regel besonders kenntlich gemacht (®). Aus dem Fehlen eines solchen Hinweises kann jedoch nicht automatisch geschlossen werden, dass es sich um einen freien Warennamen handelt.

Bibliografische Information der Deutschen Nationalbibliothek
Die Deutsche Nationalbibliothek verzeichnet diese Publikation in der Deutschen Nationalbibliografie; detaillierte bibliografische Daten sind im Internet über https://www.dnb.de abrufbar.

22 23 24 25 26 5 4 3 2 1

In ihren Veröffentlichungen verfolgt die Elsevier GmbH das Ziel, genderneutrale Formulierungen für Personengruppen zu verwenden. Um jedoch den Textfluss nicht zu stören sowie die gestalterische Freiheit nicht einzuschränken, wurden bisweilen Kompromisse eingegangen. Selbstverständlich sind **immer alle Geschlechter** gemeint.

Planung: Elisa Imbery, München
Projektmanagement: Annekathrin Sichling, München
Redaktion: Monika Krumnow, Kasseedorf
Rechteklärung: Juliana Samoilowa, Berlin
Satz: abavo GmbH, Buchloe/Deutschland; TnQ, Chennai/Indien
Druck und Bindung: Drukarnia Dimograf Sp. z o. o., Bielsko-Biała/Polen
Umschlaggestaltung: SpieszDesign, Neu-Ulm
Titelfotografie: © Irina Baturina – stock.adobe.com

Aktuelle Informationen finden Sie im Internet unter **www.elsevier.de**

Vorwort

Bereits seit Jahren beschäftige ich mich beruflich mit dem Thema Narben. Schon früh erhärtete sich bei mir in der Praxis der Eindruck, dass die Probleme meiner Patienten durch Narben entweder ausgelöst oder stark beeinflusst sein könnten. Bei meinen ersten Versuchen, einen besseren Überblick zu erhalten, musste ich feststellen, dass es nur sehr vereinzelt und weit verstreut verwertbare Informationen zu dieser Thematik gab.

In den letzten Jahren habe ich sehr viel recherchiert und gelesen und mich mit vielen kompetenten Therapeuten, Medizinern und Wissenschaftlern ausgetauscht. Mit der Zeit wurden die Zusammenhänge immer deutlicher und einige verbreitete Annahmen haben sich als überholt herausgestellt. Hierzu gehören die Kühlung von frischen Verletzungen oder die Möglichkeiten der Physiotherapie, abgeheilte Narben zu mobilisieren. Je mehr Informationen ich zusammentragen konnte, desto besser konnte ich Zusammenhänge erkennen und herleiten. Dazu zählen unter anderem die grundlegenden Prozesse während der Wundheilung, Zell- und Gewebefunktionen und anatomisch-funktionelle Ketten, aber auch direkte Zusammenhänge von Psyche und Physiologie. Aufgrund dieser Erkenntnisse wurde ich in die Lage versetzt, Techniken gezielt für die Narbenbehandlung begründet auszuwählen, zu variieren oder gar neu zu entwickeln.

Zahlreiche Menschen haben mir auf dem Weg zu diesem Ziel geholfen, wofür ich mich bei allen bedanken möchte. Hierzu gehören meine Eltern, die mich in allem unterstützt haben, meine Frau Sabrina, die mir verständnisvoll zur Seite gestanden hat, meine Kursteilnehmer, Arbeitskollegen und Schüler/Studenten, die ebenfalls viele Anregungen und Fragen eingebracht haben, sowie zahlreiche Wissenschaftler, die mir im Erfahrungsaustausch oft weitergeholfen oder mich auf neue Ideen gebracht haben. Hier möchte ich vor allem Dr. Robert Schleip, Prof. Dr. Werner Klingler und Dr. Heike Jäger vom Fascia Research Institut Ulm ebenso wie Prof. Dr. Gerd Hoffmann von der Goethe-Universität Frankfurt hervorheben. Und zu guter Letzt danke ich allen Autoren, die ihren Teil zur Entstehung dieses Buches beigetragen haben, ganz herzlich für ihre Mithilfe.

Nils E. Bringeland

Wenn die Neugier sich auf ernsthafte Dinge richtet, dann nennt man sie Wissensdrang

Marie von Ebner-Eschenbach

Narben sind Lesezeichen des Lebens. Sie zeichnen alle entzündlichen Prozesse auf und verändern die Balance unserer faszialen Körperstatik. Häufig sind Narben die Ursache für therapieresistente Schmerzen oder frühzeitigen Verschleiß von Körpergewebe. Narben beeinflussen nicht nur die fasziale Struktur des Patienten, sie haben auch großen Einfluss auf die Zirkulation der Körperflüssigkeiten und stören langfristig die Homöostase der betroffenen Personen. Mit dem Lösen von Adhäsionen im Fasziensystem wird der Kreislauf der Läsionsketten durchbrochen. Die systematische Erforschung der komplexen Symptomatik von sichtbaren und unsichtbaren Narben und deren Therapierbarkeit steht erst am Anfang. Ich freue mich, einen Beitrag dazu leisten zu dürfen.

Mein besonderer Dank gilt an dieser Stelle meiner geliebten Frau. Sie hat wesentlichen Anteil daran, dass diese Arbeit Struktur und Form bekommen hat. Mit ihrem Konzept ergänzt sie meine körperbezogene Therapie im emotionalen Bereich. Auch möchte ich den vielen Patienten und Kursteilnehmern danken, welche mich inspiriert und zum Denken und Handeln angeregt haben.

David Boeger

Kiel und Uttwil/Schweiz, Frühjahr 2022

Nils E. Bringeland/David Boeger

Adressen

Heiko Bargfrede
Birkenweg 6
68535 Edingen-Neckarhausen

David Boeger
Döllistr. 5
8592 Uttwil
Schweiz

Ina Boeger
Döllistr. 5
8592 Uttwil
Schweiz

Nils E. Bringeland
Seeblick 1
24106 Kiel

Dr. med. Henning Vieker
altomed-mvz
Mediz. Versorgungszentrum
Holstenplatz 20b
22765 Hamburg

Kerstin Waldvogel-Röcker
Birkenweg 1
30890 Barsinghausen

Abbildungsnachweis

Der Verweis auf die jeweilige Abbildungsquelle befindet sich bei allen Abbildungen im Werk am Ende des Legendentextes in eckigen Klammern. Alle nicht besonders gekennzeichneten Grafiken und Abbildungen © Elsevier GmbH, München.

[G172]	Gregory, P.: Sanders' Paramedic Textbook. Elsevier/Mosby 2010.
[G557]	Herlihy, B. L.: The Human Body in Health and Illness. Elsevier/Saunders, 5. Aufl. 2014.
[G615]	Majno, G./Joris I.: Cells, Tissues and Disease. Principles of General Pathology. Oxford University Press, 2. Aufl. 2004.
[G616]	Dockery, G. D./Crawford, M. E.: Lower Extremity Soft Tissue & Cutaneous Plastic Surgery. Elsevier/Saunders, 2. Aufl. 2012.
[J787]	www.colourbox.com
[J808]	Shutterstock
[L106]	Henriette Rintelen, Velbert.
[L190]	Gerda Raichle, Ulm.
[L238]	Sonja Klebe, Löhne.
[L293]	Arne Goebel, Schweizer Akademie für Boeger-Therapie, Romanshorn.
[M123]	Prof. Dr. med. Thomas Dirschka, Wuppertal.
[P311]	Nils E. Bringeland, Eggenstein-Leopoldshafen.
[P312]	David Boeger, Schweizer Akademie für Boeger-Therapie, Romanshorn.
[R324]	De Morree, J. J.: Dynamik des menschlichen Bindegewebes. 2. Aufl. 2013.
[T883]	Berufsgenossenschaftliche Unfallklinik Ludwigshafen.
[V659]	Ludwig Artzt GmbH, Dornburg.
[W1010]	Deutsche Dermatologische Gesellschaft (DDG), Berlin.

Fehler gefunden?

https://else4.de/978-3-437-45094-5

An unsere Inhalte haben wir sehr hohe Ansprüche. Trotz aller Sorgfalt kann es jedoch passieren, dass sich ein Fehler einschleicht oder fachlich-inhaltliche Aktualisierungen notwendig geworden sind.

Sobald ein relevanter Fehler entdeckt wird, stellen wir eine Korrektur zur Verfügung. Mit diesem QR-Code gelingt der schnelle Zugriff.

Wir sind dankbar für jeden Hinweis, der uns hilft, dieses Werk zu verbessern. Bitte richten Sie Ihre Anregungen, Lob und Kritik an folgende E-Mail-Adresse: kundendienst@elsevier.com

Inhaltsverzeichnis

I Physiologische und pathophysiologische Grundlagen 1

1 Bindegewebe: Funktion und Bestandteile 3
1.1 Verletzungen der Haut und ihre Bedeutung für das Fasziensystem .. 3
1.2 Die Haut 4
1.2.1 Die Hautschichten 4
1.3 Bindegewebe 6
1.3.1 Funktion des Bindegewebes 6
1.3.2 Zelluläre Bestandteile des Bindegewebes und seine Aufgaben 7
1.3.3 Extrazelluläre Bestandteile des Bindegewebes 9
1.3.4 Aufbau und Formen des Bindegewebes 9
1.3.5 Die somatische Faszie 10
1.4 Faszien als Kommunikationssystem 24
1.5 Magnetfelder und Licht 25

2 Wundheilung 27
2.1 Grundlagen der Wundheilung 27
2.2 Wundheilungsphasen 28
2.2.1 Entzündungsphase 28
2.2.2 Proliferationsphase 29
2.2.3 Remodellierungsphase 32
2.3 Wundheilungsformen 33
2.3.1 Crosslinks 33
2.4 Wundarten 34
2.5 Faktoren mit Wirkung auf die Wundheilung 38
2.5.1 Duft- und Aromatherapie 38
2.5.2 Musik und ihre physiologische Wirkung 39
2.5.3 Medikamente und ihre Nebenwirkungen 41
2.5.4 Kryotherapie 41
2.5.5 Weitere Faktoren 42
2.6 Wundheilung und Ernährung 42
2.7 Wundheilungsstörungen 43

3 Narbenformen 45
3.1 Unreife Narben 46
3.2 Die physiologische Narbe 46
3.3 Sklerotische Narben 47
3.4 Atrophe/schüsselförmig eingesunkene Narben 47
3.5 Hypertrophe Narben 48
3.6 Keloide 48
3.7 Aktive Narben 49

4 Narben und funktionelle Störungen 51
4.1 Muskel- und Fasziensystem 51
4.1.1 Auswirkungen von Verletzungen auf das Muskel- und Fasziensystem 53
4.2 Auswirkungen von Adhäsionen auf Muskelketten 55
4.2.1 Grundlagen der funktionellen Anatomie 55
4.2.2 Definition Kettenmodell 56
4.2.3 Muskelkettenmodelle 57
4.2.4 Propriozeptorische Zusammenarbeit der Muskelkette 59
4.3 Das venöse System und seine Bedeutung für die Faszien 61
4.3.1 Der Blutkreislauf 61

5 Narben aus psychiatrischer Sicht 67
5.1 Auswirkungen physischer Narben auf die Psyche 67
5.2 Seelische Narben 68
5.3 Narben durch selbstverletzendes Verhalten 69

II Praxis 71

6 Narben und Schmerzen 73
6.1 Schmerz und Nozizeption 73
6.2 Narbenschmerzen 75
6.3 Schmerzarten 76

7 Narbenbefundung . . . 77
7.1 Anamnese und Inspektion . . . 78
7.2 Fotodokumentation . . . 78
7.3 Palpation . . . 79
7.4 Narben-Assessments . . . 80
7.4.1 Vancouver Scar Scale . . . 80
7.4.2 Visual Analogue Scale (VAS) . . . 80
7.4.3 POSAS . . . 80
7.4.4 Manchester Scar Scale (MSS) . . . 81
7.4.5 Stony Brook Scar Evaluation Scale (SBSES) . . . 81
7.5 Gerätegestützte Narbenbefundung 82
7.5.1 MyotomPro . . . 82
7.5.2 Dolorimeter . . . 82
7.5.3 Durometer . . . 83
7.5.4 Cutometer . . . 83
7.5.5 Muskuloskeletaler Ultraschall (Sonografie) . . . 83
7.6 Cibionic®-System . . . 84
7.6.1 Therapeutisches Instrument zur Befundung und zum Lösen von Narbengewebe . . . 84
7.6.2 Therapieablauf mit dem Cibionic-Instrument . . . 86
7.6.3 Qualitätssicherung in der Boeger-Narbentherapie . . . 87
7.7 Kinesiologie . . . 88
7.8 Adheremeter . . . 88
7.9 Befundbogen . . . 90

8 Narbenbehandlung . . . 91
8.1 Narbenmassage . . . 92
8.1.1 Wirkprinzipien der Massage . . . 93
8.1.2 Intensität der Anwendungen . . . 95
8.1.3 Die junge Narbe . . . 95
8.1.4 Die abgeheilte Narbe . . . 96
8.1.5 Techniken . . . 97
8.2 Boeger-Narbentherapie . . . 100
8.2.1 Die fünf Prinzipien der Boeger-Narbentherapie . . . 100
8.2.2 Diagnostizieren im komplexen Fasziensystem . . . 107
8.2.3 Diagnostik in der Boeger-Narbentherapie . . . 108
8.2.4 Interpretation der drei Basisbewegungen . . . 112
8.2.5 Therapie . . . 122
8.2.6 iXpending® – das fasziale Trainingskonzept mit dem physiologischen Haltungstraining . . . 131
8.3 Narben und Emotionen . . . 132
8.3.1 REMovement in der Physiotherapie . . 132
8.3.2 Wenn Wunden nicht heilen wollen . . 134
8.3.3 Anleitung zum Self-REMovement . . . 136
8.3.4 Fazit . . . 137
8.4 Manuelle Narbenmobilisation . . . 138
8.4.1 Mobilisation in den frühen Phasen . . 138
8.5 Mobilisation abdominaler Narben . . . 144
8.5.1 Technik zur abdominalen Mobilisation . . . 145
8.6 Intraorale Behandlung . . . 147
8.7 Honigtherapie (MELT-Therapie) . . . 148
8.7.1 Hintergrund . . . 149
8.7.2 Medizinischer Honig . . . 150
8.7.3 Anwendung . . . 152
8.8 Schröpfen . . . 153
8.8.1 Historie . . . 153
8.8.2 Wirkungsweise . . . 154
8.8.3 Anwendung . . . 155
8.9 Medical Flossing . . . 157
8.10 Forced Release/Faszienmanipulation . . . 160
8.10.1 Anwendung der Faszienmanipulation/des Forced Release . . . 161
8.11 Energetische Narbenbehandlung in der Alternativmedizin . . . 167
8.11.1 Traditionelle Chinesische Medizin (TCM) . . . 167
8.11.2 Neuraltherapie . . . 169
8.11.3 Homöopathie . . . 170
8.11.4 Phytotherapie . . . 171
8.12 Die Bedeutung der Lymphdrainage in der Narbenbehandlung . . . 172
8.12.1 Anatomie des Lymphgefäßsystems . . 172
8.12.2 Störung des Lymphgefäßsystems . . . 173
8.12.3 Anwendung der manuellen Lymphdrainage . . . 174
8.13 Geräte- und instrumentengestützte Maßnahmen . . . 175
8.13.1 Narbentapes . . . 175

8.13.2 Narbenstift ... 176
8.13.3 Roller und Bürsten ... 178
8.13.4 Ultraschall ... 179
8.13.5 Infrarotlicht ... 179
8.13.6 Elektrotherapie ... 180
8.14 Physiotherapie bei Verbrennungswunden ... 180
8.14.1 Physiotherapie in der frühen posttraumatischen Phase ... 180
8.14.2 Physiotherapie in der präoperativen Phase ... 181
8.14.3 Physiotherapie in der frühen postoperativen Phase ... 182
8.14.4 Physiotherapie in der späten postoperativen Phase ... 183
8.14.5 Physiotherapie Rehabilitationsphase ... 183

9 Narbensalben ... 185

10 Ärztliche Interventionen ... 189
10.1 Operative Narbenentfernung ... 190
10.2 Silikonfolien ... 191
10.3 Kryotherapie ... 192
10.4 Laserbehandlung ... 192
10.5 Strahlenbehandlung ... 193
10.6 Narbenentstörung durch Unterspritzen der Narbe ... 193
10.7 Akupunktur ... 193
10.8 Microneedling ... 194
10.9 Kompressionsbehandlung ... 195
10.10 Medikamente und Wirkstoffe in der Narbenbehandlung ... 195
10.11 Leitlinien ... 198

Anhang ... 199
Literaturverzeichnis ... 201
Register ... 205

I Physiologische und pathophysiologische Grundlagen

1 Bindegewebe: Funktion und Bestandteile 3

2 Wundheilung 27

3 Narbenformen 45

4 Narben und funktionelle Störungen 51

5 Narben aus psychiatrischer Sicht 67

KAPITEL

1

David Boeger und Nils Bringeland

Bindegewebe: Funktion und Bestandteile

1.1	**Verletzungen der Haut und ihre Bedeutung für das Fasziensystem**	3
1.2	**Die Haut**	4
1.2.1	Die Hautschichten	4
1.3	**Bindegewebe**	6
1.3.1	Funktion des Bindegewebes	6
1.3.2	Zelluläre Bestandteile des Bindegewebes und seine Aufgaben	7
1.3.3	Extrazelluläre Bestandteile des Bindegewebes	9
1.3.4	Aufbau und Formen des Bindegewebes	9
1.3.5	Die somatische Faszie	10
1.4	**Faszien als Kommunikationssystem**	24
1.5	**Magnetfelder und Licht**	26

1.1 Verletzungen der Haut und ihre Bedeutung für das Fasziensystem

David Boeger

Jedes physische Trauma zerstört Zellstrukturen des Hautgewebes. Das infolge der Verletzungen vom Körper gebildete Ersatzgewebe hinterlässt sichtbare oder unsichtbare Narben (➤ Tab. 1.1). In den verletzten Körperregionen kann das Narbengewebe zu lokalen oder generalisierten Problematiken führen.

Lokal Eine Hautnarbe kann lokale Problematiken mit optisch-funktionellem Charakter verursachen. Zu ihnen zählen optische Hautveränderungen, wie Einziehungen, Verfärbungen, Schwellungen, oder funktionelle Problematiken, wie Sensibilitätsstörungen, Taubheitsgefühle, Un- oder Überempfindlichkeiten, Wetterfühligkeit und Dauerschmerzen.

Generalisiert Weitgehend unbeachtet sind bislang die von Hautnarben ausgehenden generalisierten Problematiken. Diese über das Organ selbst oder

Tab. 1.1 Morphologische Einteilung der Verletzungen[a]

Sichtbare Narben	
Offene Verletzungen	• Oberflächlich, auf die Epidermis beschränkt • Penetrierend, in die Tiefe reichend • Kompliziert, mit Verletzungen von Nerven, Sehnen, Knochen
Abtrennungen	Eine traumatische Amputation liegt bei Abtrennung eines Körperglieds vor.
Unsichtbare Narben	
Geschlossene Verletzungen	Sind auf Einwirkungen stumpfer Gewalt zurückzuführen. Bei weitgehend intakter Haut resultieren Schädigungen des darunterliegenden Gewebes. Dies führt zu Hämatomen und Schwellungen.
• Ablederungen • Netzimplantate, Liposuktion	Ablederungen sind Folgen flacher, tangentialer Gewalteinwirkungen. Auch chirurgische Eingriffe, wie Liposuktion, Einsetzen von Netzimplantaten (Sublay, Onlay und Inlay), Hautstraffungen oder Brustvergrößerungen, haben vergleichbare Narben zur Folge.

[a] Nach Henne-Bruns D et al. 2007

durch die entzündungsbedingten Verklebungen (Adhäsionen) mit dem Fasziengewebe übertragenen Spannungen können als Läsionsketten gesehen werden. Darunter zählen alle Druck- oder Zugübertragungen – Impulse also, die von einer lokalen Quelle über das Fasziengewebe in den Gesamtorganismus weitergeleitet werden. Häufig liegt eine große räumliche Distanz zwischen potenzieller Ursache und somatischer Wirkung. Bei vielen Patienten sind mehrere Läsionsketten zur gleichen Zeit „aktiv", was die Diagnostik von Adhäsionen im Fasziensystem erschwert.

1.2 Die Haut

David Boeger

Die Haut geht aus dem äußeren Keimblatt, dem Ektoderm, hervor und wird aus diesem Grund nicht zum Fasziengewebe gezählt.

- Sie bildet die äußere Grenze des Körpers und schützt ihn vor mechanischen, chemischen und thermischen Schäden.
- Sie ist das erste Immunorgan und wehrt äußere Krankheitserreger ab.
- Sie dient der Temperatur- und Flüssigkeitsregulierung des Körpers.

Diese Aufgaben erfüllt die Haut durch ein komplexes arterielles und venöses Gefäßsystem. Aber auch die lymphatischen Gefäße sind in großer Zahl in der Haut vertreten und leiten die Lymphlast über die Lymphknoten in den großen Blutkreislauf. Die Haut spielt als eines der vielseitigsten Organe des Körpers eine zentrale Rolle in Bezug auf die **Homöostase,** die Selbstregulierung, des Körpers.

Die vielschichtige Struktur der Haut erlaubt eine maximale Beweglichkeit der Gelenke und Muskeln. Sie besitzt physiologischerweise keine unmittelbaren Verbindungen zum Periost. Die von ihr ausgehenden Faserbündel (Retinacula cutis) durchlaufen die Pannikulusfaszie und setzen partiell an der tiefen Körperfaszie an. Die Verflechtung von Bindegewebe und dem Unterhautfettgewebe in der Pannikulusfaszie gewährleistet eine gute Komprimierbarkeit, Verschieblichkeit und Abhebbarkeit des Hautgewebes vom Periost.

Die Haut ist in Abhängigkeit von der Körpergröße mit 1,6–2,0 m^2 neben dem Bindegewebe das größte Organ. Sie stellt bei normalgewichtigen Menschen einen Anteil von 17 % dar. Nach der Muskulatur (29 % des Körpergewichts) ist sie das zweitschwerste Organ.

Wie alle anatomischen Strukturen passt sich auch die Haut den spezifischen, regional unterschiedlichen Anforderungen an. Der größte Teil der Hautoberfläche wird **Felderhaut** genannt. Sie enthält Drüsen und Haare und bedeckt 96 % des Körpers. Als **Leistenhaut** werden die verbleibenden 4 % bezeichnet. Sie bedecken die Fußsohlen und Handteller. Ihre charakteristischen Leistenmuster sind individuell geformt und werden im Erkennungsdienst als Daktylogramm (Fingerabdruck) verwendet. Die raue Struktur der Leistenhaut macht sie griffsicher und verleiht Händen und Füßen die nötige Haftung.

1.2.1 Die Hautschichten

Epidermis

Die Epidermis entstammt dem Ektoderm und besteht aus fünf bis sieben Schichten verhornten Plattenepithels. Sie ist wasserabweisend, schützt die unter ihr liegenden Schichten und verleiht der Haut Festigkeit. Sie enthält keine Blutgefäße und hat eine Dicke von 0,04–0,43 mm. Die **Zellteilung** (Mitose) der Epidermis erfolgt in der tiefsten Zellschicht und ist nach 30 Tagen als Hornsubstanz auf der äußersten Hornschicht als Hautschuppe zu sehen. Diese Hautschuppe enthält die gesamte DNA und wird als genetischer Fingerabdruck verwendet.

Dermis

Die Dermis, auch Lederhaut genannt, entstammt dem Mesoderm (Ektoderm) und wird in zwei Schichten unterteilt. Ihre oberflächliche Schicht wird **Stratum papillare** genannt. Mit der Dermis verbindet sich die Epidermis über wellen- bis zapfenförmige Oberflächen (Zapfenschicht, 20 % der Dermis). Sie werden Papillarkörper oder Papillarschicht genannt (Stratum papillare der Dermis.) Diese Verbindung ähnelt den zusammengefügten

Schichten einer Schaumstoffmatratze. Das Verbinden der zwei Schichten von Oberhaut und Lederhaut ist auf diese Weise über eine maximale Fläche möglich. Dies dient sowohl der Stabilität als auch dem bestmöglichen Stoffwechsel an der äußersten Grenze des Körpers.

Das Bindegewebe des Stratum papillare ist locker gebaut und enthält mehr Kollagen vom Typ III, weniger vom Typ I. Es wird von haarnadelförmigen Kapillarschlingen und feinen Nerven mit sensiblen Nervenendigungen durchzogen (Meißner-Tastkörperchen). Lymphkapillare und Bindegewebszellen des Immunsystems (Fibroblasten, Fibrozyten) sind im Stratum papillare angesiedelt.

Die zweite Schicht der Dermis wird vom **Stratum reticulare** (Netzschicht, 80 % der Dermis) gebildet. Sie besteht aus straffen Kollagenfaserbündeln (Kollagen Typ I), die ein dichtes, von elastischen Fasern begleitetes Maschenwerk bilden. Die intensive Durchblutung des Hautgewebes wird von einem dichten Gefäßnetz gewährleistet. Dieses Netz besteht aus einem oberflächlichen **Plexus superficialis** und einem tieferen **Plexus profundus,** der zwischen Dermis und Subkutis liegt. Beide Gefäßschichten sind über vertikale Gefäße miteinander verbunden (Bob und Bob 2007).

Die **Subkutis,** auch als Unterhaut, Hypoderm oder Tela subcutanea bezeichnet, bildet die dritte Hautschicht. Sie wird auch Pannikulusfaszie genannt. Sie geht wie das Fasziengewebe aus dem Mesoderm hervor und stellt somit eine Verbindung des äußersten mit dem innersten Keimblatt dar. Diese oberflächliche Körperfaszie wird in ➤ Kap. 1.3.5 ausführlich beschrieben.

Hautspannungslinien

Diese Linien der Haut – auch als Hautspaltlinien oder Langer-Linien bezeichnet – werden von der Faserausrichtung des Stratum papillare und des Stratum reticulare der Lederhaut gebildet (➤ Abb. 1.1). Sie formen sich durch die Kontraktion der Muskulatur und verlaufen in der Regel quer zur Muskelfaserrichtung, also entgegen der Ausrichtung der Muskelfaszien, die als Zug und Kraft übertragende Struktur eine mehrheitlich longitudinal orientierte Struktur haben.

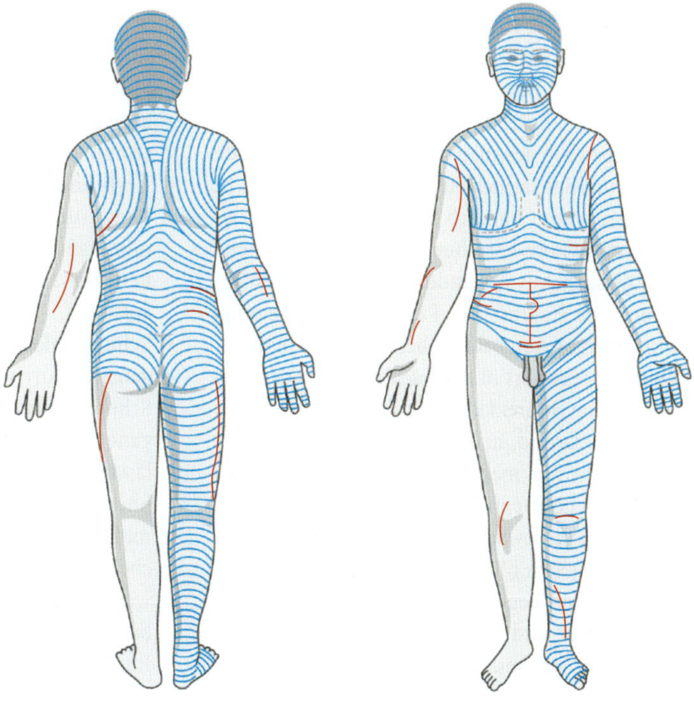

Abb. 1.1 Langer-Linien und die häufigsten chirurgischen Schnittführungen [L106]

Dieser spezielle Verlauf der Spannungslinien lässt den Rückschluss zu, dass sie die Ausdehnung des Muskelbauchs im Zustand der Kontraktion nach distal räumlich begrenzen. Diese flächigen Ausrichtungen der Linien quer zur Zugrichtung der Muskulatur kann mit der Funktion des Retinaculums in der Hand- und Fußregion verglichen werden. Die Hautspaltlinien werden in der Chirurgie auch als **Kraftlinien** bezeichnet, die für die Schnittführung sehr bedeutsam sind. Führt der Operateur den Schnitt in Längsrichtung der Spaltlinie aus, so lässt sich die Wunde mit einem Minimum an Spannung vernähen. Die Narbenbildung ist sehr viel dezenter und damit kosmetisch unauffälliger, als wenn der Hautschnitt senkrecht zur Spannungslinie geführt wird. Hierbei bestünde außerdem die Gefahr, dass die Wunde klafft, die Narbenheilung langsamer voranschreitet und das kosmetische Hautbild nicht befriedigend ist. Dieses Phänomen der sich kreuzenden Faserausrichtungen von aufeinanderliegenden Gewebsschichten wiederholt sich auf der Ebene der Pannikulusfaszie in der Rumpfregion (Fritsch und Kühnel 2005).

1.3 Bindegewebe

David Boeger und Nils Bringeland

Das Bindegewebe des menschlichen Körpers wurde lange als funktionsarmes Füllmaterial betrachtet. In den letzten Jahren hat sich diese Einschätzung jedoch durch weitere Forschung und neu gewonnene Erkenntnisse massiv gewandelt. Wir wissen mittlerweile um den Einfluss der Faszien auf Bewegung, Haltung, Immunstatus und biochemische Abläufe.

Allerdings existiert in der Fachliteratur noch keine einheitliche Nomenklatur für das Fasziengewebe. Aus diesem Grund findet man für eine fasziale Struktur nicht nur mehrere Namen, sondern auch unterschiedliche Definitionen. So benennen und interpretieren die jeweiligen Autoren die Faszien aus dem ihnen eigenen Blickwinkel. Dieses Buch orientiert sich an den Begrifflichkeiten der zurzeit aktuellsten Literatur und führt zum besseren Verständnis einige der am häufigsten verwendeten Begriffe auf.

So geht Paoletti davon aus, dass es sich bei dem gesamten Bindegewebe im Körper um Fasziengewebe handelt. Er bezeichnet das Fasziengewebe als eine ununterbrochene Gewebeeinheit, die als eng verflochtenes Netz alle Teile des Körpers funktionell miteinander verbindet und zählt Kapseln, Ligamente, Sehnen und Knochen zur Form der spezialisierten Faszie (Paoletti 2011).

In der medizinischen Fachliteratur werden die Faszien allgemein als mehrschichtige Strukturen bezeichnet, die eindeutig stabilisierende Aufgaben erfüllen (Netter 2015). Deshalb wird das Fasziengewebe auch als Bindegewebe bezeichnet. Es bildet sich fast ausschließlich aus dem Mesoderm des mittleren Keimblatts. Aus den zahlreichen aufeinanderfolgenden embryonalen Entwicklungsschritten aller drei Keimblätter formt sich die Vielschichtigkeit des Körpers (Thews et al. 2015).

1.3.1 Funktion des Bindegewebes

Nachdem man dem Bindegewebe über lange Zeit hinweg ausschließlich eine Füllfunktion zugesprochen hatte, wird diesen Strukturen nun aufgrund neuerer Erkenntnisse eine weitaus größere Bedeutung beigemessen. Aktuell sind folgende Funktionen bekannt:

- **Stützfunktion:** Das ebenfalls zum Bindegewebe zugehörige Skelett erfüllt schwerpunktmäßig diese Funktion.
- **Verbindungsfunktion:** Durch kollagene Strukturen werden verschiedenste Gewebe funktionell miteinander verbunden. Durch Immobilisationen können z. B. pathologische Verbindungen auftreten.
- **Schutzfunktion:** Die ossären und bindegewebigen Strukturen stellen einen mechanischen Schutz für das Nervensystem und die inneren Organe dar. Die Schutzfunktion des Bindegewebes lässt sich ebenfalls gut an den Nerven des peripheren Nervensystems erkennen: Sein verhältnismäßig großes Volumen wird zu einem erheblichen Anteil von kollagenen Fasern, also Bindegewebe, gebildet. Dies dient neben der Strukturgebung auch dem Schutz vor mechanischen Einflüssen.

- **Abwehrfunktion:** Die extrazelluläre Matrix (EZM) bildet im gesamten Körper ein komplexes Netzwerk. In dem zugrunde liegenden kollagenen System befinden sich phagozytierende Zellen des Immunsystems, Leukozyten und Fibroblasten.
- **Informationsfunktion:** Diese Funktion wird durch das gespeicherte Wasser erfüllt, wobei die Fähigkeit des Wassers zum Transport biochemischer, bioelektrischer und mechanischer Informationen im Vordergrund steht.
- **Ernährungs- und Transportfunktion:** Sowohl Nähr- als auch Abfallstoffe werden innerhalb des kollagenen Systems permanent zwischen Kapillaren und Zellen zur biochemischen Entlastung und Versorgung transportiert. Narbengewebe kann diese Stoffwechselprozesse negativ beeinträchtigen und dadurch sowohl lokale als auch weiterlaufende Störungen in der Selbstregulation des Körpers verursachen.

1.3.2 Zelluläre Bestandteile des Bindegewebes und seine Aufgaben

Die Zellen des Bindegewebes sind nur bedingt mobil, die meisten sind ortsständig. Ihre Lebensdauer ist, wie die der meisten anderen Körperzellen auch, zeitlich begrenzt. Die Zellen erfüllen verschiedenste Aufgaben.

Fibroblasten und Fibrozyten

Diese Zellen sind insbesondere für die Synthese von kollagenen und elastischen Fasern zuständig. Zudem produzieren sie Proteoglykane und Glykosaminoglykane, die Teil der Grundsubstanz sind. Das primäre Unterscheidungsmerkmal ist die Form. Der Fibrozyt ist kleiner, schmaler und weist eine eher längliche Form auf. Dass der Fibroblast folglich größer ist, gibt auch einen Hinweis auf die Funktion: Obwohl diese bei beiden ähnlich ist, zeigt sich der Fibroblast als die synthetisch aktivere Zelle, die aufgrund ihrer Größe eine höhere Anzahl der für die Synthese von Matrixkomponenten notwendigen Mitochondrien aufweist. Somit haben Fibroblasten auch einen höheren Energiebedarf und sind vor allem in Geweben mit hohem Sauerstoffangebot zu finden.

Ferner sind Fibroblasten zur Phagozytose befähigt und können **Kollagenase** produzieren. Dieses Enzym greift Kollagen auf molekularer Ebene an, unterstützt den Abbau und fördert somit eine Umstrukturierung von Körperarealen.

Darüber hinaus können Fibroblasten sich zu **Myofibroblasten** differenzieren. Diese Form der Zellen kann sich über Fibronektinfilamente, ähnlich wie die Halteorgane einiger Muschelarten, an Gewebe und andere Zellen koppeln und sich durch die Erzeugung von Aktinfilamenten kontrahieren. Dies spielt eine bedeutende Rolle in der Wundheilung, kann sich aber auch durch pathologische Varianten, z. B. in einer Dupuytren-Kontraktur, zeigen.

Mastzellen

Diese Zellart ist eine Unterform der Leukozyten und befindet sich im interstitiellen Bindegewebe des gesamten Körpers. Sie entstehen aus den Stammzellen im Knochenmark. Am häufigsten sind Mastzellen in den Regionen, die sowohl die äußere als auch die innere Abgrenzung des Körpers zur Außenwelt darstellen, zu finden. Im Zellkörper verfügen sie über kleine, mit Botenstoffen gefüllte Körnchen, die Granula.

Sie spielen für die Immunabwehr und Wundheilung eine wichtige Rolle, da sie bei Aktivierung verschiedene Substanzen, wie Histamin, Heparin, Prostaglandine usw., ins Interstitium entlassen und dadurch körpereigene Prozesse, wie z. B. Gefäßdilatation und erhöhte Permeabilität, initiieren können.

Chondroblasten und Chondrozyten

Wie alle Bindegewebe entstehen die Chondroblasten aus Mesenchymgewebe. Diese Zellen sind vor allem in durchblutungs- und somit sauerstoffarmen Geweben ortsständig, wobei die Chondrozyten sich aus den Chondroblasten entwickeln. Dies geschieht nach Abschluss des interstitiellen Knorpelwachstums und der Matrixreifung. Die Chondroblasten, die aus den letzten Zellteilungen hervorgegangen sind, verbleiben in isogenen Gruppen und wandeln sich zu nicht mehr teilungsfähigen Chondrozyten um.

Ihre Ernährung läuft über Diffusion und Osmose ab. Sie synthetisieren große Mengen an Kollagen Typ II und Grundsubstanz. Die Ernährung der Chondroblasten erfolgt über die **Synovia** (Gelenkschmiere), die von Zellen der Membrana synovialis, der Innenhaut des Kapselgewebes, gebildet wird. Über die Wechseldruckbelastung der physiologischen Bewegung verteilt sich die Synovia gleichmäßig im Gelenk. Unphysiologische Bewegungen verhindern diesen Vorgang, was zu einer frühzeitigen Arthrose führen kann.

Osteoblasten und Osteozyten

Diese knochenbildenden Zellen befinden sich im Knochengewebe. Im Gegensatz zu den Chondroblasten und Chondrozyten sind sie jedoch aufgrund ihrer Metabolismusaktivität auf die Nähe von Blutgefäßen angewiesen. Sie synthetisieren Kollagen Typ I, Kalziumphosphate und -karbonate und scheiden diese in den interstitiellen Raum aus. Somit wird ein Gerüst aus nicht mehr teilungsfähigen Osteozyten und Kollagen geschaffen, das fortschreitend mineralisiert und sich als neues Knochengewebe manifestiert. Die Antagonisten sind Osteoklasten, die direkt von den Osteoblasten durch entsprechende Signalstoffe gehemmt werden können.

Dieser **stetige Auf- und Umbauprozess** wird über das Blutkreislaufsystem sichergestellt. Narbengewebe kann eine Kompression des venösen Schenkels verursachen. Dadurch kann der natürliche Stoffwechselprozess des Knochengewebes langfristig gestört werden, was zu einer Minderversorgung und zum frühzeitigen Niedergang des Gewebes führen kann.

Fettzellen

Man unterscheidet zwischen weißem und braunem Fettgewebe. Das **braune Fettgewebe** ist besser durchblutet und nerval stärker versorgt als das weiße. Es entsteht vor der Geburt und dient vor allem dem Neugeborenen zur Wärmegewinnung. In den folgenden Lebensjahren findet man es nur noch in der Supraklavikularregion, den Achselhöhlen, im Bereich des Nierenhilus, im Nackenbereich und in der Schilddrüsenregion.

Der mit Abstand größte Anteil an der Gesamtkörperfettmasse kommt dem **weißen Fettgewebe** zu. Es unterscheidet sich seiner Funktion entsprechend in **Bau- und Speicherfett,** auch Depotfett genannt. Das Baufett dient in erster Linie als Verschiebeschicht und zur Polsterung. Es ist nur schwer mobilisierbar und baut sich erst nach längerem Hungern ab. Es kommt vor allem im Bereich des Gesäßes, der Hohlhand und der Fußsohle sowie in den Fettkörpern der Gelenke und in der Orbita als Corpus adiposum orbitae vor.

Fett ist ein Energiespeicher und in fast allen Körperregionen zu finden. Die Fettzellen nehmen die Funktion eines Energiereservoirs ein. Außerdem binden sie Flüssigkeit und beeinflussen dadurch den Wasserhaushalt. Das Körperfett wirkt aber auch als Platzhalter oder als Füllmaterial für entstehende Lücken im Körper. Seine isolierenden Eigenschaften schützen den Körper zudem vor Auskühlung.

Die Fettzellen werden durch kleine kollagene Kammersysteme untereinander strukturiert. Diese fibrösen Septen geben dem Gewebe Stabilität, da sie Teil des umgebenden Fasziengewebes sind. Das Fettgewebe eines Mannes hat einen Anteil von 15–25 %. Bei Frauen liegt der Anteil zwischen 20–35 % des Gesamtgewichts. Der verhältnismäßig hohe prozentuale Anteil des Fettgewebes an der Gesamtkörpermasse ist Hinweis auf die Wichtigkeit und Vielseitigkeit dieses Gewebes (Moll und Moll 2005).

Mechanorezeptoren

Da das Bindegewebe auch an der Informationsgewinnung des Körpers in Bezug auf die Spannungszustände maßgeblich beteiligt ist, finden sich hier diverse Mechanorezeptoren. Hier sind u. a. freie Nervenendigungen, Ruffini-Körperchen und Golgi-Sehnenorgane zu nennen. Auf die tiefer greifende Funktion dieser Bestandteile wird in ➤ Kap. 1.4 näher eingegangen.

Leukozyten

Neben den fixen, ortsständigen Zellen finden sich auch mobile Zellen im Bindegewebe. Dabei handelt es sich vornehmlich um **Leukozyten** mit ihren

Unterformen, wie Makrophagen und Lymphozyten. Die Leukozyten können in neutrophile, basophile und eosinophile Granulozyten unterteilt werden.

1.3.3 Extrazelluläre Bestandteile des Bindegewebes

Diese Anteile des Bindegewebes befinden sich außerhalb der Zellen. Hierzu gehören die Proteoglykane und Glykosaminoglykane, die von den Fibroblasten synthetisiert werden. Ferner bilden sie Verbindungsmoleküle wie **Fibronektin** und elastische Fasern wie **Elastin.** Letzteres bildet zusammen mit den kollagenen Fasern das Bindegewebe, wozu u. a. alle Sehnen, Ligamente und Faszien gehören (Andrecht 2015).

Als weiterer wichtiger Bestandteil ist das **Wasser** zu nennen, das teilweise auch gebunden in Strukturen wie den Proteoglykanen vorkommt (> Kap. 1.3.4). Zudem finden sich hier die Lymphsinusse und Kapillaren. Durch diese Einlagerung bzw. strukturelle Verknüpfung hat der biochemische und mechanische Zustand des Netzwerks aus kollagenen Fasern und extrazellulärer Matrix einen bedeutenden Einfluss auf die mit dem Blutkreislauf und dem Lymphsystem verbundenen Vorgänge. Hier sind z. B. Ver- und Entsorgung des Gewebes sowie auch immunologische Vorgänge zu nennen (Culav et al. 1999) (> Kap. 2.2).

1.3.4 Aufbau und Formen des Bindegewebes

Im menschlichen Körper befinden sich verschiedenste Bindegewebsarten sowie auch eine extrazelluläre Matrix mit Bestandteilen, die mit dem Kollagen interagieren. Die Bindegewebsarten erfüllen – neben der namensgebenden Verbindungsaufgabe – unterschiedliche Funktionen und unterscheiden sich folglich in ihrem Aufbau. Dennoch folgen sie alle einem grundlegenden Bauplan, der durch spezielle Zellen, den Fibroblasten, realisiert wird.

Die **Fibroblasten** können als die Hauptakteure betrachtet werden. Diese Rolle fällt ihnen zu, da sie sowohl Kollagen als auch Komponenten der extrazellulären Matrix synthetisieren (> Abb. 2.1). Alle ausgereiften kollagenen Strukturen werden bereits im embryonalen Wachstum angelegt; sie entstehen aus dem embryonalen Mesoderm, ein sehr loses, wenig organisiertes Gewebe, bei dem die Zellen in einem Gel eingelagert sind. In dieser frühen Phase sind die meisten Gewebe auch noch nicht hochgradig spezialisiert. Dies wäre auch nicht sinnvoll, da sie aufgrund des schnellen Wachstums ihre Funktion verlieren würden und abgebaut werden müssten.

Für die **primäre Stabilisation** werden zunächst Proteoglykane und Glykoproteine von den Fibroblasten synthetisiert. Diese weisen eine recht kurze Stabilitätsphase auf, weshalb sie für die Stabilisation sich schnell ändernder Areale eine gute Übergangslösung darstellen. Geht die menschliche Entwicklung in die fetale Phase über, verschiebt sich die Synthese zugunsten des Kollagens, d. h. es werden mehr kollagene Fasern gebildet. Durch die Bewegung und das Wachstum benötigt der junge Organismus mehr stabilisierende und vernetzende Fasern.

Mit der weiteren Entwicklung und zunehmenden Spezialisierung gewinnt die **Bewegung** auch an Bedeutung. Die Bewegung bzw. der sich daraus ergebende mechanische Stimulus ist unerlässlich für eine physiologische Ausbildung der wachsenden Strukturen. Bleiben die Reize aus oder sind sie verändert, ist eine funktionelle Entwicklung undenkbar.

HINWEIS

In diesem Zeitraum gilt erstmalig die Regel: Je mehr mechanischer Stress, desto mehr Kollagen wird gebildet.

Doch wie funktioniert das? Die zugrunde liegenden Prozesse sind bis heute nicht vollständig entschlüsselt. Bekannt ist jedoch der grundsätzliche Prozess der Synthese von Kollagen und extrazellulärer Matrix. In diesem Zusammenhang wird angemerkt, dass ein Fibroblast keine fertige Kollagenfaser „ausscheidet“. Es wird vielmehr eine Großzahl an Molekülen gebildet, die wiederum die Grundlage für Bindegewebsfasern, Proteoglykane und Verbindungsmoleküle, wie z. B. Fibronektin, darstellen.

Ein weiteres durch Fibroblasten produziertes Material ist das **Tropokollagen** bzw. Tropokollagenmoleküle. Diese verbinden sich außerhalb der Zellen zu stabilen, kollagenen Fasern, wobei die konkrete

Zusammensetzung sich je nach Fasertyp unterscheidet. Elastischere Elastinfasern, die sich ebenfalls im kollagenen Gewebe befinden, bilden sich aus **Tropoelastin,** das gleichermaßen von den Fibroblasten synthetisiert wird.

Fibroblasten produzieren jedoch ebenfalls die für das Matrixgel wichtigen **Proteoglykane.**

Proteoglykane

Diese makromolekularen Substanzen bestehen zu 95 % aus Kohlehydraten und zu 5 % aus Proteinen. Aufgrund einer besonderen Strukturgebung können sie sehr effizient größere Wassermengen binden und dienen einerseits als Gleitmittel in Gelenken und haben andererseits eine Füllfunktion in der extrazellulären Matrix.

Diese großmoleküligen Substanzen – auch Grundsubstanz oder interstitielles Gel genannt – sind in der Lage, große Wassermengen zu binden und sowohl eine verbindende als auch eine Trennfunktion bei den kollagenen Fasern auszuführen. Diesem Gewebe wird eine besondere Eigenschaft, die **Thixotropie,** zugeschrieben. Diese Eigenschaft bezeichnet die Fähigkeit unseres Gewebes, zwischen den Zuständen „flüssig" und „gelförmig" zu wechseln.

Thixotropie

Diese Eigenschaft dürfte jedem aus dem Alltag bekannt sein. Will man z. B. etwas Ketchup auf seine Pommes frites geben, kommt häufig nichts aus der Flasche, weil die Ketchupmasse recht dickflüssig ist. Schüttelt man die Flasche einige Male kräftig, wird der Ketchup zunehmend flüssig und läuft leicht aus der Flasche.
Ein ähnlicher Hintergrund wird auch bei religiösen Veranstaltungen vermutet: Jährlich findet in Neapel eine Prozession statt, bei der – so sagt die Legende – das Blut des Heiligen Januarius in einer Flasche zur Schau getragen wird. Das Blut ist selbstverständlich „eingetrocknet". Ist es am Ende der Prozession flüssig, steht dem Ort ein gutes Jahr bevor. Fraglich ist, ob nicht einfach die Bewegung, ähnlich wie beim Ketchup, für die Verflüssigung sorgt.

Auch unser Körpergewebe wechselt konsequent zwischen einem gelförmigen und einem flüssigen Zustand der extrazellulären Matrix. Dies wird durch mechanische Inputs sowie die Veränderung des biochemischen Zustands beeinflusst und gesteuert.

Auf der mikroskopischen Ebene lassen sich die größeren Verknüpfungen erkennen. Die winzigen kollagenen Fasern bilden ein riesiges Netzwerk; es füllt den gesamten Körper aus und ist vollständig miteinander verbunden. Es entstehen verschiedenartige kollagene Strukturen, die alle unter dem Begriff **Faszie** zusammengefasst werden können.

1.3.5 Die somatische Faszie

Die somatische Faszie ist nach Frank H. Willard in vier große Schichten aufgegliedert (Willard 2014).

- Die oberflächlichste Schicht wird Pannikulusfaszie genannt.
- Ihr folgt die Rumpffaszie, aus der die Extremitätenfaszie hervorgeht.
- Die meningeale Faszie umhüllt das zentrale Nervensystem.
- Die viszerale Faszie, die sowohl jedes einzelne Organ umhüllt als auch alle Organe zusammenfasst, besteht aus zwei Teilen: der allgemeinen und der speziellen Organfaszie.

Als formgebende Organe haben diese vier Faszienschichten einen großen Einfluss auf die Funktionalität des gesamten Körpers. Ihre engen räumlichen und strukturellen Beziehungen lassen häufig keine klare scharfe anatomische Trennung zu (Willard 2014).

Als verbindende Struktur aller vier Faszienschichten sind die Blut-, Nerven- und Lymphbahnen zu sehen. Diese anatomischen Strukturen sind relevant für die Narbentherapie und werden in ➤ Kap. 4.3 näher erläutert.

Die Pannikulusfaszie

Die Pannikulusfaszie wird auch Subkutis, Tela subcutanea, Hypoderm, Panniculus adiposus oder Unterhautgewebe genannt. Als oberflächlichste Faszie des Körpers geht sie aus dem Mesoderm hervor und wird von der aus dem Ektoderm stammenden Kutis und der tiefen Körperfaszie begrenzt. Sie besteht aus lockerem, unregelmäßigem Bindegewebe und reichlich Fettgewebe. Die Dicke der Pannikulusfaszie schwankt je nach Körperregion von wenigen Millimetern bis mehrere Zentimeter. Ihr Volumen entspricht etwa 15 % des Gesamtkörpergewichts einer normalgewichtigen Person. Damit ist sie nach der Muskulatur das zweitschwerste Organ des Körpers.

Die Fettzellen der Pannikulusfaszie werden von Kollagenfasern in kleine Kammern und Läppchen unterteilt und mit der Dermis und der tiefen Körperfaszie verbunden. Die Pannikulusfaszie ist reich vaskularisiert. Sie führt Blutgefäße und Nervenfasern, die sie selbst sowie die Kutis versorgen. Sie wird in eine kräftige äußere fettreiche Schicht, dem **Panniculus adiposus,** und eine innere bindegewebig-membranöse Schicht, dem **Panniculus carnosus,** unterteilt. Das Panniculus carnosus ist allerdings beim Menschen nur rudimentär in der Halsregion als Platysma anzutreffen. Diese dünne Muskelplatte ist sowohl mit der Dermis (der Lederhaut) als auch mit der oberflächlichen Halsfaszie (der Fascia cervicalis superficialis) fest verwachsen. Entzündungsbedingte Adhäsionen in der Halsregion, wie sie z. B. durch Halsentzündungen oder Mandeloperationen entstehen, können über diese anatomische Struktur Spannungen bis in die Brust- und Oberarmregion übertragen. Dadurch kann es zu einer Kompression der herznahen Venen kommen, die zu einem venösen Rückstau in die lokalen Faszien der Brust- und Armregion, aber auch in die Pannikulusfaszie führen kann.

PRAXISTIPP

Mögliche Verletzungen der Pannikulusfaszie

- Liposuktion ist die weltweit am häufigsten durchgeführte kosmetische Operation. Sie schädigt die Pannikulusfaszie nachhaltig.
- Décollement-Verletzungen: Ablederungen infolge tangentialer Gewalteinwirkungen. Hierbei werden Blutgefäße zerstört, was zum Nekrotisieren des Hautgewebes führt.
- Venenstripping: Operative Entfernungen von oberflächlichen Varizen der unteren Extremität hinterlassen großflächige hämatombedingte Adhäsionen innerhalb der Pannikulusfaszie.

Funktion der Pannikulusfaszie

Wie die meisten anderen Körperstrukturen erfüllt auch diese Faszie mehrere Funktionen. Als erste und wichtigste Funktion ist die Energiespeicherkapazität der Pannikulusfaszie zu nennen. Ihre äußere räumliche Lage ermöglicht es, eine große Anzahl von Zellen zu platzieren, ohne dass die Mobilität anderer Organeinheiten behindert wird. So sind bei einem normalgewichtigen Menschen etwa 65 % des Speicherfetts in der Pannikulusfaszie zu finden. Diese Speicherkapazität bezieht sich auf die Lagerung von Nährstoffen, die hormonell gesteuert werden. Die in den Fettzellen gespeicherte Energie erlaubt es einem Menschen, bis zu 40 Tage ohne Nahrung auszukommen. Auch die Speicherung von Wasser findet in diesem Gewebe statt. Etwa ein Viertel des sich im Körper befindlichen Wassers ist hier enthalten.

Alle von der Pannikulusfaszie umhüllten Strukturen erfahren durch sie eine Abpolsterung nach außen. Die gute Wärmeisolation des Fettgewebes schützt den Körper vor Auskühlung. Auch die Verschiebbarkeit der Dermis gegenüber der tiefen Körperfaszie ist durch die Pannikulusfaszie möglich.

Die Funktionen der Pannikulusfaszie setzen einen gut funktionierenden Stoffwechsel voraus. Dieser wird durch das komplexe Gefäßsystem innerhalb der Pannikulusfaszie gewährleistet. Narbengewebe wirkt sich häufig störend auf die Blutzirkulation aus, was zu zellulitisähnlichen Veränderungen des Hautbilds führen kann.

Sieben horizontale Bänder der Pannikulusfaszie

Als Besonderheit dieser Faszie sind horizontale Verstärkungen in der Rumpfregion zu nennen. Sie wurden von Louis Schultze und Rosemary Feitis als sieben ringförmige Bänder beschrieben (Myers 2010). Hierbei handelt es sich um Verdickungen der Oberflächenfaszie, die die Funktion von Retinacula in Bezug auf die Rumpfmuskulatur zu übernehmen scheinen. Die Positionen dieser Bänder können variieren. Auffallend ist, dass sie sich meist in der Höhe von Übergängen der einzelnen Wirbelsäulenabschnitte befinden (➤ Abb. 1.2).

PRAXISTIPP

Als horizontale spannungsübertragende Elemente können diese Bänder z. B. für die Therapie von Sektio- oder Blinddarmnarben oder Narben nach Leistenbruchoperationen von Bedeutung sein. Spannungen von Adhäsionen der Hüft- oder Gesäßregion können sich über diese Bänder auf das Narbengewebe der Unterleibsregion übertragen. Dadurch wird die Therapie der Bauchnarbe erschwert.

Spezielle Faszien der Unterbauchregion

In der Unterbauchregion wird die Pannikulusfaszie auch **Fascia abdominalis superficialis** genannt. Hier unterteilt sie sich in ein oberflächliches und ein tiefes Blatt. Die oberflächliche fasziale Verstärkung

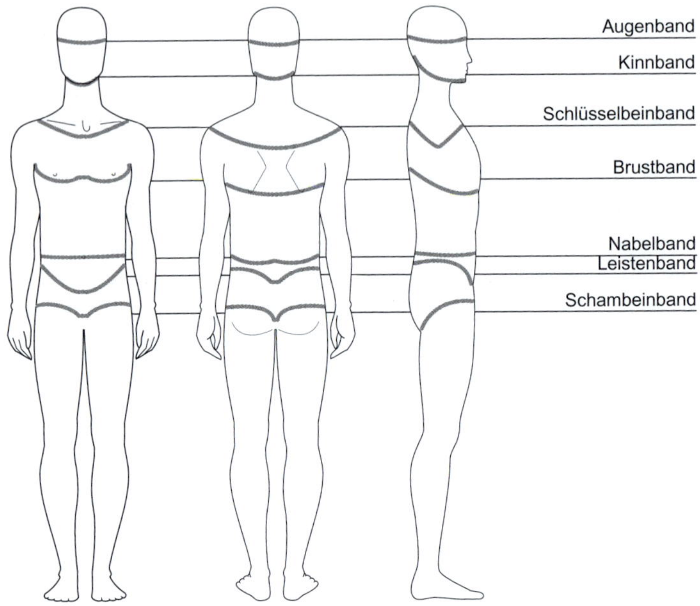

Abb. 1.2 Drei Ansichten der sieben horizontalen Bänder der Pannikulusfaszie [P312/L293]

wird als Camper-Faszie oder auch **Fascia subcutanea** bezeichnet. Hierbei handelt es sich um eine wabenartige, perforierte Bindegewebsstruktur. Sie bedeckt nach kranial und lateral den M. obliquus externus und nach ventral das vordere Blatt der Rektusscheide. Das tiefe Blatt wird Scarpa-Faszie oder auch **Fascia investiens abdominis** genannt. Ebenso wie die Camper-Faszie bedeckt auch sie die oben genannte Bauchmuskulatur. Sie ist allerdings mit der Rektusscheide verwachsen. Die Tatsache, dass diese zwei Faszien bei Operationen einzeln genäht werden müssen, weist auf ihre funktionelle Bedeutung hin.

In der Dammregion befindet sich eine dritte fasziale Verstärkung, die Colles-Faszie, auch **Fascia perinei superficialis** genannt. Sie trennt den oberflächlichen Dammraum (Spatium perinei superficialis) von der Haut und spannt sich zwischen den Scham- und Sitzbeinästen des Beckens auf. Außerdem bestehen Verbindungen zum Beckenboden (Diaphragma urogenitale) (Lippert 2006).

Die Rumpffaszie

Die Rumpffaszie entstand nach einer Reihe embryonaler Entwicklungsschritte aus dem Myotom, dem muskulären Ursegment des Embryos. Dieses setzt sich aus Gruppen von Myoblasten zusammen und weist **zwei Faszienlogen** auf. Diese Logen unterteilen die Rumpffaszie in zwei axial der Wirbelsäule folgenden Faszienlogen, eine hypaxiale und eine paarig angelegte epaxiale Loge (➤ Abb. 1.3). Die von diesen Logen umgebenen Muskeln unterteilen sich nochmals in eingewanderte und ortsständige Muskeln.

Aus der Rumpffaszie gehen u. a. das Epimysium der Skelettmuskeln, das Peritoneum der Sehnen und Bänder, die Aponeurosen, das Periost und die Hüllschicht der Gelenke hervor. Ihre periphere Begrenzung bildet die Pannikulusfaszie, mit der sie verwachsen ist. Sie besteht im Gegensatz zur Pannikulusfaszie aus strukturiertem Gewebe. Diese Organisation der Kollagenfasern in der Rumpffaszie erfolgt aus den auf sie einwirkenden Zug- und Druckkräften der Muskulatur und Gelenke.

Hypaxiale Rumpffaszie

Die von der hypaxialen Rumpffaszie eingeschlossenen Muskeln befinden sich vor der Wirbelsäule und werden daher von den Flexoren der Wirbelsäule dominiert. Die ventrale hypaxiale Muskelloge **(Hypomer)** ist an den Querfortsätzen (Processus transversi) der Wirbelkörper befestigt. In der Halswirbelsäulenregion umschließt sie den M. longus und die Skalenusmuskulatur (Willard 2014). In der Brustwirbelsäulenregion umhüllt die Rumpffaszie die

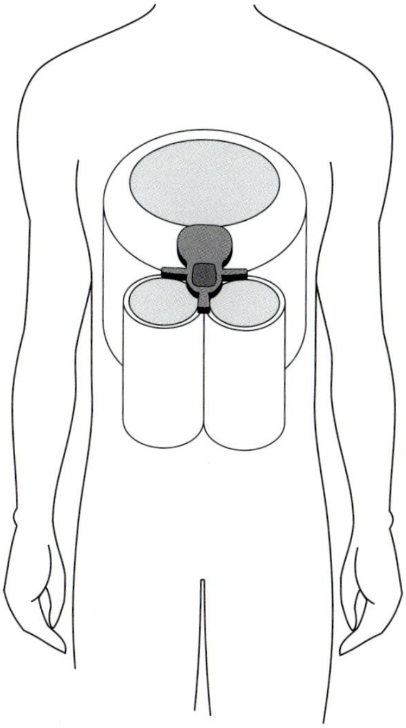

Abb. 1.3 Hypaxiale und epaxiale Muskelloge der Rumpffaszie [P312/L293]

Rippen und die Interkostalmuskulatur und in der Lendenwirbelsäulenregion die Bauchmuskulatur.

Ähnlich wie in der Gesichts- und Halsregion vollziehen einige Muskeln während der Embryonalphase teils erhebliche räumliche Veränderungen, d. h. sie „wandern". Auf der hypaxialen Rumpffaszie setzen infolge dieses Prozesses verschiedene eingewanderte Muskeln an. Diese haben zwar ihre muskuläre Basis auf der Rumpffaszie, ihren Ansatz und ihren entwicklungsgeschichtlichen Ursprung aber auf der Faszie der Extremitäten. Für die obere Extremität sind dies der M. trapezius, M. latissimus dorsi, M. pectoralis major und M. serratus anterior. Aus diesem Grund werden die Faszien dieser eingewanderten Rumpfmuskulatur in der Literatur gesondert aufgeführt.

Diese eingewanderten Muskeln befinden sich zwischen der Rumpffaszie und der Pannikulusfaszie. Die Muskulatur ist zwar mit ihrer Basis auf der Rumpffaszie verwachsen, liegt ihr im weiteren Verlauf zu den Ansätzen aber nur auf. Werden die genannten Muskeln von der Rumpffaszie freipräpariert, ist es nach dem Abtrennen des Sternoklavikulargelenks möglich, den Schultergürtel wie ein Cape von der Rumpffaszie zu lösen (Vleeming 2012).

Epaxiale Rumpffaszie

Die dorsale epaxiale Muskelloge **(Epimer)** umschließt die autochthone Rückenmuskulatur. Sie setzt an den Dornfortsätzen (Processus spinosi) der Wirbelkörper an und wird von diesen in zwei paravertebral verlaufende Faszienschläuche unterteilt. Wie die hypaxiale Muskelloge hat auch sie Verbindungen zu den Querfortsätzen der Wirbelkörper. In der Nackenregion wird die epaxiale Muskelloge als **Fascia nuchae** bezeichnet.

Ossäre Fixpunkte

Der ossäre Fixpunkt für die drei Muskellogen der tiefen Körperfaszie ist die Wirbelsäule. Sie wird unter diesem Gesichtspunkt auch treffend als Achsenorgan der Faszien beschrieben. Auf asymmetrische Spannungen der Rumpffaszie reagiert die Wirbelsäule kompensatorisch mit einer Torsion einzelner oder mehrerer Wirbelkörper. Die Ursache hierfür sind häufig Adhäsionen im Fasziensystem der wirbelsäulenfernen Region. Um die komplexen Zusammenhänge der verschiedenen Körperstrukturen in Bezug auf Adhäsionen nachzuvollziehen, empfiehlt es sich, vor der Narbentherapie einen Bewegungsstatus der Wirbelsäule zu erheben und ihn nach der erfolgreichen Therapie mit einem erneuten Test zu vergleichen.

PRAXISTIPP

Die tiefe Körperfaszie weist als zweite Körperfaszie nur wenige ossäre Fixpunkte auf, die im Kontext mit der Narbentherapie von Bedeutung sind. Bei Unkenntnis dieser anatomischen Struktur wird es dem Therapeuten schwerfallen, eine unphysiologische von einer physiologischen Spannung zu unterscheiden.
Als einfache Regel ist festzuhalten, dass sich die ossären Fixpunkte des Fasziengewebes im Gegensatz zu Adhäsionen therapeutisch nicht lösen lassen und auf die Extremitäten bezogen immer symmetrisch anzutreffen sind.

Fascia thoracolumbalis

An der epaxialen Muskelloge wird deutlich, wie kreativ die Evolution mit funktionellen Schnittstellen umgeht. Diese Loge wird von einem osteofibrösen Kanal umgeben. Dieser wird medial und ventral von den Dorn- und Querfortsätzen der Wirbelkörper begrenzt (➤ Abb. 1.4). Die Fascia thoracolumbalis schließt den osteofibrösen Kanal auf der latera-

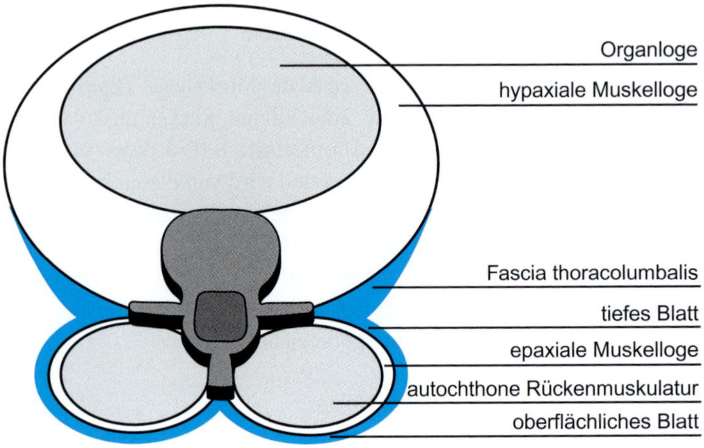

Abb. 1.4 Hypaxiale und epaxiale Muskelloge mit der Fascia thoracolumbalis (blau dargestellt) [P312/L293]

len und dorsalen Seite. Sie umgibt die epaxiale Muskelloge ventral mit einem tiefen Blatt und die dorsale Fläche der autochthonen Rückenmuskulatur mit einem oberflächlichen Blatt.

Die strukturelle Ausprägung der Fascia thoracolumbalis ist, wie alle Faszien, regional ihrer Belastung angepasst. Dies reicht von sehr derben Strukturen in der Lendenregion bis zu sehr dünnen in der Halsregion. Beide Blätter der Fascia thoracolumbalis setzen ossär kaudal an der Crista iliaca (Beckenkamm) und am Os sacrum (Kreuzbeinwirbelkörper) an.

In der Brustwirbelsäule hat die Fascia thoracolumbalis Kontakt zu den hinteren Rippenbögen. In der Halswirbelsäulenregion geht sie in die Fascia nuchae über, die die autochthone Rückenmuskulatur in der Nackenregion umgibt. Diese setzt sich in der oberflächlichen Halsfaszie fort und ist über das Lig. nuchae an der Linea nuchae mediana des Hinterhauptbeins (Os occipitale) fixiert.

Funktionell ist die Fascia thoracolumbalis als ein Schutz der autochthonen Rückenmuskulatur zu verstehen. Zudem fixiert sie im Fall der Muskelkontraktion, vergleichbar mit einem Retinaculum, die Rückenmuskeln an der Wirbelsäule. Außerdem ist sie Ansatzfläche verschiedener Rumpfmuskeln, die über sie eine Fixierung an der Wirbelsäule erfahren, ohne die autochthone Rückenmuskulatur funktionell zu beeinflussen. Dabei kommt es in manchen Fällen durch diagonal verlaufende Faserrichtungen auch zu Spannungsübertragungen auf die kontralaterale Seite (Willard 2014).

Aponeurotische und epimysiale Faszie nach Carla Stecco

Carla Stecco bezeichnet die Rumpffaszie als tiefe Faszie und unterteilt sie in eine aponeurotische und eine epimysiale Faszie (Stecco 2015).

Die derbe aponeurotische Faszie der Extremitäten ummantelt mehrere einzelne Muskeln, die ihrerseits – wie alle einzelnen Muskeln des Rumpfes auch – von den feineren **epimysialen Faszien** umhüllt werden (➤ Abb. 1.5).

Aus den aponeurotischen Faszien der Extremitäten gehen Septen hervor, die als starke fibröse Scheiden in den unteren und oberen Extremitäten Flexoren- und Extensorenlogen bilden. In der unteren Extremität fügt sich medial in der Oberschenkelregion die Adduktorenloge und lateral in der Unterschenkelregion eine Loge für die Mm. peronei hinzu. Neben ihrer die Muskelgruppen trennenden Funktion bilden die Septen eine Ansatzfläche für viele Muskeln. Bei dieser Art der Vergrößerung der Muskelansatzfläche liegen sich in vielen Regionen der Septen antagonistisch wirkende Muskeln direkt gegenüber.

In veränderter Form und Funktion ist die aponeurotische Faszie auch am Rumpf als Faszie thoracolumbalis oder als Rektusscheide vorzufinden. Im Gegensatz zu den anderen Aponeurosen ist die aponeurotische Faszie nicht in eine, sondern in zwei bis drei Schichten von unterschiedlich verlaufenden Kollagenfasern aufgebaut. Diese Schichten können mit einer dünnen Sperrholzplatte verglichen werden. Dank der unterschiedlich verlaufenden Schichten

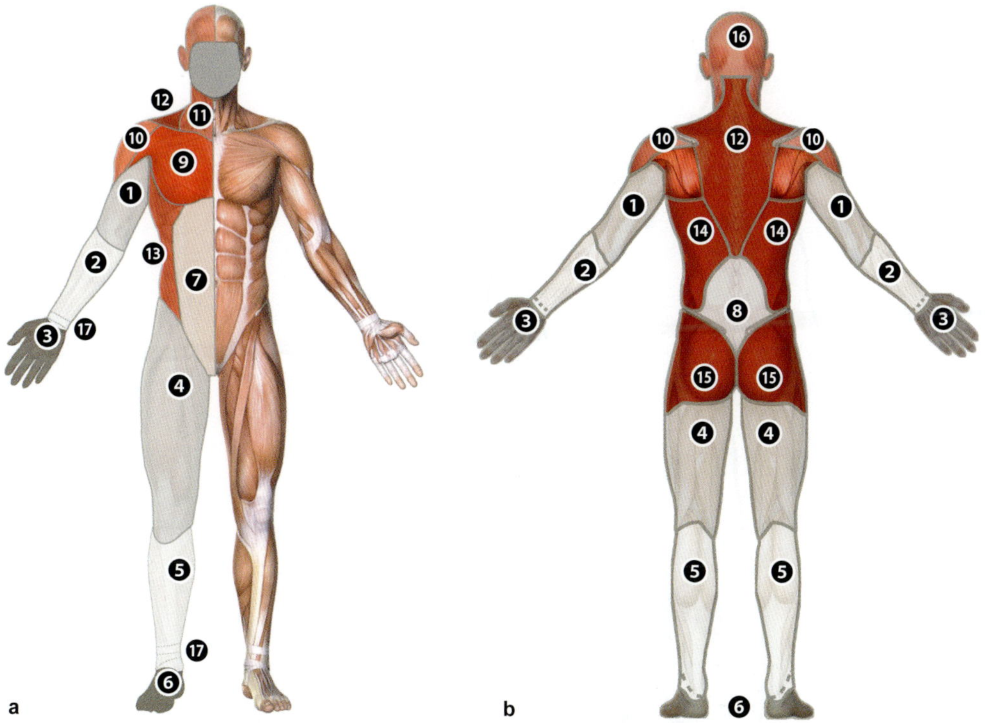

Abb. 1.5 Ventrale (a) und dorsale (b) Darstellung der aponeurotischen Faszien (weiß-grau dargestellt, 1–8) und der epimysialen Faszien (rot dargestellt, 9–16). **1** = Fascia brachii, **2** = Fascia antebrachii, **3** = Fascia manus palmaris/dorsalis, **4** = Fascia lata, **5** = Fascia cruris, **6** = Fascia pedis dorsalis/plantaris, **7** = Rektusscheide, **8** = Fascia thoracolumbalis, **9** = Fascia pectoralis, **10** = Fascia deltoidea, **11** = Fascia cervicalis lamina superficialis, **12** = Fascia trapezoidea, **13** = Fascia lateralis abdominalis, **14** = Fascia latissimus dorsi, **15** = Faszie des M. gluteus maximus, **16** = Fascia epicranialis, **17** = Retinacula [P312/L923]

weist diese Anordnung der Kollagenfasern der Faszien eine hohe Zugfestigkeit in alle Richtungen auf. Das reibungslose Gleiten der Faszienschichten wird durch lockeres, wasserreiches Bindegewebe ermöglicht, das sich zwischen den Schichten befindet. Somit können über die einzelnen Schichten Spannungen der verschiedenen Muskeln gleichzeitig übertragen werden, ohne dass es zu funktionellen Störungen kommt.

Bei der **Fascia thoracolumbalis** (➤ Abb. 1.4) und der **Rektusscheide** spricht man ebenfalls von einer aponeurotischen Faszie. Diese unterscheiden sich allerdings stark von den aponeurotischen Faszien der Extremitäten. Sie haben weder eine umhüllende noch unterteilende Funktion. Sie bilden eine flache zwei- bis dreischichtige Sehnenplatte und sind Ansatzfläche für alle großen Rumpfmuskeln, einschließlich der großen Gesäßmuskulatur. Durch die unterschiedlichen Ebenen der Sehnenplatten der aponeurotischen Faszie des Rumpfes ist eine gleichzeitige Aktion der großen Rumpfmuskeln möglich, ohne dass es zu Irritationen einzelner Muskelgruppen kommt.

Faserverlauf

Die Kollagenfaserbündel der aponeurotischen Faszie verlaufen überwiegend parallel und schräg zur Längsachse der Extremitäten. Die parallel verlaufenden Fasern leiten die Muskelkräfte weiter. Die schräg verlaufenden Kollagenfasern ermöglichen eine Erweiterung des Volumens der Muskulatur.

Neurovaskuläre Scheiden

Innerhalb der aponeurotischen Faszie befinden sich neurovaskuläre Scheiden (➤ Abb. 1.6). Diese umhüllen Nerven, Blut und Lymphgefäße und führen zwischen den angrenzenden Muskeln durch die verschiedenen Ebenen des Körpers. Der Adduktorenkanal ist einer der bekanntesten und größten dieser

1

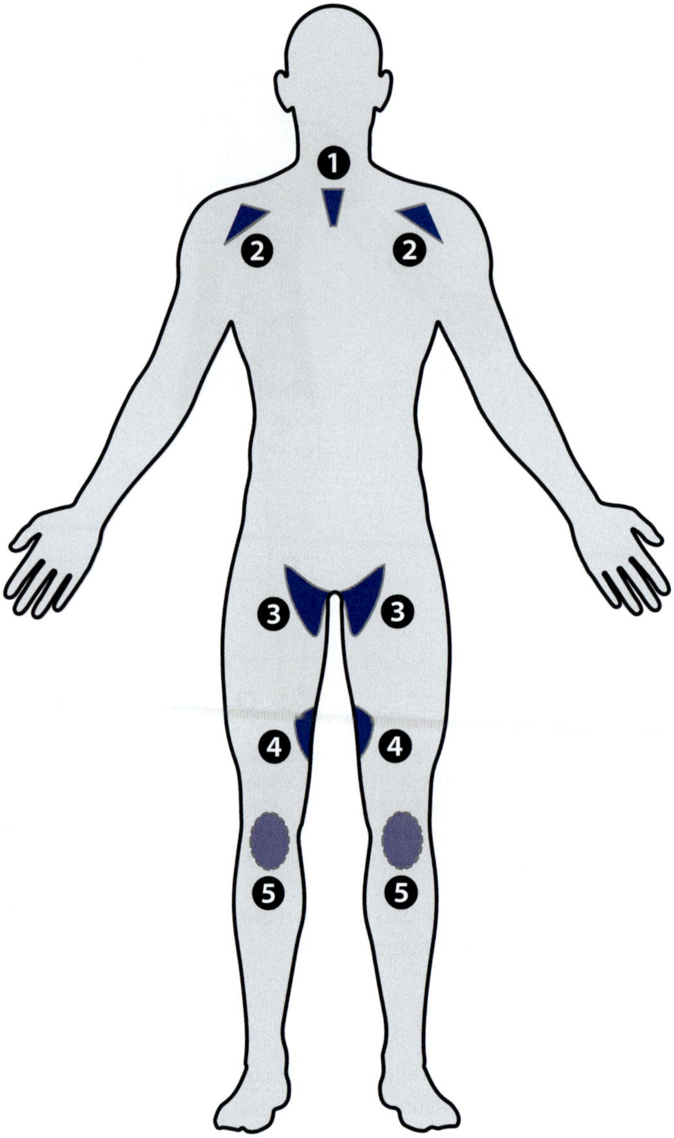

Abb. 1.6 Neurovaskuläre Scheiden. **1** = Fossa jugularis, **2** = Mohrenheim-Grube, **3** = Venenstern, **4** = Canalis adductorius, **5** = Fossa poplitea [P312/L923]

neurovaskulären Scheiden. Da für die Narbentherapie das venöse System eine zentrale Rolle spielt, sind alle großen Übergänge der Gefäß- und Nervenstraßen von einer Körperregion in die andere von zentraler Bedeutung. Verengungen dieser Schlüsselpunkte, z. B. durch Adhäsionen der Pannikulus- oder Rumpffaszie, die sich in mittelbarer und unmittelbarer Umgebung dieser Regionen befinden, wirken sich negativ für die lokale Therapie aus.

PRAXISTIPP

Therapeuten sollten diese Regionen vor dem Lösen von Narbengewebe in die Diagnose miteinbeziehen. Dies kann mittels eines Hautfaltentests des entsprechenden Schlüsselpunkts erfolgen. Diese Regionen sind physiologischerweise etwas druckempfindlicher als andere Körperregionen. Anormale Spannungszustände lassen sich mittels eines Seitenvergleichs leicht diagnostizieren. Sollte ein solcher Befund vorliegen, ist es erforderlich, die Ursache zu suchen und zu lösen. Erst danach ist das effektive Lösen des zuvor anvisierten Narbengewebes möglich.

Fixpunkte der aponeurotischen Faszie der Extremitäten

Die aponeurotische Faszie der Extremitäten ist über die jeweiligen Septen der entsprechenden Körperregion fest mit dem Periost verbunden (➤ Abb. 1.7). Des Weiteren finden sich Fixpunkte für die aponeurotische Faszie am fibrösen Gewebe der Gelenkkapsel (➤ Abb. 1.8) und dem Peritendineum, dem inneren Blatt der Sehnenscheide (➤ Abb. 1.9). Die gelenknahen Retinacula (➤ Abb. 1.5) werden als erweiterte Struktur der aponeurotischen Faszie gesehen. Diese, die Rumpffaszie verstärkende Struktur, hat neben ihren ossären Fixierungen auch Verbindungen zum Gewebe der Kapsel. Neben ihrer die Muskelsehnen fixierenden Funktion weisen die Retinacula eine große Anzahl von Rezeptoren auf. Hieraus wird ihnen eine wichtige Funktion in Bezug auf die allgemeine Sensorik des Sinnesorgans Fasziengewebe zugesprochen. Diese Septen werden von Gefäßstraßen durchbrochen. Sie sind Ansatzfläche für diverse Muskel, ähnlich wie die die Extremitäten umhüllende Region der aponeurotischen Faszie.

Praxisbeobachtung der Autoren

Entzündungen, die durch direkte Verletzungen oder durch den Blutkreislauf in den von der Gelenkkapsel gebildeten Raum gelangen, brauchen längere Zeit, bis sie diesen hermetisch geschlossenen Raum wieder verlassen können. In dieser Zeit kann es – durch entsprechende schmerzbedingte Ruhigstellung – zu Adhäsionen zwischen den Gelenktaschen, den Recessus articularis kommen.

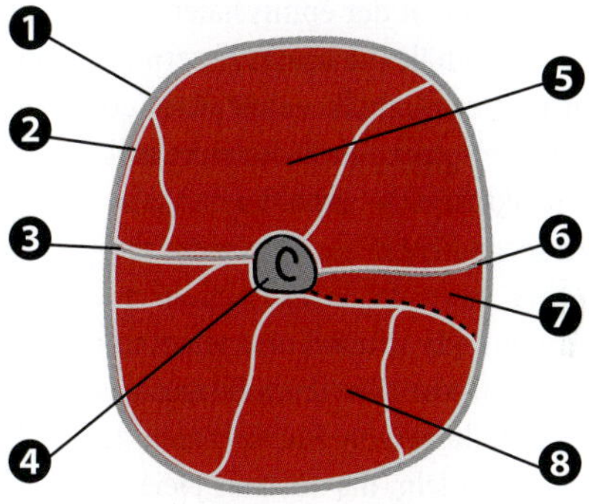

Abb. 1.7 Querschnitt der Fascia brachii. **1** = Fascia brachii (aponeurotische Faszie), **2** = epimysiale Faszie, **3** = Septum intermusculare brachii laterale, **4** = Os brachii, **5** = Extensorenloge, **6** = Septum intermusculare brachii mediale, **7** = neurovaskuläre Scheide, **8** = Flexorenloge [P312/L923]

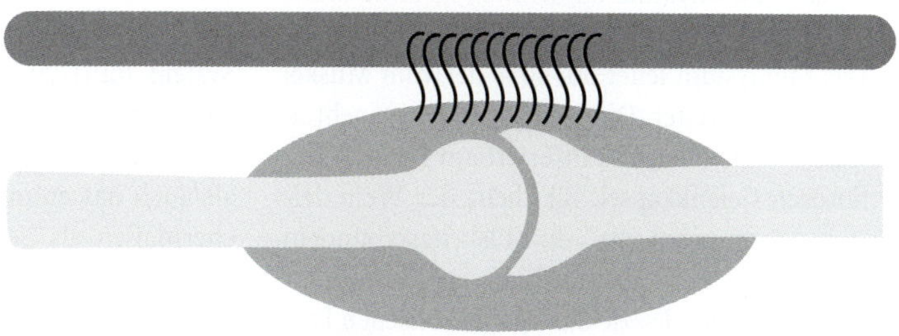

Abb. 1.8 Verbindung der aponeurotischen Faszie mit der Gelenkkapsel [P312/L923]

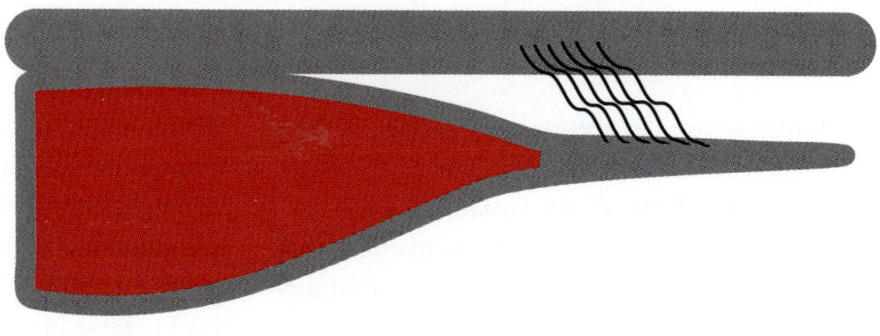

Abb. 1.9 Verbindung der aponeurotischen Faszie mit dem Peritendineum [P312/L923]

Aufgrund adhäsionsbedingter artikulärer Bewegungseinschränkung wird es der betroffenen Person nicht mehr möglich sein, jene Muskeln, die über das entsprechende Gelenk verlaufen, maximal auf Länge zu bringen. Diese Bewegungseinschränkung führt zu einer Verkürzung der Flexorenkette und zu einer fortwährenden Muskeldominanz, wodurch die betroffene Person in ein ventrales Moment gezwungen wird. Die langfristige Verlagerung des Körperschwerpunkts vor den Körperdrehpunkt ist der Beginn einer Läsionskette, in deren Folge es zu überlastungsbedingten Schädigungen von gesunden Körperstrukturen, wie z. B. der Bandscheiben oder Knorpelgewebe diverser Gelenke, kommen kann.

Die epimysiale Faszie

Sowohl die einzelnen Muskeln der Extremitäten als auch des Rumpfes werden von der epimysialen Faszie umgeben. Diese Faszie hält die Muskelfasern als Gruppe zusammen und ermöglicht damit die Verschiebbarkeit des Muskels gegenüber den unmittelbar angrenzenden Strukturen (➤ Abb. 1.7).

Die Muskelfasern setzen von innen her an den epimysialen Faszien über multiple fibröse Septen an. Diese Septen penetrieren den Muskel und teilen ihn in viele kleine Kammern auf. Der Umhüllung des Muskels folgt die Umhüllung von Muskelzellen zu sogenannten Sekundärbündeln, die auch als Fleischfasern bezeichnet werden. Als letzte und kleinste Einheit ist das **Endomysium** zu nennen. Es umfasst die 200–250 Muskelfasern umschließenden Primärbündel. Das Epimysium leitet 30–40 % der vom Muskel erzeugten Kraft weiter. Die epimysiale Faszie geht in die Muskelsehne über und inseriert am Periost oder der fibrösen Gelenkkapsel. Sie dient der Weiterleitung von Spannungen, die von Muskelfaserbündeln ausgehen. Es bestehen aber auch direkte Verbindungen der epimysialen Faszie zur aponeurotischen Faszie, die sogenannten myofaszialen Ausläufer.

Myofasziale Ausläufer

Die Übergänge von der epimysialen Faszie zur aponeurotischen Faszie werden myofasziale Ausläufer genannt (➤ Abb. 1.10). Diese Ausläufer bilden Brücken zwischen verschiedenen Faszienketten und sind für die physiologische Spannungsweiterleitung, aber auch für die Übertragung von Spannungen der Läsions- und Reaktionsketten relevant. Als myofasziale Ausläufer werden alle Verbindungen bezeichnet, die von einem Skelettmuskel oder seiner Sehne ausgehend von innen an einer aponeurotischen Faszie inserieren.

Wichtigste Funktion der myofaszialen Ausläufer ist die Übertragung von mechanischen Kräften der epimysialen Faszie auf die aponeurotische Faszie, die ihrerseits die Spannung auf einen ossären Ansatz, ein Gelenk oder einen weiteren myofaszialen Ausläufer überträgt, was mit dem Bild eines Treibriemens veranschaulicht werden kann.

Neben der Spannungsübertragung vom Ursprung zum Ansatz des Muskels findet somit eine Weiterleitung von Spannungen über die aponeurotische Faszie in das komplexe dreidimensionale Netz des Fasziengewebes statt. Hierbei kommt es u. a. zu einer Vordehnung der tiefen Faszie. Dadurch erfolgt eine Anbahnung für die Kontraktion weiterer Glieder der Muskelkette.

In der bisherigen Literatur wird die Existenz und Bedeutung der myofaszialen Ausläufer nur in wenigen Fachbüchern aufgeführt. Die allgemeine Beschreibung der Muskulatur müsste – nach Meinung des Autors – um die Ansätze der myofaszialen Ausläufer und deren Funktion ergänzt werden. Damit wäre ein weiterer wichtiger Schritt für das Verständnis der komplexen physiologischen, aber auch pathophysiologischen Prozesse getan.

Die Übertragungen von lokalen Spannungen auf das System führt zu einer Synchronizität der Faszien. Dies wird über die Verbindung der myofaszialen Ausläufer sichergestellt. Sowohl das aponeurotische als auch das epimysiale Fasziensystem wirken gleichermaßen als Sender und Empfänger von Spannungsimpulsen. Über die myofaszialen Ausläufer bekommt der Muskel also auch ein Feedback von den im Bindegewebe herrschenden Kräften.

Verletzungen der Rumpffaszie

Wie aus der Beschreibung dieser Faszie zu entnehmen ist, weist sie eine Omnipräsenz in Bezug auf die muskuloskeletalen Strukturen des Körpers auf. Entsprechend häufig ist sie in traumatische oder operative Prozesse involviert. Bei den meisten organbezo-

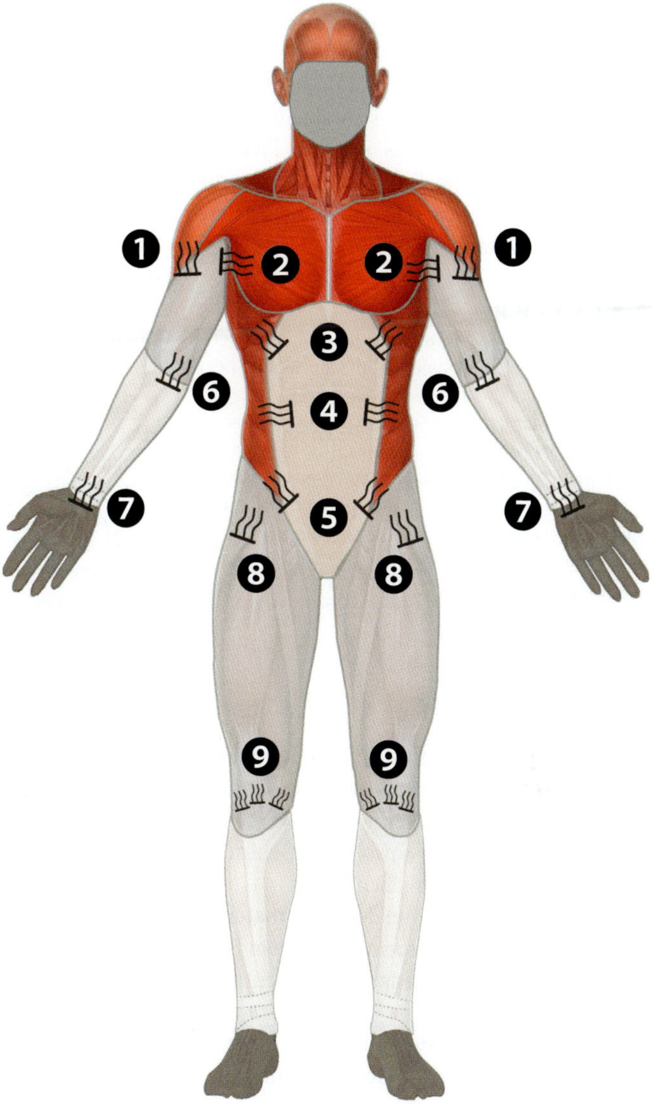

Abb. 1.10 Ventrale myofasziale Ausläufer. **1** = M. deltoideus, drei Ausläufer auf die Faszie brachii; **2** = M. pectoralis major, drei Ausläufer auf die Faszie brachii; **3** = M. obliquus externus, Ausläufer Rektusscheide; **4** = M. obliquus internus, Ausläufer Rektusscheide; **5** = M. obliquus internus, Ausläufer Fascia lata; **6** = M. biceps humeri, Ausläufer Fascia antebrachii; **7** = M. flexor capi radialis, Ausläufer Palmarfaszie; **8** = M. tensor fascia lata, Ausläufer Fascia lata; **9** = M. quadriceps medialis/lateralis, Fascia lata [P312/L923]

genen Eingriffen muss sie durchdrungen werden, um den chirurgischen Zugang zu den inneren Organen gewährleisten zu können.

Narbengewebe, das sich z. B. infolge eines Hämatoms zwischen den verschiedenen faszialen Schichten gebildet hat, kann als ein pathologischer myofaszialer Ausläufer gesehen werden. Diese individuelle Anomalie des Fasziengewebes spielt eine sehr große Rolle für die Statik der Patienten und somit für deren Gesundheit.

So können viele Muskel- und Gelenkbeschwerden auf eine narbenbedingte Schonhaltung zurückgeführt werden. Diese Körperhaltung ist immer eine fixierte Fehlhaltung und führt über die Entlastung der einen Körperregion zu einer Überbelastung einer anderen, noch gesunden Körperregion. Nach einiger Zeit beginnt diese gesunde Region selbst überlastungsbedingt Symptome zu entwickeln.

Wenn eine primäre Ursache, wie das Narbengewebe, nicht gelöst wird, beginnt sich eine Läsionskette zu manifestieren, die sich in Gelenk- oder Muskelschmerzen, Organdysfunktionen oder Bandscheibenproblemen äußern kann. Arthrose und Diskushernien sind selten eine Alterserscheinung, sonst müssten alle Personen über 70 Jahren mehr oder weniger die gleichen Probleme haben.

An den trotz erfolgreicher Operation häufig wiederkehrenden Symptomen lässt sich ableiten, dass der Operateur leider nicht das primäre Problem unter seinem Skalpell hatte. Dafür ist die Narbe, die durch die Operation entstanden ist, eine weitere Quelle für Läsionsketten.

PRAXISTIPP

Die Arbeit in der Praxis hat gezeigt, dass Verletzungen der Rumpffaszie die Körperstatik langfristig negativ beeinflussen können und daher allgemein für die Therapie von großer Relevanz sind. Speziell die strukturelle Korrespondenz des Narbengewebes in Bezug auf die Spannungsübertragung der Rumpffaszie auf den gesamten Organismus verdient Beachtung. Entzündungsbedingte Adhäsionen der Faszie können in diesem Kontext eine Ursache ersten Ranges für Torsionen des Achsenorgans Wirbelsäule sein.

Die meningeale Faszie

Das Nervensystem entstammt dem Ektoderm, aber die es umhüllende Faszienstruktur ist mesodermalen Ursprungs. Die meningealen Faszien werden in drei Schichten unterteilt, die sowohl das Gehirn als auch das Rückenmark umschließen

- Die äußerste Schicht wird von der **Dura mater** gebildet. Sie besteht aus derbem kollagenem Bindegewebe und wird als Organkapsel des zentralen Nervensystems gesehen.
- Unter ihr folgen die **Leptomeninx** sowie die zwei weichen Hirnhäute **Arachnoidea mater** und **Pia mater.**

Mit dem Übergang zu den peripheren Nerven enden die meningealen Faszien. Danach umhüllt das Epineurium die Nerven und endet mit ihnen in den Zielorganen. Die sich zwischen diesen Hirnhäuten befindliche Flüssigkeit, der **Liquor,** hat neben seiner die Hirnhäute separierenden Funktion noch eine nährende sowie informations- und wärmeübertragende Aufgabe (Schünke et al. 2009).

Verletzungen der meningealen Faszie

Durch Traumen verursachte sowie erkrankungs- oder entzündungsbedingte Narben des zentralen oder peripheren Nervensystems können zu schweren Irritationen der betroffenen Strukturen führen. Beide Systeme sind mit den jetzigen, für die konservative Narbentherapie zu Verfügung stehenden Techniken nicht maßgeblich zu beeinflussen. Dies begründet sich beim zentralen Nervensystem durch die weitgehend geschlossene ossäre Struktur des Schädels und des Spinalkanals. Bei Vernarbungen des peripheren Nervensystems verhindert die Hypersensibilität der vernarbten Struktur eine konservative Therapie.

PRAXISTIPP

Das am häufigsten in Verbindung mit Hautnarben genannte Symptom ist die Über- oder Unempfindlichkeit der Haut in der Narbenregion. Schulmedizinisch wird dies auf die operative Durchtrennung der sensorischen Nerven zurückgeführt.
Dies steht im Widerspruch zu der Beobachtung in der physiotherapeutischen Praxis, dass sich bei diversen Techniken der Narbentherapie die Sensibilität der Haut in der Narbenregion nach kurzer Zeit signifikant verbesserte. Vermutlich ist dies auf eine durch die Therapie erfolgte Spannungsreduktion des Gewebes zurückzuführen. Die Druckrezeptoren im Fasziengewebe sind vermutlich durch die zu hohe Spannung, die die Adhäsionen verursachen, überlastet und infolgedessen in ihrer Weiterleitung irritiert. Wäre die Ursache der Sensibilitätsstörung die Folge einer Nervendurchtrennung, könnte nach Meinung der Autoren eine unmittelbare Verbesserung der sensitiven Wahrnehmung nicht innerhalb einer Therapieeinheit von 30 Minuten erfolgen.

Die Organfaszie

Die viszerale Faszie teilt sich auf in **eine allgemeine und eine spezielle Organfaszie.** Sie entstammt, wie alle anderen Faszien auch, dem embryonalen Mesoderm. Ihre Struktur besteht aus lockerem, geflechtartigem Bindegewebe und weist je nach Körperregion Einlagerungen von Fettgewebe auf. Sie ist die komplexeste aller vier Faszienschichten. Als spezifische Organfaszie umhüllt sie jedes einzelne Organ des Brust- und Bauchraums. Darüber hinaus fasst sie als allgemeine Organfaszie (➤ Abb. 1.11) alle Organe des Brustraums und der Bauchhöhle wie einen Sack zusammen (➤ Abb. 1.12). Die allgemeine Organfaszie kann als Organsäule gesehen werden, die vor der Wirbelsäule steht.

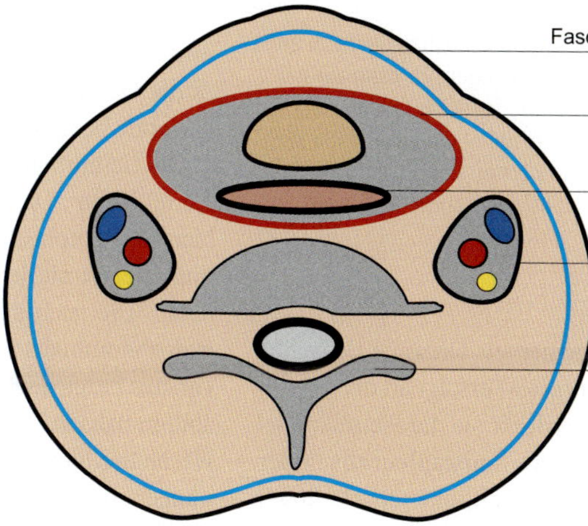

Abb. 1.11 Querschnitt der Halsregion: allgemeine und spezielle Organfaszie [P312/L293]

PRAXISTIPP

Den aktuellen statistischen Zahlen zufolge zählen die operativen Eingriffe in der Bauchregion mit Abstand zu den am häufigsten ausgeführten Operationen. Die Adhäsionen im Bauchraum beeinflussen über die komplexen viszeralen Faszien den gesamten Organismus. Das Wissen über die Faszienverhältnisse dieser Körperregion ermöglicht dem Therapeuten ein besseres Verständnis für die möglichen Zusammenhänge der Organe und des muskuloskeletalen Systems.

Allgemeine Organfaszien

Hals

Die Verankerung der allgemeinen Organfaszie an der Schädelbasis erfolgt über eine verdickte Bindegewebsschicht, die **Fascia pharyngobasilaris** (➤ Abb. 1.12). Wie ein Schlauch umhüllt sie den Rachen (Pharynx), die daran ansetzende Luftröhre (Trachea) und die Speiseröhre (Ösophagus). Entzündungen der Tonsillen können sich innerhalb der allgemeinen Organfaszie bis in das Mediastinum ausbreiten. Die Gefahr einer **Herzbeutelentzündung** (Perikarditis) kann eine Indikation für eine Mandeloperation sein (Schünke et al. 2009). Auf die weitere Therapierelevanz dieser Körperregion wird in ➤ Kap. 4.3 näher eingegangen.

Die allgemeine Organfaszie ist über die Speiseröhre flächig an der unteren Halswirbelsäule und der oberen Brustwirbelsäule verwachsen. Über eine fibroelastische Membran ist die Luftröhre ihrerseits mit der Speiseröhre verbunden. In ihrem weiteren Verlauf löst sich die Luftröhre auf Höhe des 4. Brustwirbels von der allgemeinen Organfaszie und mündet in den rechten und linken Lungenflügel. Sie hat, bevor sie nach der Passage des Zwerchfells in den Magen übergeht, Kontakt zum rechten Herzbeutel.

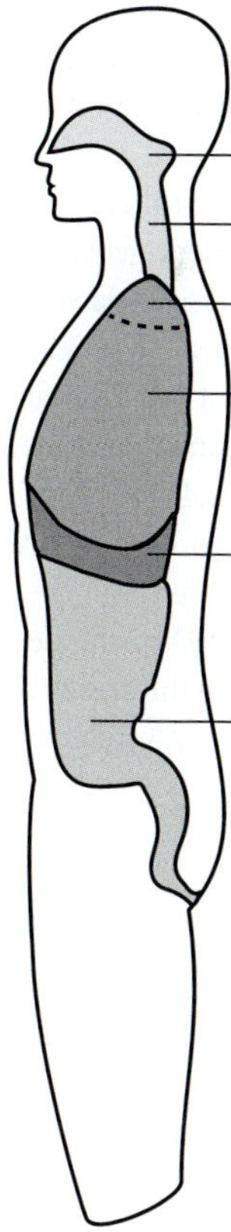

Abb. 1.12 Darstellung der einzelnen Abschnitte der allgemeinen Organfaszie [P312/L293]

1

PRAXISTIPP

Die mechanisch sehr anspruchsvolle Rachenregion ist anfällig für adhäsionsbedingte Störungen. Es kann zur narbenbedingten Behinderung des Sprechvorgangs oder – was sehr viel problematischer ist – zu Irritationen des Schluckakts kommen. Diese können im schlimmsten Fall tödlich enden und stellen eine unbedingte Indikation für eine Narbentherapie dar.

Brusthöhle

Der Übergang der allgemeinen Organfaszie in die Brusthöhle (Cavitas thoracica) erfolgt an der oberen Thoraxapertur. Dort überdeckt sie die Pleurakuppel und wird als **Membrana suprapleuralis oder Sibson-Faszie** bezeichnet (Schünke et al. 2009) (➤ Abb. 1.12). In der osteopathischen Literatur wird sie auch als Diaphragma cervicothoracale bezeichnet. Diese verstärkte Faszienstruktur weist bandhafte Verbindungen zur Halswirbelsäule und den ersten beiden Rippen auf. Sie bildet keine geschlossene Fläche, sondern wird von Gefäß-, Nerven- und Organstraßen durchstoßen.

Diese Organ umhüllende Faszie geht fließend in den Thorax über und ummantelt als **Fascia endothoracica** die Pleura (Brustfell), mit der sie fest verwachsen ist. Die Fascia endothoracica steht mit ihrer äußeren Fläche mit den Rippen und der inneren Brustwandmuskulatur in Kontakt. Nach kaudal wird diese Faszie vom Zwerchfell begrenzt, das sie als **Fascia phrenicopleuralis** überdeckt. Das Zwerchfell ist die muskuläre Unterbrechung der äußeren Organfaszie und stellt eine muskuläre Brücke der Organfaszie zu den ossären Ursprüngen bzw. Ansätzen des Zwerchfells her.

PRAXISTIPP

Hier wird deutlich, dass sich die verschiedenen Systeme des Körpers nicht klar voneinander trennen lassen. Operationsbedingte Spannungen von Organen können über solche Brücken auf das muskuloskeletale System weitergeleitet werden und zu unklaren Schmerzsymptomatiken dieser Systeme führen.

Bauchhöhle

Unterhalb des Zwerchfells setzt sich die Fascia endothoracica als **Fascia endoabdominalis** fort. Sie ist über eine bindegewebsartige Verschiebeschicht, die Tela subserosa, vom Bauchfell getrennt. Das Bauchfell (Peritoneum) ist eine seröse Haut, die die Bauchhöhle auskleidet. Als **Peritoneum parietale** wird es in den Regionen bezeichnet, die der tiefen Bauchmuskulatur zugewandt sind. Die Regionen, in denen es die Organe umschließt, werden als **Peritoneum viscerale** bezeichnet.

Die Gesamtfläche des Bauchfells beträgt zwischen 1,6 und 2 m^2. Das Bauchfell sezerniert und reabsorbiert die Peritonealflüssigkeit, eine Art Schmiermittel, und setzt damit den Reibungswiderstand der Organe herab. Die nach außen gerichtete Fläche der Fascia endoabdominalis wird häufig auch als **Fascia transversalis** bezeichnet und steht mit dem M. transversus abdominalis in Verbindung. Die nach innen weisende Fläche der Bauchfaszie hat unterschiedliche Bezeichnungen, die sich in der Regel von den Organen, mit der sie jeweils in Kontakt steht, ableiten:

- Die kraniale Fläche wird Fascia diaphragmatica genannt.
- Die nach ventral gerichtete Seite der Bauchnabelregion nennt man Fascia umbilicalis.
- Die dorsalen Flächen der Faszie werden nach den Organen entsprechend Fascia renalis, Fascia retropancreatica und Fascia retrocolica genannt.

Kaudal schließt die Bauchfaszie das große Becken ab, indem sie das Bauchfell zum kleinen Becken abgrenzt. Diese fasziale Überdeckung der Organe des kleinen Beckens hat die Form eines Spinnennetzes (➤ Abb. 1.13) und wird vom Mastdarm durchstoßen (Meert 2017).

Spezielle Organfaszien

Die Übergänge der verschiedenen faszialen Räume innerhalb dieser Organsäule sind fließend. Jede Region der viszeralen Faszie wird in der Fachliteratur mit entsprechend spezifischen Fasziennamen bezeichnet. Die Vielzahl der daraus resultierenden Begriffe können im Rahmen dieses Buches nicht alle aufgeführt werden.

Die **Fascia pretrachealis** umhüllt als spezielle Organfaszie die Luftröhre und strahlt über den rechten und linken Hauptbronchus in Höhe des 5. Brustwirbels in den linken und rechten Lungenflügel ein.

PRAXISTIPP

Die direkte Therapie von Narben im Lungenbereich ist aufgrund der Rippen nicht möglich. Einzig über gezielte Atemübungen kann diese Körperregion therapeutisch beeinflusst werden.

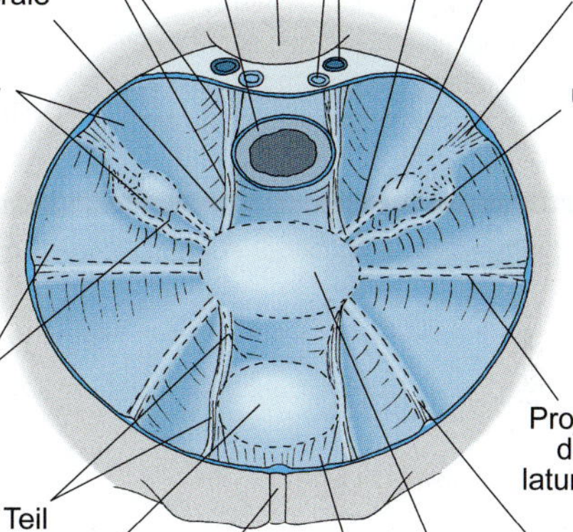

Abb. 1.13 Peritoneum als „Spinnennetz", Ansicht von kranial. Lamina SRGVP = Lamina sacro-recto-genito-vesico-pubicale [L190]

Nach dem Durchlaufen des Mediastinums tritt die Speiseröhre auf Höhe des 11. Brustwirbels in die Bauchhöhle ein und geht in diesem intraabdominalen Raum in den Magen über, der mit seinem Fundus flächig mit dem Zwerchfell verwachsen ist. Der nun folgende Zwölffingerdarm befindet sich retroperitoneal und ist über das Treitz-Band an der Aorta fixiert. Nachfolgend geht der Zwölffingerdarm wieder intraperitoneal in den Leer- und Krummdarm über. Dieser wird von dem viszeralen Blatt des Bauchfells umgeben, das als doppeltes Blatt die Blut- und Lymphgefäße sowie die Nerven aus dem Retroperitonealraum zu den Dünndarmschlingen führt. In der rechten Unterbauchregion geht der Dünndarm über die Ileozäkalklappe in den retroperitoneal liegenden aufsteigenden Dickdarm über.

Unterhalb der Leber wechseln die räumlichen Verhältnisse erneut. Der aufsteigende Dickdarm geht in den horizontalen Dickdarm über, der im Intraperitonealraum liegt. Auf Höhe des Magens erfolgt nochmals ein Übergang des Dickdarms in den Retroperitonealraum, um dann auf Höhe der rechten Beckenschaufel über den Grimmdarm (Colon sigmoideum) ein letztes Mal in den Intraperitonealraum zu gelangen. Zum Schluss geht der Grimmdarm über den Mastdarm in den Subperitonealraum über, um als After mit dem Beckenboden zu verwachsen.

Die drei häufigsten operativen Zugänge in die Bauchhöhle:

1. In der Notfallchirurgie ist die **Probelaparotomie,** auch explorative Laparotomie genannt, die am meisten praktizierte. Die Schnittführung verläuft longitudinal in der Medianlinie längs der Linea alba. Der Vorteil dieser Operationstechnik ist die gute Erreichbarkeit aller Organe des Bauchraums.
2. Mit der **laparoskopischen Operationstechnik** ist es möglich, alle Organe zu erreichen. Dieser minimal-invasive chirurgische Eingriff hinterlässt zwar optisch dezente unauffällige Narben, in der Praxis zeigt sich allerdings, dass diese Art des operativen Zugangs häufig Narbenkanäle hinterlässt, die funktionelle Probleme mit sich bringen.
3. Bei der klassischen Methode der **Unterbauchoperation** wird häufig aus kosmetischen Gründen die Bauchdecke mit einem horizontalen Schnitt oberhalb des Schambeins eröffnet. Der Zugang in das kleine Becken erfolgt durch die longitudinale Spaltung der Linea alba. Eine Verletzung der Bauchmuskulatur wird dadurch vermieden.

1

PRAXISTIPP

Mögliche Auswirkungen von Bauchoperationen

- **Lokal:** Die durch die Operationen gebildeten Adhäsionen im Fasziensystem können u. a. lokalen Einfluss auf die Verdauung haben. Dies kann sich durch Koliken oder Lebensmittelunverträglichkeiten äußern.
- **Generalisiert:** Adhäsionen im Viszerum können den Patienten in eine Schonhaltung zwingen und sich als generalisierte Schmerzmuster im Bewegungsapparat manifestieren.

Die Narbentherapie in dieser Körperregion ist in der Regel sehr erfolgreich (> Kap. 8.2, > Kap. 8.5).

1.4 Faszien als Kommunikationssystem

Nils Bringeland

Eine bisher lange nicht ausreichend berücksichtigte Aufgabe des Bindegewebes besteht in der **Propriozeption.** Wie in > Kap. 1.3.2 beschrieben, befinden sich zu diesem Zweck diverse Mechanorezeptoren im Fasziengewebe. Dieses Wissen hat auch in der Medizin Einzug gehalten. Ein prominentes Beispiel ist die Verletzung des vorderen Kreuzbands: Die Kreuzbänder sind sehr stark mit Rezeptoren ausgestattet, und nach einer Ruptur fehlen dem Körper wichtige sensorische Informationen. Nach einer operativen Versorgung kann eine Plastik sich jedoch strukturell so umbauen, dass sie sich neben einem funktionelleren Kollagenaufbau auch durch die Einsprossung von Rezeptoren auszeichnet. Diese geben dem zentralen Nervensystem – genauer dem somatosensiblen Kortex – eine Rückmeldung über Position und Spannungszustand des Kollagens.

Dieses Prinzip findet sich in allen faszialen Strukturen des Körpers wieder. Das Gehirn bekommt somit schätzungsweise sechsmal mehr Informationen aus dem Fasziengewebe als aus den Skelettmuskeln. Durch diese Informationen entsteht das Körperbild, bei dem auch der Bezug des Körpers zur Außenwelt einbezogen wird. Dieser Prozess wird auch als **Exterozeption** bezeichnet.

Neben der oben angeführten Exterozeption ist das kollagene Bewegen des Körpers auch für die weniger bekannte **Interozeption** verantwortlich. Diese kann frei als der Sinn für die physiologischen Verhältnisse im Allgemeinen bezeichnet werden. Neben der rein mechanischen, bewusst oder unbewusst ausgewerteten Information kommen hier weitere Aspekte hinzu. Es werden z. B. affektive und/oder motivationale Komponenten eingeschlossen, die dem Erhalt oder Wohlbefinden des Individuums dienen. Eine Auswahl möglicher interozeptiver Empfindungen sind in > Tab. 1.2 aufgeführt.

Diese Auswertung der Informationen aus den verschiedenen Körperstrukturen ist dadurch möglich, dass in den Körperstrukturen – genauer im Fasziengewebe – freie, marklose Nervenendigungen liegen. Sie gehören z. B. zu Chemo- oder Thermorezeptoren, die eine direkte Weiterleitung über die Lamina I und den Thalamus zur Inselrinde ermöglichen (Schleip und Jäger 2014).

Faszien verfügen jedoch über die rezeptorenbasierte Kommunikation mit dem Nervensystem über weitere Möglichkeiten der Informationsweiterleitung. Hier ist insbesondere die mechanische Ebene zu nennen. Alle kollagenen Strukturen sind aufgrund ihrer Entwicklung aus dem embryonalen Mesoderm miteinander verbunden. Durch diese Verbindung ist es faktisch möglich, dass ein mechanischer Impuls sich über dieses System durch den gesamten Körper bewegen kann. Dies wird weiter

Tab. 1.2 Auswahl interozeptiver Empfindungen

Interozeptive Empfindung	Interpretation
Wärme	Positiv
Kälte	Negativ
Harnblasendruck	Möglicherweise negativ
Dehnung des Magens	Wenig Dehnung → Hunger → negativmoderate Dehnung → kein Hunger → positivstarke Dehnung → zu viel Nahrung → negativ
Muskelaktivität	Positiv
Schmerz, Kribbeln, Jucken	Meist negativ, kann aber auch positiv sein (z. B. Kribbeln)
Lufthunger	Negativ
Geschlechtliche Erregung	Positiv
Herzschlag	Positiv
Vasomotorische Aktivität	Positiv
Sinnliche Berührung	Positiv

durch die Fähigkeit der Faszie zur Kontraktion begünstigt.

Fähigkeit zur Kontraktion

Wie von Schleip und Klingler nachgewiesen werden konnte, sind Faszien zur Kontraktion befähigt. Dies ist durch die Einlagerung von α-Aktin gegeben, das dem der glatten Muskulatur ähnlich ist. Hieraus ergibt sich eine den Myofibroblasten (und damit der Muskulatur) ähnliche Kontraktionsfähigkeit (Schleip und Klingler 2019).

Ferner müssen an dieser Stelle die **Fibroblasten** berücksichtigt werden: Sie sind in das Kollagen eingelagert und synthetisieren dieses, neben anderen extrazellulären Bestandteilen, permanent. Dadurch reichen Fasern aus der Zelle hinaus bzw. die mechanischen Reize können in die Zelle übertragen werden. Es wird jedoch auch ein Einfluss von Fibronektin vermutet. Durch diese Verbindung wird der Fibroblast in die Lage versetzt, auf den Impuls zu reagieren und gezielt u. a. Proteine zu erzeugen, um adäquat auf die veränderte Situation zu reagieren.

Hier kann z. B. eine allem Anschein nach recht verbreitete Situation angeführt werden: Bei langfristigen, unphysiologischen Belastungen verändert sich die Lumbalfaszie, indem sie „verfilzt" und vermehrt aktive Myofibroblasten aufweist. Auch eine längerfristige isometrische Belastung provoziert eine erhöhte Steifigkeit von Fasziengewebe. Die Myofibroblasten sind zudem in der Lage, sich aktiv über die Ausbildung von Aktinfilamenten innerhalb der eigenen Zellwände zu kontrahieren. Somit ist dem Körper eine weitere Option gegeben, über mechanische Verbindungen zu kommunizieren.

Doch Faszien scheinen neben den erwähnten Möglichkeiten auch über weitere hochinteressante Optionen der Kommunikationsvermittlung zu verfügen.

1.5 Magnetfelder und Licht

Nils Bringeland

Kollagenes Gewebe weist auf molekularer Ebene eine kristallartige, gitterförmige Struktur auf. Somit verhält es sich physikalisch ähnlich einem Kristall. Dieser wiederum reagiert in sehr eigener Weise auf mechanische Impulse: Wenn ein Kristall unter Kompression, Zug oder Biegung kommt, baut es Elektrizität bzw. ein elektromagnetisches Feld auf. Dieses Phänomen wird als **piezoelektrischer Effekt** bezeichnet und ist für das elektromagnetische Feld eines jeden Lebewesens verantwortlich. Über dieses Magnetfeld können Haie ihre Beute aufstöbern, selbst wenn sie sich tief im Sand versteckt, oder wir können damit die Touchscreens unserer Mobiltelefone und Bildschirme bedienen. Da für unseren Körper die Informationsleitung über Elektrizität kein neues Konzept ist, darf überlegt werden, ob Störungen dieses elektromagnetischen Felds – ausgelöst möglicherweise durch einen faszialen Hypertonus – auch Störungen im umgebenden Gewebe provozieren kann und ob folglich die Normalisierung des Tonus nicht auch über die Veränderung des elektromagnetischen Felds wirksam sein könnte. Zudem wäre hierin eine mögliche Erklärung für das Denkmodell der Traditionellen Chinesischen Medizin mit ihrer Lebensenergie gegeben.

Neben dieser Eigenschaft kann der Körper Licht bzw. **Biophotonen** erzeugen. Diese Eigenschaft tritt insbesondere bei Verletzung oder Tod einer Zelle auf, d. h., dass diese dann kurzzeitig stärker leuchtet. Zudem ändert sich die Erzeugung von Biophotonen durch die Aktivität des Körpers und der physiologischen Veränderungen. Ferner wurde mittlerweile ein Zusammenhang zwischen der Aktivierung von Akupunkturmeridianen und der vermehrten Synthese von Biophotonen festgestellt. Auch hier gibt es Überlegungen, dass die Lichtsignale, so schwach sie auch sein mögen, zur Informationsvermittlung innerhalb des Körpers genutzt werden können und werden. Aktuellere Studien, die die verschiedenen Wirkungen von z. B. Blaulicht oder Infrarot belegen, könnten Überlegungen dieser Art stützen (Kiontke 2012).

KAPITEL

2 Wundheilung

Nils Bringeland

2.1 **Grundlagen der Wundheilung** ... 27

2.2 **Wundheilungsphasen** ... 28
2.2.1 Entzündungsphase ... 28
2.2.2 Proliferationsphase ... 29
2.2.3 Remodellierungsphase ... 32

2.3 **Wundheilungsformen** ... 33
2.3.1 Crosslinks ... 33

2.4 **Wundarten** ... 34

2.5 **Faktoren mit Wirkung auf die Wundheilung** ... 38
2.5.1 Duft- und Aromatherapie ... 38
2.5.2 Musik und ihre physiologische Wirkung ... 39
2.5.3 Medikamente und ihre Nebenwirkungen ... 41
2.5.4 Kryotherapie ... 41
2.5.5 Weitere Faktoren ... 42

2.6 **Wundheilung und Ernährung** ... 42

2.7 **Wundheilungsstörungen** ... 43

Die Wundheilung ist ein komplexer Vorgang, der durch viele Faktoren beeinflusst wird. Bei Kindern findet die Wundheilung z. B. schneller statt als bei Senioren, da die Zellen des jungen Körpers noch effektiver arbeiten. Ebenso sind Einflüsse durch Stress, Ernährung und Medikamente zu berücksichtigen.

2.1 Grundlagen der Wundheilung

Als Wunde kann grundsätzlich jede **Verletzung der Gewebeintegrität** bezeichnet werden. Nach einem erlittenen Trauma ist der Körper in jedem Fall bestrebt, äußerst effektive, dynamische und komplexe Reparationsmechanismen einzuleiten. Diese Mechanismen sind anfällig für Störungen, was wiederum ein ungünstiges Wundheilungsergebnis nach sich ziehen kann. Das Ziel einer guten Wundbehandlung ist jedoch ein zeitnahes Wundheilungsergebnis, das optisch wie funktionell zufriedenstellend ist.

Bei der **Narbenbehandlung** gilt folglich, wie auch in vielen anderen Bereichen, der Grundsatz: Prävention ist die beste Therapie. Um in der wundheilungsbegleitenden Behandlung optimal arbeiten zu können, ist die Kenntnis der zugrunde liegenden Prozesse unabdingbar. Dies ist wichtig, um inadäquate Reize zu vermeiden und die therapeutische Reizsetzung so zu gestalten, dass sie die Wundheilung bestmöglich unterstützt. Berücksichtigt man die körperinternen Prozesse, reduziert man einerseits das Risiko für Wundheilungsstörungen und kann andererseits dem Patienten eine effektive Therapie zukommen lassen. Zudem verbessert sich das Verständnis dafür, wie sich pathologische bzw. unfunktionelle Narben entwickeln und wie man solche Narben behandeln kann (Kolster 2016, Mett 2015). Insbesondere die unfunktionellen Narben sind in der Physiotherapie von hohem Interesse, da sie sich auf diverse Körperfunktionen, wie u. a. die Faszienmechanik, auswirken können (Andrecht 2015, Barral und Mercier 2005).

2.2 Wundheilungsphasen

In den letzten Jahren ist das Wissen um die Prozesse, die während einer Wundheilung ablaufen, stark angewachsen. Die Art und Weise, wie die einzelnen Strukturen und Zellen des Körpers miteinander in Wechselwirkung treten, wird immer besser verstanden. Dadurch sind wir zunehmend in der Lage, die Effektivität „traditioneller" Techniken nachvollziehen zu können. Aber auch das eigene therapeutische Handeln und damit möglicherweise einhergehende Fehler können mit diesem Wissen besser beleuchtet werden. So konnte u. a. die Relevanz von Bewegung bzw. Mobilisation für Narben gezeigt werden (Chapelle und Bove 2012, Costa 2004).

Um dieses **Clinical Reasoning** im Kontext der Wundheilung betreiben zu können, bedarf es des Wissens um die Wundheilungsphasen und damit verbundene Vorgänge. Es muss jedoch erwähnt werden, dass die Bezeichnung der Wundheilungsphasen nicht bei allen Autoren identisch ist. Im Kern sind jedoch drei Hauptphasen zu unterscheiden (Singer und Clark 1999), die sich zeitlich überschneiden können und nochmals in Unterphasen unterteilt werden können. Diese drei Phasen werden als Entzündungsphase, Proliferationsphase und Remodellierungsphase bezeichnet.

2.2.1 Entzündungsphase

Die Entzündungsphase ist von herausragender Bedeutung für die Wundheilung. Es konnte u. a. nachgewiesen werden, dass ihr Ablauf sich direkt auf die ihr folgenden Phasen und das Endergebnis Narbe auswirkt (Henry und Garner 2003).

Die Entzündungsphase beginnt unmittelbar mit dem Trauma und dauert etwa 5 Tage. Sie kann in zwei weitere Phasen, die vaskuläre und zelluläre, unterteilt werden. Die **vaskuläre Phase** dauert etwa bis zum 2. Tag, während die **zelluläre Phase** hier beginnt und in etwa bis zum 5. Tag anhält. Die Einteilung ergibt sich aus den Prozessen, die in dieser Zeit stattfinden.

Vaskuläre Phase: Bei einer Verletzung, die meist auch mit einer Hautschädigung und Blutung einhergeht, setzt automatisch die Gerinnungskaskade ein. Zunächst füllt sich die Wunde mit Blut. Dieses gerinnt und verschließt die Verletzung schnell und provisorisch. Als primärer Prozess ist hier die lokale Vasokonstriktion anzusehen, die insbesondere durch vasoaktive Substanzen aus den geschädigten Zellen, Hormone und Einfluss des vegetativen Systems eintritt. Dies geschieht innerhalb eines Zeitraums von wenigen Minuten. Im umliegenden Gewebe kommt es hingegen zu einer Vasodilatation, die ungefähr eine Stunde anhält, und einer erhöhten Gefäßpermeabilität. Diese Gefäßpermeabilität ermöglicht den Austritt von Blutplasma in das Interstitium, wodurch es zu einem **Wundödem** kommt. Auslösende Faktoren sind Prostaglandine aus den geschädigten Zellen, vasoaktive Substanzen aus den aktivierten Thrombozyten sowie Histamin aus den Mastzellen.

Die **lokale Gefäßreaktion** im Sinne einer Konstriktion setzt unmittelbar nach der Schädigung ein und erreicht 3 bis 7 Tage später ihren Höhepunkt. In diesem Zeitraum werden auch bereits Blutgerinnsel und Erreger, wie z. B. Bakterien, durch Immunreaktionen beseitigt. Thrombozyten setzen sich an den Wänden der geschädigten Gefäße an und verbinden sich zu größeren Aggregaten. In der Wunde entsteht ein dreidimensionales Netzwerk aus Fibrinmolekülen, Fibronektin, Thrombospondin und anderen Faktoren, in denen sich auch Thrombozyten und Blutzellen wie Erythrozyten, Makrophagen und neutrophile Granulozyten finden. Das so entstandene Gerüst stellt eine Art Leitsystem für die an der Proliferation beteiligten Zellen dar. Die Thrombozyten, die sich im Gerinnsel befinden, beginnen bereits früh mit der Freisetzung von Wachstumsfaktoren, die die weitere Wundheilung initiieren.

Um die notwendigen Prozesse einleiten zu können, wandern bereits einige Stunden nach der Verletzung Leukozyten in das Wundgewebe ein und erfüllen hier mehrere Funktionen: Zum einen sondern neutrophile Granulozyten, eine Untergruppe der Leukozyten, Zytokine (Entzündungsförderer) ab. Diese Proteine sind es, die Makrophagen, Fibroblasten und Endothelzellen in das Wundareal leiten und dort aktivieren, wodurch die **Wundheilungskaskade** eingeleitet wird.

Hierdurch wird verdeutlicht, dass die Entzündung eine physiologische Reaktion ist, die durch evolutionäre Prozesse über Jahrmillionen hinweg optimiert wurde. Die heutige Nachversorgung einer Wunde geht jedoch leider – oft auch unnötig – mit einer Entzündungshemmung durch z. B. Eis oder Medikamente, wie Ibuprofen oder Diclofenac, einher. Die negativen Folgen können ein gewichtiges Ausmaß annehmen. Die neutrophilen Granulozyten besitzen jedoch noch weitere Aufgaben:

- Sie aktivieren Makrophagen und phagozytieren Bakterien.
- Sie setzen Proteinasen (Proteinspalter) frei.
- Sie eliminieren beschädigtes sowie devitales, also abgestorbenes Material von Zellen und extrazellulärer Matrix.

Auch Entzündungsmediatoren wie der **Tumornekrosefaktor-α** (TNF-α) und das **Interleukin-1** (IL-1) werden produziert und provozieren die Aktivierung von Fibroblasten und Epithelzellen. Durch die Fibroblasten kommt es weiter zu einer ersten Synthese von Kollagen Typ III. Dieses Gewebe erfüllt die primäre Aufgabe, die Wunde durch Bindegewebe zu verschließen und stellt darüber hinaus die Vorstufe für ein funktionelles und organisiertes Netzwerk von Kollagen Typ I dar. Die Synthese von Proteoglykanen und Glykosaminoglykanen, die ebenfalls den Fibroblasten zufällt, ist noch sehr gering; der Schwerpunkt liegt auf der Kollagenerzeugung.

Neben den erwähnten Vorgängen wandern **Monozyten** in das Wundgebiet ein und koppeln sich an Kollagen und Fibronektinfilamente. Daraufhin differenzieren sie sich durch Phänotyp- und Funktionsänderung zu **Makrophagen** und erfüllen insbesondere zwei Funktionen:

- Zum einen beseitigen sie durch Phagozytose Mikroorganismen und Debris (organisches Material, das nach Schädigungen und Absterben von Gewebe verbleibt und abgebaut werden muss).
- Andererseits setzen sie neben Zytokinen und Wachstumsfaktoren auch proteolytische Enzyme, wie z. B. Kollagenasen, frei und unterstützen so den enzymatischen Gewebeabbau.

Ferner produzieren sie im weiteren Wundheilungsverlauf **Basic Fibroblast Growth Factors** (bFGF), die wiederum Fibroblasten zur Zellteilung anregen und die Angiogenese unterstützen. Diese Faktoren regulieren die Rekrutierung von Endothelzellen und Fibroblasten und deren Proliferationstätigkeit. Dies stellt eine unentbehrliche Basis für die Ausbildung von Granulationsgewebe dar. Durch diese Funktion sind die Makrophagen essenziell für den Übergang von der Entzündungsphase zur Proliferationsphase. Eine zentrale Rolle in der und über die Entzündungsphase hinaus nimmt der **Transforming Growth Factor beta 1** (TGF-β1) ein, der u. a. die Deposition der extrazellulären Matrix oder die Koordination der gesamten Reparationsvorgänge durch die Beeinflussung des Wechselspiels zwischen Wachstumsfaktoren, Zytokinen und Mediatoren zur Aufgabe hat.

Abschließend muss bedacht werden, dass durch die Verletzung eine **Gefäßschädigung** angenommen werden kann. Die mangelnde Blutversorgung geht mit einer Hypoxie einher, die einerseits zwar ein gewisses Risiko darstellt, andererseits hingegen eine unerlässliche Grundlage für die Migration von Keratinozyten, die Fibroblastenproliferation und die Neoangiogenese ist.

2.2.2 Proliferationsphase

Diese Phase beginnt ungefähr 5 Tage nach der Verletzung, dauert etwa 2 Wochen und ist u. a. durch die Produktion von **Granulationsgewebe** gekennzeichnet. Dieses Granulationsgewebe besteht aus

Haargefäßen, neu gebildetem Bindegewebe sowie extrazellulärer Matrix. Auch die Migration von Fibroblasten und Makrophagen ist zu beobachten. Letztere synthetisieren permanent Wachstumshormone, die die Fibroplasie und Neoangiogenese positiv beeinflussen und steuern.

Die in der letzten Phase gebildete **provisorische Matrix** dient nun als Leitstruktur für die ablaufende Zellteilung und -einwanderung. Diese Strukturen werden im weiteren Wundheilungsverlauf durch die von den Fibroblasten produzierten Matrixproteinen ersetzt. Neben dem hier primär vorzufindenden Kollagen Typ III werden Adhäsionsmatrixproteine wie Fibronektin und weitere Bestandeile der extrazellulären Matrix, wie Glykoproteine und Glykosaminoglykane, produziert. An der Wundoberfläche ist dieser Vorgang regulär in Form von zumeist rötlichen, griesähnlichen Strukturen erkennbar.

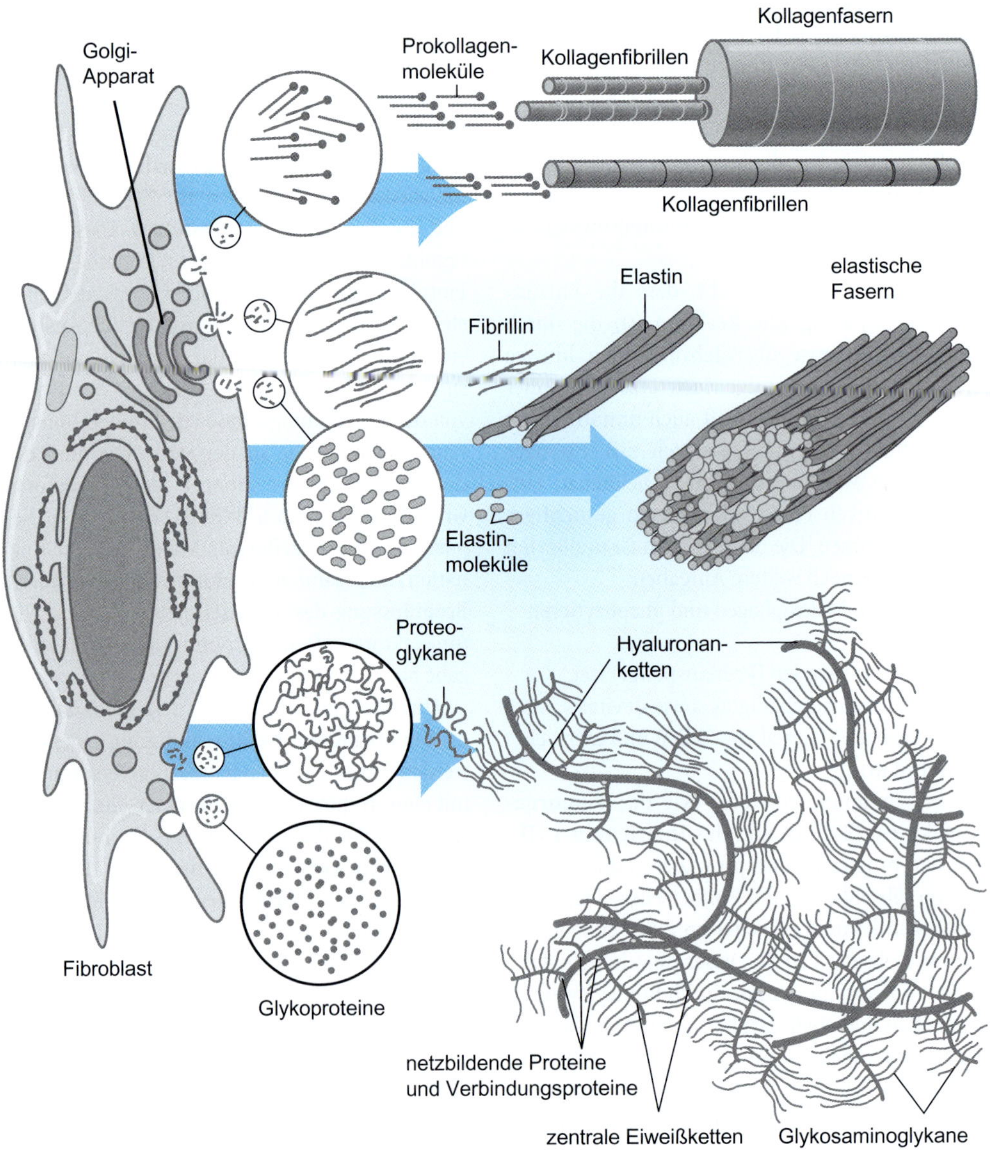

Abb. 2.1 Fibroblast mit unterschiedlichen Produkten, die von diesem Zelltyp synthetisiert werden [R324/Egmond]

Im weiteren Verlauf der Wundheilung wird der provisorische Wundverschluss zunehmend von diesem Gewebe durchsetzt und bildet einen neuen Epithelrasen, der als Grundlage für die Reepithelisierung dient. Bei einer **primären Wundheilung,** bei der nur ein geringer Substanzverlust vorliegt, sind diese Strukturen meist nicht sichtbar. Bei der **sekundären Wundheilung,** bei der ein deutlicher Gewebeverlust charakteristisch ist, ist diese Entwicklung oft gut zu beobachten. Mit fortschreitender Wundheilung bildet sich dieses Gewebe jedoch meist zurück.

Die **Neovaskularisation** wird insbesondere durch Wachstumshormone wie bFGF und TGF-β initialisiert. Zudem sind vor Ort ein saures Wundmilieu, Hypoxie und ein erhöhter Laktatspiegel hochrelevante Förderfaktoren. Als Reaktion auf den lokalen Zustand wandern Endothelzellen in das Wundgebiet und bilden dort neue Blutgefäße, die sich wurzelartig durch das neu entstehende Gewebe ziehen. Je weiter dieser Prozess voranschreitet, desto besser wird die Versorgung des ehemals geschädigten Gewebes mit Sauerstoff und Nährstoffen. Die Kapillaren bilden zusammen mit Makrophagen und Fibroblasten, die auch die kollagene Matrix mit ihren Bestandteilen bilden, die typischen Granulationskörnchen (➤ Abb. 2.1).

In den frühen Tagen der Wundheilung wandern bereits Fibroblasten in das Wundgebiet ein. Dies ist unerlässlich, damit das Ersatzgewebe produziert werden kann. Einige dieser Zellen wandeln sich nach ungefähr 1 Woche durch den Einfluss von TGF-β in Myofibroblasten um und verbinden sich mit dem bestehenden Kollagen sowie untereinander (➤ Abb. 2.2).

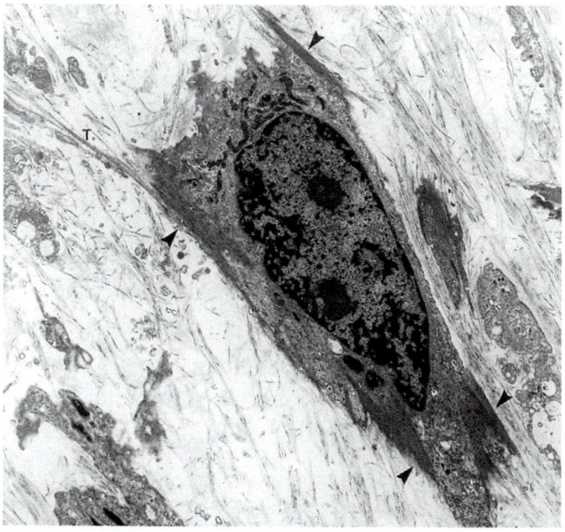

Abb. 2.2 Elektronenmikroskopische Aufnahme eines Myofibroblasten. Die Pfeile zeigen die Anheftungsstellen der Zellen am umgebenen Kollagen. [G615]

Sobald sie verankert sind, produzieren die Zellen α-Aktin in ihrem Zellkörper. Dieses Aktin ist identisch mit dem der glatten Muskelzellen, das sich in den Gefäßen und der Darmwand befindet. Die Ausrichtung der Fasern in der Zelle orientiert sich an den mechanischen Kräften, denen sie ausgesetzt sind. Zudem verbinden sich die Aktinfasern mit der Zellwand und über Fibronektinbündel mit dem umliegenden Kollagen. Auf diese Weise entsteht ein **funktionelles Netzwerk.**

Die Myofibroblasten können nun eine kontraktile Funktion ausüben, die durch Bradykinin, Serotonin und Adrenalin verstärkt werden kann. Die Folge ist eine **Wundkontraktion,** wobei Narbengewebe sich grundsätzlich wie kontraktiles Gewebe verhält. Dieser Effekt ist durchweg als positiv einzustufen. Bei einer vegetativen Dysregulation (z. B. ausgelöst durch Stress) kann die Wundkontraktion allerdings zu stark werden und eine Narbenkontraktur provozieren. Prostaglandine hingegen können sowohl die Kontraktion herabsetzen bzw. eine zu starke Kontraktion gegenregulieren als auch die Entzündung regulieren. Die Gabe nichtsteroidaler Antiphlogistika (NSAID) kann sowohl die Prostaglandinsynthese als auch die Proliferation stark negativ beeinflussen (➤ Kap. 2.5.3).

In der Wunde stehen die Fasern in ihrer Ausrichtung an der Oberfläche senkrecht zur Körperoberfläche und verlagern ihren Verlauf in der Tiefe parallel dazu (➤ Abb. 2.3).

Durch die Kontraktion werden die Wundränder zueinander gezogen und stabilisiert. Die Effektivität der Wundkontraktion hängt in großen Maße von allen die Wundheilung beeinflussenden Faktoren ab, wie z. B. Allgemeinzustand des Patienten, mögliche Infekte und Form. Kommt es ferner während dieser Phase zu übermäßiger mechanischer Beanspruchung, durch z. B. zu frühe Dehnung oder Belastung, kann es einerseits durch die kontraktile Eigenschaft der Myofibroblasten zu einer sklerotischen, also eingezogenen Narbe führen. Andererseits ist es möglich, dass eine permanente Dehnung die Fibroblasten zu einer unphysiologisch hohen Kollagensynthe-

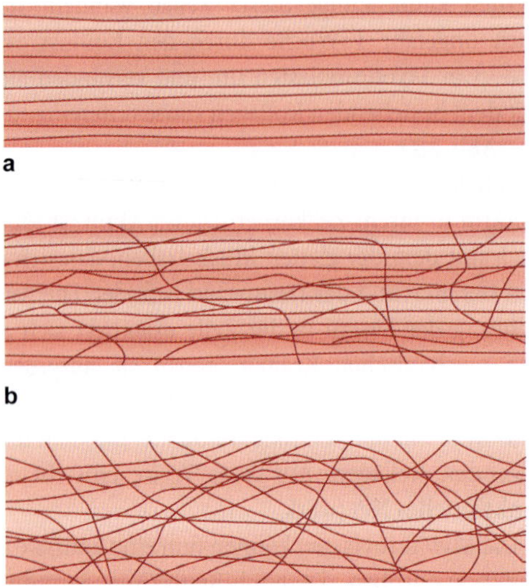

Abb. 2.3 Schematische Darstellung der Ausrichtung der Fasern. **a:** Normale Situation. **b:** Situation nach Wundheilung ohne Immobilisation. **c:** Situation nach Wundheilung mit Immobilisation [L106]

se anregt. Die Folge wäre eine hypertrophe oder gar eine Keloidnarbe.

Die **Reepithelisierung** weist einen recht komplexen Mechanismus auf: Bereits wenige Stunden nach der Verletzung verändern sich die epidermalen Keratinozyten sowohl durch den plötzlich fehlenden Kontakt zu ihren Nachbarzellen („free-edge effect") als auch durch die Präsenz von Wachstumshormonen (z. B. TGF-α, Epidermal Growth Factor [EGF]). Sie flachen ab, bilden füßchenartige Gebilde aus und wandern von den Wundrändern und den Hautanhangsgebilden auf den Epithelrasen.

Eine unabdingbare Grundlage für diese amöboide Fortbewegung ist die Präsenz der entsprechenden Matrixproteine. Im Vergleich zu den Myofibroblasten, die aufgrund ihrer Aktinfilamente kontrahieren können, sind Keratinozyten durch die Nutzung von Aktin- und Myosinfilamenten in der Lage, ihre Fortbewegungsorgane abwechselnd zu kontrahieren und erschlaffen zu lassen, wodurch es zu einer Bewegung kommt. Die Keratinozyten wandern zudem entweder einzeln oder in kleinen Gruppen in das zu bedeckende Gebiet. Treffen sie dort auf andere Keratinozyten, bilden sich die „Füßchen" zurück und die Zellen besiedeln das Gebiet neu. Durch weitere Keratinozytenproliferation und -differenzierung kommt es im weiteren Verlauf zur Bildung einer verhornten Epidermis. Hierfür sind ein sauberer Wundgrund, eine intakte Basallamina und feuchte Wundbedingungen als optimal anzusehen. Debris, nekrotisches Gewebe oder Verkrustungen stellen Störungen der Wundheilung dar.

2.2.3 Remodellierungsphase

Die Remodellierungsphase ist durch den Umbau des entstandenen Kollagengewebes vom Typ III in Kollagen Typ I gekennzeichnet. Bei genauerer Betrachtung beginnt diese Phase bereits mit der Granulationsphase und schließt die Wundheilung nach etwa 2 Jahren ab. In diesem Zeitraum definieren sich die Charakteristika Erscheinungsbild, Stärke und Funktionsfähigkeit endscheidend aus. Der Umbau ist maßgebend durch die Auflösung des Kollagens gekennzeichnet, der von spezifischen **Matrix-Metalloproteasen** (MMP) vollzogen wird. Diese Proteasen werden von Makrophagen, Granulozyten, Endothel- und Epidermiszellen sowie Fibroblasten in den extrazellulären Raum des Wundgebiets abgegeben. Um eine überschießende Proteolyse zu verhindern, wird die MMP-Aktivität von Tissue Inhibitor of Metalloproteinases (TIMP) gehemmt. Im Laufe des Umbauprozesses sinkt die MMP-Aktivität, während die Aktivität der TIMP ansteigt. Ein ausgeglichenes Verhältnis ist somit als Voraussetzung für eine optimierte Wundheilung anzusehen (De Morree 2013).

Durch die permanente Synthetisierung von Kollagen Typ I und die Vernetzung der Fasern untereinander, auch durch die Ausprägung von Crosslinks, entstehen immer dickere Faserbündel. Sie sind bei optimalem Reizaufbau während der Therapie gut ausgerichtet und stabilisieren die Narbe bei der funktionellen Belastung. Wie der Prozess der Ausrichtung abläuft, ist bisher ungeklärt; die Relevanz einer funktionell ausgerichteten, gut dosierten Therapie ist jedoch unstrittig. Dennoch kann selbst bei optimalem Therapie- und Wundheilungsverlauf bestenfalls eine Reißfestigkeit von unter 80 % des ursprünglichen Werts erzielt werden. In ➤ Tab. 2.1 sind weitere Werte der Belastbarkeit der Narbe im Kontext der Wundheilung aufgeführt.

Das finale Gewebe weist im Vergleich zu physiologischem Gewebe weniger Zellen und Gefäße sowie

Tab. 2.1 Belastbarkeit der Narbe im Verlauf der Wundheilung

Zeitraum	Belastbarkeit(in %)
2 Wochen	5
3 Wochen	20
4 Wochen	40

ein völliges Fehlen von Hautanhangsgeweben auf. Dieser Zustand wird durch die Apoptose von Makrophagen und Fibroblasten und einem Sistieren des Kapillarwachstums erzeugt. Äußerlich lässt sich dieser Wandel durch das Verblassen der rötlichen Narbenfärbung nachvollziehen (Vogt 1993, Wild und Auböck 2007, Arco und Horch 2009, Asmussen und Söllner 2007, Singer und Clark 1999).

2.3 Wundheilungsformen

Grundsätzlich laufen die oben beschriebenen Prozesse immer gleich ab. Dieser Ablauf kann jedoch in unterschiedliche Bedingungen eingebettet sein. Aufgrund der verschiedenen Wundformen bzw. -arten, die in diesem Kapitel beschrieben werden, können vor allem die folgenden Wundheilungsformen unterschieden werden.

Regenerative Wundheilung Die regenerative Wundheilung ist die geringgradigste Form der Wundheilung. Sie tritt bei leichten Verletzungen, wie kleinen Schürfwunden, auf. Hier sind lediglich Teile der Epidermis und des Coriums verletzt. Wegen des geringen Verletzungsgrads kann die Wundheilung mit einer vollständigen Regeneration stattfinden, was bei stärkeren Verletzungen nicht möglich ist (auch wenn die Narben manchmal sehr klein sind). Bei einer regenerativen Wundheilung bildet sich keine Narbe.

Primäre Wundheilung (per primam) Bei der primären Wundheilung liegen die bei der Verletzung entstandenen glatten Ränder dicht beieinander und haben einen guten Kontakt zueinander. Dadurch können bereits die ersten stabilisierenden Strukturen bzw. das Fibrinnetzwerk die auftretenden mechanischen Kräfte in einem gewissen Grad kompensieren und die Wunde stabilisieren. Ferner ist die primäre Wundheilung dadurch charakterisiert, dass die Wunde nicht kontaminiert ist (oder zumindest wenig) und bei der Verletzung nur wenig Gewebe verloren gegangen ist. Das der Wunde umliegende Gewebe ist in der Regel gut durchblutet. Eine Sonderform ist die **verzögerte Primärheilung.** Hierbei besteht ein Verdacht auf eine Infektion, weshalb die Wunde offen belassen und tamponiert wird. Bleibt die Infektion aus, wird die Wunde nach 4–7 Tagen verschlossen. In diesem Fall wird die Wundheilung von ärztlicher Seite als **per primam** beurteilt. Tritt hingegen eine Infektion auf, wird diese behandelt und die Wundheilung wird als **per secundam** eingestuft.

Sekundäre Wundheilung (per secundam) Die sekundäre Wundheilung ist gekennzeichnet durch einen größeren bis hin zu einem massiven Gewebeverlust. Die Wundränder sind häufig nicht glatt und haben keinen Kontakt zueinander. Folglich muss der Gewebeverlust durch Granulationsgewebe, das noch keine nennenswerte mechanische Stabilität besitzt, aufgefüllt werden. Die Stabilität kann in der Regel auch nicht durch Nähte oder Klammern hergestellt werden, da die Ränder zu weit auseinanderliegen. Die Reepithelisierung nimmt, je nach Verletzungsausmaß, einen deutlichen Anteil in der Wundheilungszeit ein und die aus solchen Wunden entstehenden Narben breiten sich weiter aus, da sie instabil sind. Zudem haben sie ein höheres Risiko für Wundheilungsstörungen und unphysiologische Narbenformen.

Als Unterform der sekundären Wundheilung wird die **chronische Wundheilung** betrachtet. Sie kann durch nicht erkannte oder nicht angemessen behandelte Infektionen sowie durch fortschreitende Gewebezerstörung auftreten, wie es z. B. durch die Gefäßinsuffizienz infolge von Diabetes der Fall sein kann (Kujath und Michelsen 2009, Arco und Horch 2009).

2.3.1 Crosslinks

Crosslinks sind grundsätzlich eine physiologische bindegewebige Komponente unseres Körpers. Sie sind ein wichtiger Faktor im Kontext Hypo- und Hypermobilität und stellen sich als intra- und intermolekulare Querverbindungen zwischen den Kollagenmolekülen dar. Als einige wichtige Vertreter sind hier u. a. Lysinonorleucin, Dihydroxylysinonorleucin oder Hydroxylysinonorleucin zu nennen. Dies sind sogenannte physiologische Crosslinks. Sie entstehen vermutlich als Reaktion auf die mechanische Beanspruchung des Gewebes, die eine konkrete Enzymsynthese initialisiert. Dies ist auch insofern sinnvoll, da eine höhere Dichte von Crosslinks mehr Stabilität bedeutet. Während einer Wundheilung können sich diese Crosslinks – neben unfunktionell ausgerichtetem Kollagen – ebenfalls unphysiologisch ausrichten. Die Ursachen sind oft ein verändertes Bewegungsverhalten und Bewegungseinschränkungen. Die physiologischen Crosslinks sind jedoch reversibel und können über die mechanische Beanspruchung des Gewebes modifiziert werden.

Als pathologische Crosslinks werden vor allem Pyridinolin-Crosslinks betrachtet. Sie stehen auch in Verdacht, fibrotische Prozesse auszulösen, bei denen es zu einer unphysiologisch gesteigerten Anhäufung von kollagenem Gewebe in einem gewissen Gebiet kommt.

2.4 Wundarten

Für die Therapie ist es häufig von Bedeutung, welcher Verletzungsmechanismus zur Verwundung geführt hat. Dies hat verschiedene Gründe, die von der Berücksichtigung potenziell verletzten Gewebes bis hin zu psychologischen Faktoren reichen. In der Regel werden die Wundarten nach der traumatologischen Ursache benannt. Unter Umständen kann dementsprechend eine erste Einschätzung der Gewebeschädigung vorgenommen werden und es können erste Thesen zur daraus resultierenden Therapie entstehen. Die Wundarten werden im Einzelnen nachfolgend beschrieben.

Schnittwunde Dies ist die häufigste Wundart. Hierbei kommt es zu einer Verletzung durch einen scharfkantigen Gegenstand. Diese Wunden zeichnen sich durch glatte Wundränder aus, wobei die Verletzungstiefe stark variieren kann. Es gibt in der Regel wenig Gewebeverlust, weshalb diese Wunden optisch und funktionell sehr gut verheilen können. Bei entsprechender Tiefe sollte eine zeitnahe chirurgische Versorgung vorgenommen werden (falls der Schnitt nicht ohnehin im Rahmen einer Operation zugefügt wird). Neben Verletzungen im Haushalt oder durch operative Interventionen (➤ Abb. 2.4) muss bedacht werden, dass solche Verletzungen z. B. auch als Folge von häuslicher Gewalt oder Überfällen auftreten können. In diesem Fall sind psychische Faktoren zu berücksichtigen.

Stichwunden Diese Wunden werden z. B. durch Draht- oder Dornenstiche verursacht. Ein Charakteristikum ist, dass diese Wunden meist wenig bluten. Darüber hinaus zeigen sie nur einen kleinen Einstichbereich, der jedoch keinen Hinweis auf die Tiefe der Verletzung gibt. Somit besteht die Gefahr der Keimeinschleppung in tiefe Gewebeschichten, wodurch Infektionen ausgelöst werden können. Unter Umständen kann es ferner zu tiefen Blutungen und Organverletzungen kommen.

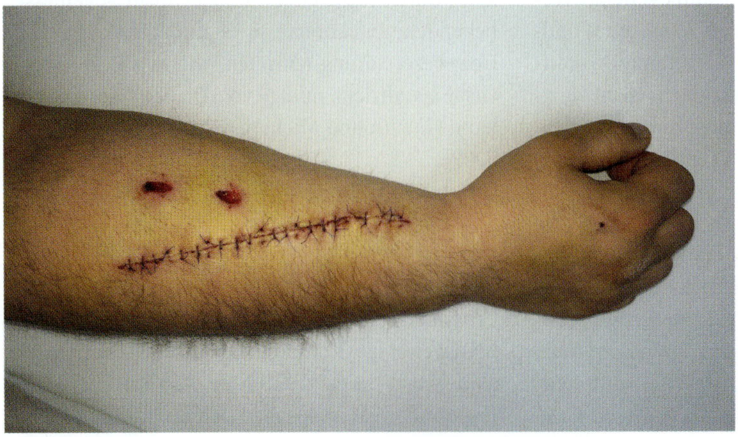

Abb. 2.4 Typische Operationswunde, ein häufiger Vertreter der Schnittwunde [P311]

Platz-, Quetsch- und Risswunden Der verursachende Mechanismus ist hier häufig komplexer. Der beteiligte Gegenstand kann spitz oder stumpf sein und hinterlässt unregelmäßige Wundränder. Die beteiligten Gewebe können sowohl Muskeln als auch Gefäße, Nerven und Knochen sein. Zudem ist zu erwarten, dass Fremdkörper und Keime in das Gewebe eingebracht werden. Wunden dieser Art werden gereinigt, offen gelassen und später mit einer Sekundärnaht oder ggf. mit einem Hauttransplantat versorgt. Wunden dieser Art entstehen häufig bei Arbeiten mit schwerem Gerät oder bei Sportunfällen, wie z. B. Zusammenstößen.

Bisswunden Bei den Bisswunden kommt es zu einer mechanischen Einwirkung von Tier- oder Menschenzähnen auf Körpergewebe. Bei Verletzungen durch Tierangriffe liegt eine Sonderform vor: Stich- und Quetschwunde sind kombiniert. Da durch den Speichel Keime eingeschleppt werden können, die möglicherweise lokale oder systemische Infektionen hervorrufen, sind die entsprechenden Maßnahmen (wie Impfung) umgehend durchzuführen. Häufig sind diese Wunden mit einem traumatischen Ereignis verknüpft, wie z. B. einem Hundeangriff (der Hundebiss ist der häufigste Biss in den Industrieländern). In diesem Fall sind oft psychische Komponenten in der Therapie zu berücksichtigen.

Schürfwunde Hier handelt es sich um eine Verletzung, bei der lediglich die oberflächliche Epidermis abgeschürft wird. Nach solch einer Verletzung kann unter Umständen ein Auseitern von Fremdkörpern eintreten, nach der Abheilung sind aber keine Einschränkungen zu erwarten. Es können jedoch auch Fremdkörper in der Wunde verbleiben und abgekapselt werden. In diesem Fall spricht man von einer **Schmutztätowierung** (➤ Abb. 2.5).

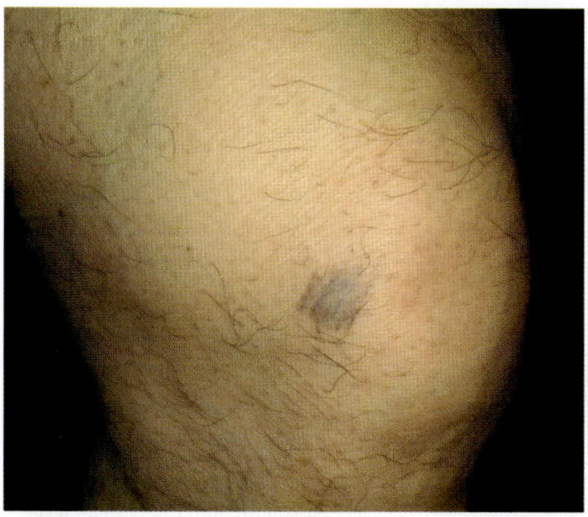

Abb. 2.5 Schmutztätowierung [P311]

Décollement (Ablederung) Der auslösende Unfallmechanismus entspricht meist einer tangentialen Gewalteinwirkung. Hierbei werden größere Hautareale von der darunterliegenden Faszie getrennt, teilweise jedoch nicht vom Körper an sich. Bei rechtzeitiger chirurgischer Versorgung kann eine Nekrotisierung des Gewebes in der Regel verhindert werden.

Schusswunden Diese eher seltene Form kann in die vier Formen Durchschuss, Steckschuss, Streifschuss und Prellschuss unterschieden werden. Letzterer wird z. B. von Gummigeschossen verursacht und ist somit eher der Prellung zuzuordnen (auch wenn hier Verletzungen wie Knochenbrüche, Weichteilverletzungen und Schädigungen innerer Organe auftreten können). Zumeist zeichnet sich eine Schusswunde durch eine eher kleine, scharf begrenzte Eintrittsstelle und eine größere, unregelmäßig umrandete Austrittsstelle des Projektils aus. Ferner besteht das Risiko einer Zersprengung des Projektils. Um eine Organverletzung auszuschließen, bedarf es einer genauen Rekonstruktion des Wundtunnels oder einer endoskopischen Untersuchung. Es besteht außerdem eine Infektionsgefahr aufgrund von Keimeinschleppung. Heutzutage sind insbesondere Kriegsopfer und Soldaten als Träger solcher Verletzungen bekannt, aber auch durch andere Umstände (Überfälle, Streit usw.) kann ein Mensch eine solche Wunde davontragen. Diese Verletzung geht immer mit einem hochtraumatischen (lebensbedrohlichen) Ereignis einher. Die Folgen können, auch auf vegetativer und somatischer Ebene, entsprechend schwerwiegend sein.

Prellung/Kontusion Die Besonderheit dieser Verletzung ist, dass es zu einer Gewalteinwirkung auf den Körper von außen kommt, die jedoch nicht zwangsläufig mit sichtbaren Hautverletzungen einhergeht. Trotzdem kann es durchaus zu ausgeprägten Blutungen oder Ödemen kommen, was wiederum zu Einschränkungen und Schmerzen führen kann. Sind insbesondere die Hämatome sehr voluminös, kann eine chirurgische Öffnung erforderlich sein, wie es z. B. bei einem Kompartmentsyndrom der Fall ist. Nach Ablauf der Wundheilung sind in der Regel keine Komplikationen zu erwarten. In Ausnahmefällen, wenn z. B. großflächige Hämatome vorlagen und das Areal langfristig nicht bewegt wurde, können durchaus Einschränkungen der Gewebeverschieblichkeit zu Symptomen führen und befundet werden. Psychische Komponenten können in der Regel vernachlässigt werden.

Verätzungen Eine Verätzung ist gekennzeichnet durch die Schädigung der Haut und/oder von Weichteilgewebe durch entsprechende Chemikalien, meist Säuren oder Laugen. Die Schädigung ist stark abhängig von der Potenz des Stoffs und der Kontaktdauer. Entsprechende Unfälle treten u. a. bei Arbeitskräften aus der Chemieindustrie auf, können aber auch im Haushalt passieren. Je nach Stoff (Lauge, Säure) und Kontaktdauer können Schäden von einer Gewebeirritation (nicht selten mit Ödem) bis hin zu einer vollständigen Destruktion der Haut einschließlich ihrer Anhangsgewebe führen. Bei der Verätzung mit einer Säure tritt eine Koagulationsnekrose in Verbindung mit einer Schorfschicht auf. Eine Laugenverätzung hingegen zieht generell den gleichen Gewebedefekt nach sich, die Zerstörung der Gewebeschichten reicht jedoch deutlich tiefer. Je nach Verletzungsausmaß und Bedrohlichkeit müssen ggf. psychische Faktoren berücksichtigt werden.

Säuren verursachen eine Koagulationsnekrose. Dies ist eine u. a. durch Zersetzung der Zellorganellen und Denaturierung zytoplasmatischer Proteine gekennzeichnete Gewebezerstörung. Die Wirkung ist den Vorgängen beim Erhitzen von Proteinen, wie z. B. beim Eierkochen, sehr ähnlich. Säuren verbreiten sich eher auf der Hautoberfläche.

Laugen verursachen eine Kolliquationsnekrose. Das geschädigte und zerstörte Gewebe wird hierbei verflüssigt, wodurch die Laugen tendenziell ein höheres Potenzial haben, in tiefere Gewebeschichten vorzudringen.

Verbrennungswunden Bei einer Verbrennungswunde liegt eine Zerstörung von Körpergewebe durch Hitze oder extreme Kälte (z. B. durch flüssigen Stickstoff von mindestens −196 °C) vor. Auslöser können auch Hitze- oder Stromquellen sein. Eine Verbrennung kann ab 56 °C auftreten, da hier der Koagulationspunkt von Proteinen liegt. Bei dieser Temperatur tritt jedoch nicht sofort eine Schädigung auf. Wichtig ist aber, dass der Körper Wärmeenergie nur langsam abgibt und eine Schädigung daher auch über den eigentlichen Auslöser hinaus stattfinden kann. Zudem sind viele der Narben, die aus einer Verbrennung entstehen, aus einem teilweise sehr traumatischen Kontext heraus entstanden, weshalb die psychische Komponente sehr oft in der Therapie bedacht werden muss. Darüber hinaus stellen diese Verletzungen eine gewisse Herausforderung für Therapeuten (➤ Kap. 8.14) und Ärzte dar, da sich oft sehr unschöne und mechanisch einschränkende Narben bilden (➤ Abb. 2.6, ➤ Abb. 2.7). Thermisch induzierte Verletzungen werden in vier Grade unterteilt (➤ Tab. 2.2).

Sonderformen Zu diesen Wundformen kommen einige eher seltene Sonderformen, wie z. B. Pfählungsverletzungen, Hautdefekte infolge von Haut- oder Pilzerkrankungen usw., vor. Hier gilt es, den jeweiligen Hintergrund auf seine Relevanz für die Therapie zu prüfen.

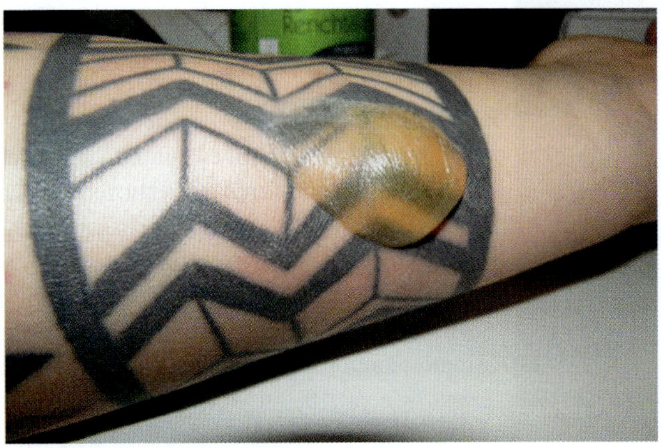

Abb. 2.6 Starkes Erythem nach einer Verbrühung [P311]

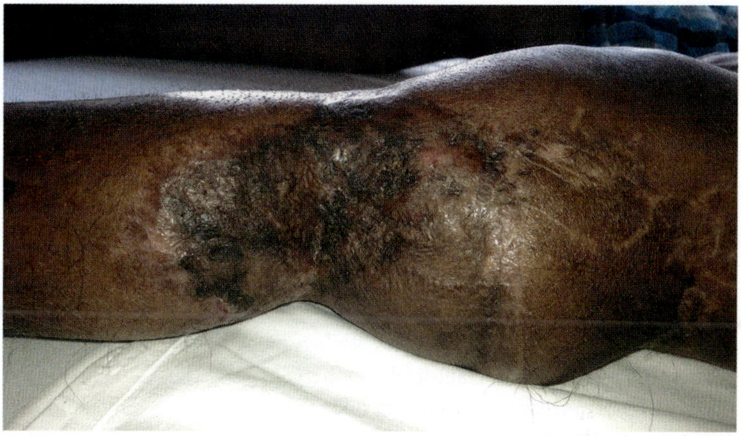

Abb. 2.7 Junger Mann, der vor längerer Zeit eine großflächige Verbrennung erlitten hat [P311]

Tab. 2.2 Die vier Grade der Verbrennung

Grad	Charakteristika	Prognose
1	Es liegt eine längere Einwirkzeit niedrigerer Temperaturen oder eine kurze Einwirkzeit hoher Temperaturen als Auslöser vor. Die Folge ist die Bildung eines Erythems in Verbindung mit einer Schwellung.	Diese Form heilt meist problemlos aus.
2	• Oberflächliche Verbrennung: Erste Blasenbildungen treten durch die Freisetzung eines proteinreichen Exsudats auf. Es kann eine unvollständige Nekrose des Gewebes auftreten. • Tiefere Verbrennung: Hier treten zwangsläufig Nekrosen auf. Sie können jedoch unter Umständen regeneriert werden.	Die oberflächliche Form heilt in der Regel ohne Narbenbildung aus, bei der tiefen Form kommt es auf die Tiefe der Verletzung und die Lokalisation an.
3	Das Gewebe war längere Zeit einer hohen Temperatur ausgesetzt. Es kommt zu subdermalen Traumen und einer weißlich-braunen bis schwarzen Verfärbung als Ausdruck der Nekrose. Hiervon sind alle Hautschichten einschließlich Subkutis und Anhangsgewebe betroffen.	Bei dieser Form kommt es immer zur Narbenbildung.
4	Bei diesem Grad ist die Peripherie verkohlt. Die Zerstörung reicht bis ins Fettgewebe und in die Muskulatur.	Auch bei dieser Form kommt es immer zur Narbenbildung, wobei die Folgen hier deutlich weitreichender sein können.

Hinweise zur Therapie

Im Verlauf der Therapie muss berücksichtigt werden, dass jeglicher Einschluss von Fremdkörpern (Splitter, Stoffreste, Teer und sogar Talkumkristalle von Operationshandschuhen usw.) zu einer Azidose des ihn umgebenden Gewebes und somit der extrazellulären Matrix führt. Für diese Narben konnte ein deutlich höherer elektrischer Widerstand nachgewiesen werden, der sich um 1.400 Kiloohm über dem physiologischen Durchschnitt orientiert. Dies ist auch wieder vor dem Hintergrund interessant, dass der menschliche Körper ein eigenes elektromagnetisches Feld durch sein Kollagen aufbaut, das er allem Anschein nach auch zur internen Kommunikation nutzt (➤ Kap. 1.5).

Auch eine eventuelle Verletzung peripherer Nerven muss berücksichtigt werden. Werden diese verletzt, bilden sich zwei Narbenformen. Zum einen entwickelt sich Narbengewebe aus dem Endo-, Peri- und Epineurium (alles bindegewebige Strukturen), zum anderen entsteht eine Narbe aus dem Gewebe, das die Nerven umgibt. Beide Formen können eine erneute Aufnahme der Funktion des Nervengewebes durch pathophysiologische Entwicklungen negativ beeinflussen oder gar hemmen. Das Narbengewebe, das aus den bindegewebigen Anteilen der Nerven entsteht, kann ein massives mechanisches Problem darstellen; es kann ein Hindernis für die Neueinsprießung des neurologischen Materials bedeuten. Um dieses Risiko zu reduzieren, wird bei operativen

Verfahren häufig eine nahtlose spannungsfreie Schiene aus körpereigenem Material angelegt. Jenes Narbengewebe hingegen, das sich aus dem umliegenden Gewebe entwickelt, kann als Beispiel durch die Schrumpfung in den ersten Monaten der Heilung Beeinträchtigungen nach sich ziehen. Die entsprechenden Maßnahmen unterscheiden sich je nach Wundheilungsstadium, Lokalisation usw. und werden im Verlauf dieses Buches näher erläutert (Asmussen und Söllner 2007).

Zudem muss bedacht werden, dass Narben nicht zwangsläufig mit einem Hautdefekt einhergehen. Auch durch beispielsweise Prellungen oder Entzündungsprozesse können Wundheilungsprozesse ausgelöst werden, die Adhäsionen hinterlassen. Diese sind ebenfalls therapeutisch zu berücksichtigen.

2.5 Faktoren mit Wirkung auf die Wundheilung

Die Wundheilung läuft nicht vollständig unbeeinflusst ab, der Eindruck eines fest zementierten Regelablaufs täuscht. Es gibt verschiedenste Faktoren, die sich auf unterschiedlichste Weise auf die Wundheilung auswirken können. Grundsätzlich unterscheidet man zwischen intrinsischen und extrinsischen Faktoren.

Intrinsische Faktoren bezeichnen Faktoren, die sich direkt auf das Individuum beziehen, wie z. B. Alter, Mobilität, Gewicht, Ernährung usw.
Extrinsische Faktoren hingegen beziehen sich auf Umweltfaktoren, wie Medikamente, Körperhygiene, Lagerung usw.

Durch immer mehr Erfahrung und Forschung verstehen wir zunehmend, wie verschiedenste Faktoren ihre Wirkung entfalten und warum sie sich wie auswirken. Dies ist im Positiven wie im Negativen zu sehen. Ferner kann eine Wundheilung mit psychischem Stress einhergehen, ausgelöst durch Zukunftsängste, Angst vor dem Verlust der Arbeit, familiäre Aspekte, Schmerz usw. In diesen Fällen beschreiben diverse Autoren, dass sich solche Stressoren negativ auf die Wundheilung auswirken können (Kudielka und Wüst 2009, Fries und Kirschbaum 2009). Die Begründung wird zumeist in einer Veränderung des Hormonhaushalts, wie z. B. einer Kortisolreduktion, gesehen.

In den folgenden Abschnitten sind die wichtigsten Faktoren, die in der Therapie berücksichtigt werden können und müssen, näher beschrieben.

2.5.1 Duft- und Aromatherapie

Der Geruchssinn ist unser ältester Sinn. Über die Nase aufgenommen, werden die Düfte im limbischen System verarbeitet und haben Einfluss auf unsere Emotionen. Im N. olfactorius wird die Geruchsinformation aus der Riechschleimhaut weitergeleitet. Das erste Neuron der Geruchssinnbahn ist die bipolare Riechzelle in der Riechschleimhaut. Es gibt u. a. eine Besonderheit: Die meisten der olfaktorischen Fasern führen zur Amygdala und zum entorhinalen Kortex. Sie sind an der Verarbeitung von Emotionen und Erinnerungen beteiligt.

Wir sind in der Lage, selbst lange verschüttete Erinnerungen durch Düfte wieder aufleben zu lassen, können starke Übelkeit bei „schlechten Gerüchen" bekommen oder unser Herz schlägt schneller und wir werden schlagartig wacher und aufmerksamer bei Gefahr (z. B. unangenehmer Brandgeruch, Dentalgeruch bei Zahnarztpraxen). Doch Düfte haben auch sehr positive Einflüsse auf den Menschen. Sie können gezielt therapeutisch, u. a. zur Förderung von Entspannung und Wohlbefinden während der Wundheilung, eingesetzt werden. Diesem Aspekt kann durchaus eine wichtige Rolle in der Therapie zugewiesen werden, da bei Patienten nicht selten vegetativ ein unangemessen erhöhter Sympathikotonus insbesondere während der ersten Tage der Wundheilung auftreten kann. Die Therapie an sich gilt als nicht belegt, aber wenn ein unangenehmer Geruch einen Menschen zum Erbrechen bringen oder ein Giftgas sogar töten kann, wieso soll dann ein angenehmer Geruch nicht in der Lage sein, die Gesundung zu unterstützen?

Die verschiedenen Gerüche haben auf den Menschen unterschiedliche psychische und somatische Wirkungen und können sogar als unterschiedlich, je nach Tagesform, wahrgenommen werden. In ➤ Tab. 2.3 sind einige Gerüche mit den ihnen zugeschriebenen Wirkungen aufgelistet.

Tab. 2.3 Düfte und ihre zugedachte Wirkung

Duft	Wirkung
Lorbeer	• Schmerzsenkung • Antiproliferativer Effekt
Lavendel	• Angstlösend • Schlafförderung
Rosmarin	Gefäßerweiterung
Fruchtige, grapefruitartige Düfte	• Valiumartige Wirkung • Kopplung an Schlafrezeptoren
Orange	Bei Frauen: angstlösend
Bitterorange	• Anregung der Darmtätigkeit und des Gallenflusses • Reduziert Magenkrämpfe und Blähungen
Rose, Jasmin, Ylang-Ylang	Minderung depressiver Zustände
Zitrus, Limette	Stimmungsaufheller

Nach Möglichkeit sollten natürliche Düfte verwendet werden. Eine Dauertherapie ist nicht ratsam, da ein Gewöhnungseffekt einsetzen kann und die Wirkung somit entfällt.

2.5.2 Musik und ihre physiologische Wirkung

Musik ist ein Faktor, der recht häufig aus unserem Fokus verschwindet. Wir vergessen gern, wie sehr sie uns beeinflussen kann. Doch man bedenke nur, wie die Laune sich bessert, wenn morgens im Autoradio plötzlich der neue Lieblingssong gespielt wird – oder was wäre der Abend in der Disco ohne Musik? Ganze Berufsgruppen beschäftigen sich, neben den Musikern selbst, mit der Wirkung von Musik. Geht man morgens und abends durch denselben Supermarkt, dann wird man feststellen, dass zu den jeweiligen Zeiten völlig unterschiedliche Musikrichtungen gespielt werden. Doch wir können auch gezielt Musik einsetzen, um den vegetativen Zustand unserer Patienten zu beeinflussen. Dies macht insbesondere dann Sinn, wenn die Patienten sich in einem angespannten Zustand befinden, der sich negativ auf den Wundheilungsverlauf auswirken könnte.

Die Ohren gehören zu den ältesten Organen, denn die Gehörzellen im Innenohr waren die ersten spezialisierten Zellen der Evolution. Zusammen mit der Basilarmembran bilden sie tief im Zentrum der Schnecke das eigentliche Hörorgan, das **Corti-Organ.** Hier wandeln feine Haarzellen Schallwellen in elektrische Impulse um. Diese Informationen werden über den Hörnerv zur Hörrinde im Gehirn weitergeleitet, wo das Gehörte dem Bewusstsein vermittelt wird. Musik ist eine ganz besondere Form von Geräusch: in vielerlei Hinsicht. Es wird sowohl zum Kleinhirn, das Körperbewegungen und den Gleichgewichtssinn kontrolliert, zum Großhirn, das für höhere Funktionen des Bewusstseins zuständig ist, als auch zum limbischen System geleitet. Das Hören von Musik spricht daher sämtliche Bereiche des Menschen an.

Musik wird meist passiv wahrgenommen, und trotzdem reagiert unser Körper darauf. Sie ist mehr als bloßer Zeitvertreib, eine Ablenkung oder Untermalung von Aktivitäten. Sie kann

- Schmerzen lindern,
- Muskelverspannungen lösen,
- den Blutdruck senken und
- Stress abbauen.

Diese Tatsachen äußern sich nicht nur auf emotionaler Ebene, dem subjektiven Glücksgefühl, sondern auch in messbaren physiologischen Parametern. Wir reagieren mit unserem Blutdruck, der Gehirnaktivität, dem Atemrhythmus und dem Stoffwechsel auf Musik. Sie hat großen Einfluss auf die körperliche Befindlichkeit und Auswirkungen auf die Herzfrequenz und die Intensität des Pulsschlags. So kann Musik den Blutdruck und damit auch die Gehirnaktivität steuern.

HINWEIS

Musik kann sich auf diverse körperliche Funktionen, wie z. B. Schmerzempfinden, Blutdruck, Atemrhythmus, Stoffwechsel und Sauerstoffverbrauch, auswirken.

Der Bulgare Georgi Losanov führte dazu einige Experimente durch. Bei Barockmusik mit einem Grundschlag von 60 Hz kam es bei einem Probanden zu einer Verlangsamung des Herzrhythmus um 5 Hz. Der Blutdruck sank und die Gehirnwellenaktivität fiel auf Entspannungsniveau bei hoher geistiger Wachheit. Diese Messungen zeigen eindeutige Parallelen zu den Gehirnwellenaktivitäten von Yoga während der Meditation. Ähnliche Ergebnisse ließen sich auch mit einem Metronom oder dem Ticken einer Uhr erreichen. Allerdings wurden sich die Versuchspersonen hier sehr schnell der Monotonie bewusst und empfanden dies als Störung. Daher ist es von Vorteil, wenn ein gleichbleibender Rhythmus in Musik „verpackt" wird.

Weniger bekannt ist, dass es einer rhythmischen Bassführung bedarf. Wird diese mit Perkussionsinstrumenten unterstützt, die einen rhythmisch-repetitiven Grundschlag enthalten, ist die Wirkung umso ausgeprägter. Man geht davon aus, dass alles über 70 Hz aufputschend und alles unter 70 Hz beruhigend wirkt. Der stärkste Effekt wurde bei 60 Hz beobachtet, wobei man davon ausgeht, dass diese Frequenz dem ureigentlichen Ruhepuls entspricht. Dass die Trennung heute bei 70 Hz liegt, schreibt man der evolutionären Entwicklung zu, die seit Generationen in Stressgesellschaften stattfindet.

Bezogen auf die Wirkung von Musik werden **trophotrope** (beruhigend) und **ergotrope** (anregend) Ergebnisse unterschieden. Die Effekte sind in ➤ Tab. 2.4 zusammengestellt, wobei es durchaus sein kann, dass ein Musikstück sich nicht konkret zuordnen lässt. Hier entscheidet das Gefühl.

Eine **Musikalität des Hörers** ist keine Voraussetzung für eine körperliche Reaktion, wohl aber der Musikgeschmack. Ob Klassik, Jazz, Gitarre oder Elektro-Chillout genutzt wird, kann durchaus Auswirkungen auf den Effekt haben. Die Musik kann sich auf den Herzrhythmus, das endokrine System, die Atmung, die Schmerzempfindlichkeit, motorische Unruhe und das subjektive Empfinden auswirken.

PRAXISTIPP

Mit diesem Hintergrundwissen sollte man in der Praxis versuchen, eine möglichst angemessene Musikauswahl zu treffen und einzusetzen oder Patienten bewusst darauf hinweisen, damit sie sich gezielt auf die Musik einstellen können. Dies wird durch den Einsatz der zur Verfügung stehenden Möglichkeiten, wie MP3 und Musik-Streaming-Dienste, erleichtert. Insbesondere bei Patienten, die stationär behandelt werden und dort kaum Privatsphäre haben, können sich solche gezielt eingesetzten Maßnahmen als sehr effizient erweisen.

Wurde die Musik gut gewählt, sind die in ➤ Tab. 2.5 aufgeführten Reaktionen des Körpers möglich. Die tatsächliche Reaktion ist jedoch abhängig von Faktoren wie der Umgebung, der Gefühlslage, der Lautstärke und dem Grad der Beachtung, die der Hörer der Musik schenkt. Zudem dürfen, je nach Kontext, bewusstseinserweiternde Substanzen nicht vergessen werden (Kästner 2008).

Tab. 2.4 Charakteristika beruhigender und anregender Musik

Beruhigende Musik	Anregende Musik
• Unter 70 Schläge pro Minute • Molltonarten • Überwiegend Konsonanzen • Schwebende Rhythmen • Wenig dynamisch • Meist Legato • Stark harmonisch	• Über 70 Schläge pro Minute • Durtonarten • Vermehrt Dissonanzen • Klare Rhythmen • Ausgeprägte Dynamik • Starke Akzentuierungen • Betonung der Dissonanzen

Tab. 2.5 Physiologische Wirkungen von Musik

Entspannende Musik	Anregende Musik
• Blutdruckabfall • Verlangsamte Atmung • Verminderte Pulsfrequenz • Entspannung der Muskulatur • Verengte Pupillen • Geringerer Hautwiderstand • Entspannung des Gehirns • Beruhigung	• Steigerung des Blutdrucks • Erhöhte Atemfrequenz • Rascher Herzschlag • Rhythmische Muskelkontraktionen • Pupillenerweiterung • Hautwiderstand nimmt zu • Steigerung der Hirnaktivität • Rauschzustand

2.5.3 Medikamente und ihre Nebenwirkungen

Eine heutzutage völlig normale Reaktion auf eine Verletzung ist die Einnahme von Schmerzmedikamenten. Sie können z. B. die schmerzbedingte Stressbelastung reduzieren, wodurch es dem Patienten besser geht. Dies ist auch ein Grund, weshalb gerade im postoperativen Bereich meist schon standardmäßig Schmerzmittel eingesetzt werden. Doch dieser unkritische Umgang mit Schmerzmitteln scheint nicht ganz risikofrei zu sein: Viele Medikamente haben Nebenwirkungen, die sich negativ auf die Wundheilung auswirken können. Hier sind u. a. Zytostatika, Antikoagulanzien und Immunsuppressiva zu nennen. Doch ein Großteil der Schmerzmedikamente gehört der Gruppe der **nichtsteroidalen Antiphlogistika** (NSAID) an. Diese Gruppe wiederum charakterisiert sich durch ihre antiinflammatorische, also entzündungshemmende Wirkung. Doch gerade diese Entzündung ist ein unersetzlicher Baustein der physiologischen Wundheilung (➤ Kap. 2.2.1), durch sie werden wichtige Prozesse initialisiert (Henry und Garner 2003).

Die Medikamente, wie z. B. Diclofenac, konzentrieren sich an entzündeten Stellen des Körpers und hemmen dort die metabolen Entzündungsprozesse. Dadurch werden u. a. weniger Entzündungsmediatoren gebildet, wodurch der Patient weniger Schmerzen hat bzw. nozizeptive Afferenzen generiert. Doch Schmerz ist ein subjektives Phänomen: Er wird durch die Interpretation unterschiedlichster Parameter im menschlichen Gehirn erzeugt, wodurch dann Aspekte wie Intensität und Qualität des Schmerzes in unser Bewusstsein übergehen.

Den so entstandenen Schmerz kann man über mehrere Wege beeinflussen. Es ist bekannt und bewiesen, dass **Stress- und Angstreduktion** genauso effektiv bei der Schmerzminderung sein können wie ein **Senken der Gewebe- oder Muskelspannung.** Diese und andere nichtmedikamentöse Interventionen können in einigen Fällen sogar dazu führen, dass ein Patient selbst nach einer großen Operation relativ schnell keine oder nur noch wenige Schmerzmedikamente benötigt. Nimmt er sie jedoch weiter, läuft er Gefahr, die Wunde und das sich neu bildende Gewebe zu überlasten, da die physiologische Schutzfunktion des Schmerzes ggf. wegfällt. Ferner verändert **Acetylsalicylsäure** (ASS) die Blutgerinnung im Sinne einer Hemmung. Dies ist gerade in den ersten Tagen der Wundheilung als kritisch zu sehen, da dadurch das **Risiko für Wundheilungsstörungen,** wie z. B. Wundhämatome, ansteigt.

Diclofenac wirkt hingegen über die **Hemmung der Prostaglandinsynthese.** Auch wenn hierdurch laufend die Produktion von Entzündungsmediatoren reduziert wird, werden ungünstiger Weise auch die anderen exsudativen und proliferativen Vorgänge heruntergefahren, die für diese Phasen essenziell sind. Einerseits wird die Matrixbildung gehemmt, andererseits wird vermutet, dass das Risiko für eine Narbenhypertrophie ansteigt (Su et al. 2010). Die negative Auswirkung auf die Entzündungsphase ist vor allem für glukokortikoid- und salizylathaltige Substanzen bekannt. Auch der hemmende Einfluss auf die vaskulären endothelialen Wachstumsfaktoren (VEGF), die eine hochrelevante Rolle in der Proteinsynthese und Angiogenese haben, ist nachgewiesen (Grützkau et al. 1998, Fründ 2006). Als Effekte konnten u. a. eine verminderte Wundkontraktion und eine verminderte Narbenfestigkeit nachgewiesen werden, wenn auch erst bei höheren Konzentrationen. Zudem konnte für NSAID ein Nachweis erbracht werden, dass sie sich hemmend auf die Osteoblastentätigkeit auswirken und somit die knöcherne Heilung verlangsamen können. Ibuprofen scheint jedoch eine gewisse Ausnahme zu bilden, indem es die Knochenbildung sogar zu fördern scheint (Beck 2002, Fincke 2002, Kaspar et al. 2005).

2.5.4 Kryotherapie

Sehr häufig wird in der Akutversorgung und in der postoperativen Versorgung die Kryotherapie eingesetzt. Kryotherapie bezeichnet zunächst alle Maßnahmen, die dazu geeignet sind, die Körpertemperatur zu senken. Die Interventionen reichen daher vom kalten Lappen bis zu Kühlkompressen aus der Gefriertruhe (➤ Abb. 2.8, ➤ Kap. 10.3).

Die häufigsten Intentionen liegen in der Schmerzreduktion und Schwellungsminderung. Diese Wirkungen sind jedoch nur teilweise bis gar nicht belegbar. In der Kreuzband- und Meniskuschirurgie ebenso wie bei Hüft- und Knieprothesen ist die schmerzsenkende Wirkung fraglich. Zudem konnte bis heute keine Studie die Ödemresorption durch Kryotherapie

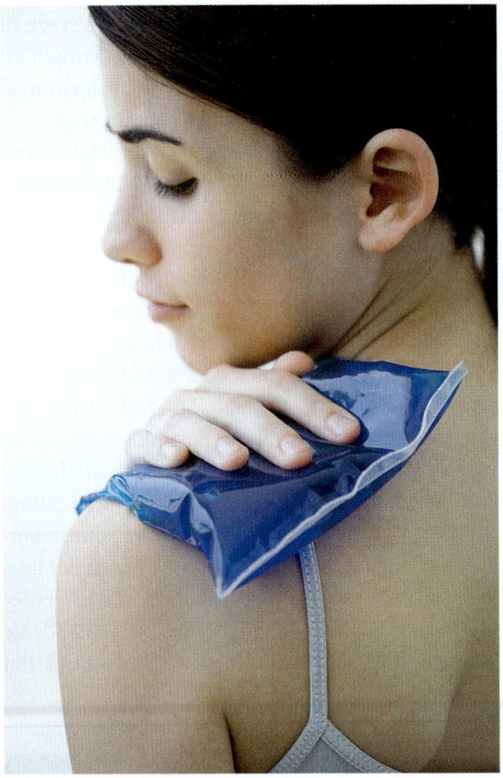

Abb. 2.8 Kryotherapie: Gel-Kühlkompresse [J787]

in der postoperativen Versorgung in einem therapeutisch relevanten Rahmen gesichert nachweisen. Zudem wirkt sich die Kryotherapie teilweise deutlich hemmend auf die Durchblutungssituation und den Metabolismus aus, wodurch das Risiko für Wundheilungsstörungen steigt. Dies gilt ebenso für die postoperative Hypothermie. Für den Einsatz von Kältesprays im Sport wird sogar vermutet, dass die erzeugte Kälte zu einer zusätzlichen Gewebeschädigung führt. Darüber hinaus haben Patienten, deren Rezeptorenaktivität durch Kryotherapie tatsächlich gesenkt wurde, ein deutlich höheres Risiko, sich aufgrund der fehlenden Schmerzrückmeldung zu überlasten. Vor diesem Hintergrund ist der Einsatz von kryotherapeutischen Maßnahmen als kritisch zu bewerten (Pietsch 2007, Wolf 2005, Van Wingerden 1992).

Grundsätzlich bleibt festzuhalten, dass die negativen Effekte bei weniger kalten Anwendungen, wie z. B. einem nassen Lappen, deutlich schwächer ausfallen. Die potenziell schädigende Relevanz kann bei diesen Anwendungen vernachlässigt werden.

2.5.5 Weitere Faktoren

Neben den erwähnten Faktoren sollten auch z. B. Erkrankungen wie Diabetes mellitus berücksichtigt werden. Insbesondere Erkrankungen mit Auswirkungen auf die Durchblutung und den biochemischen Haushalt des menschlichen Körpers ist besondere Aufmerksamkeit zu schenken. Zudem wirken sich Umweltgifte wie Schwermetalle (z. B. Blei aus alten Wasserleitungen), Strahlung (UV-Strahlung der Sonne) und aktiv zugeführte Substanzen wie Nikotin, Alkohol und andere Drogen in der Regel negativ auf die Wundheilung aus. Daneben können sich lokale Faktoren der Wunde auf die weitere Heilung auswirken. Hier sind insbesondere zu nennen (Asmussen und Söllner 2007):

- Entstehung und Ausmaß der Wunde
- Beschaffenheit der Wundränder und des Wundgrunds
- Exsudation und Keimbesiedlung
- Lokalisation der Verletzung und Gewebedurchblutung
- Wahl der Operationstechnik
- Wundmanagement

2.6 Wundheilung und Ernährung

Jeder operative Eingriff und auch jede größere Verletzung provozieren psychischen und körperlichen Stress in unterschiedlichem Ausmaß. Zudem verstärken Faktoren wie Medikamenteneinnahme, Schlafstörungen usw. die Stressauswirkungen. Es besteht insgesamt ein stark erhöhter Bedarf an Nährstoffen. In der Folge kommt auch der Ernährung eine wichtige Rolle bei der Wundheilung zu.

Hier sind zunächst die **Aminosäuren und Proteine** zu nennen. Sie stellen die Grundbausteine des Bindegewebes dar, aber auch die meisten Hormone und alle Enzyme bestehen neben Antikörpern und anderen Immunbausteinen aus Proteinen. Somit sind sie für viele Körperfunktionen essenziell. Proteine und Aminosäuren sind u. a. in Fisch, Fleisch, Eiern, Milch und ihren Produkten sowie in einigen Pflanzen, wie z. B. Soja, enthalten.

Zudem sind **Fette** unabdingbar für die Wundheilung, da sie für die Bildung und den Erhalt neuer Zellmembranen und Zellregulatoren benötigt werden. Neben dieser Funktion sind sie auch optimale Energielieferanten. Eine ausgewogene Ernährung, die vor allem die sogenannten guten (ungesättigten) Fette bereitstellt, enthält somit auch natürliche Pflanzenöle und Fisch, wie z. B. Meeresfische und Salmoniden (Lachsartige).

Vitamine nehmen eine besondere Rolle ein. Sie stellen besondere biologische Erzeugnisse dar, die unser Körper nicht (mehr) selbst synthetisieren kann oder für deren Synthese es bestimmter Voraussetzungen bedarf. **Vitamin A** benötigen wir als Coenzym zur Glykoproteinsynthese in Epithelgeweben wie der Haut. Es ist z. B. in Leber, Eiern, Milch und deren Produkte, Süßkartoffeln, Karotten, Kürbis und Spinat enthalten.

Der **Vitamin-B-Komplex** fasst insgesamt acht Vitamine zusammen. Die diesen Vitaminen gemeinsamen Eigenschaften, die für die Wundheilung interessant sind, sind u. a. die Optimierung des Stoffwechsels und der Gewebereparatur. Wichtig sind hier u. a. Vitamin B_{11} (Folsäure), das vor allem bei Zellteilung und Wachstum einen übergeordneten Einfluss hat und oft nicht in erforderlichem Ausmaß zur Verfügung steht. Vitamin B_{12} hingegen ist an vielen Prozessen, wie der Blutbildung und der Synthese von Neurotransmittern und Hormonen, beteiligt. Ein Mangel tritt in unseren Breiten normalerweise selten auf, da dieses Vitamin vor allem in tierischen Produkten enthalten ist. In pflanzlichen Produkten, wie Hülsenfrüchten oder Nüssen, ist es nur in geringen Mengen zu finden. Ein Mangel dieses Vitamins kann daher bei einer strikt veganen Ernährung auftreten, auch wenn es über Nahrungsergänzungsprodukte eingenommen wird, da es in dieser Form teilweise für den Körper nicht verwertbar ist.

Das wohl bekannteste Vitamin ist das **Vitamin C,** auch als Ascorbinsäure bezeichnet. Die meisten Wirbeltiere können Ascorbinsäure selbst produzieren, wenige Arten wie echte Knochenfische, Meerschweinchen, einige Affenarten und Flugtiere (wie der Flughund) sowie der Mensch sind dazu nicht (mehr) in der Lage. Neben seiner bekannten Wirkung auf das Immunsystem hat es eine wichtige Funktion für die Kollagensynthese und -vernetzung. Ferner soll es sich positiv auf die Rekonvaleszenz auswirken. Besonders viel Vitamin C ist in frischen Früchten und Gemüse enthalten.

Neben den genannten Stoffen, die in verhältnismäßig größeren Mengen benötigt werden, sind **Spurenelemente** von großer Bedeutung für die Wundheilung. **Kupfer** ist z. B. in einigen Enzymen enthalten, wirkt als Antioxidans und hilft vermutlich, entzündliche Prozesse zu regulieren. Besonders reich an Kupfer sind u. a. Schalentiere und Muscheln, Kalbsleber, Nüsse und Hülsenfrüchte.

In seiner Wirkung ähnlich ist das **Zink.** Es ist an zahllosen Enzymprozessen beteiligt und in vielen Enzymen enthalten. Zink ist an der (vor allem antiviralen) Immunreaktion des menschlichen Körpers beteiligt, unterstützt jedoch auch die Regeneration von Haut und Kollagen, weshalb es insbesondere nach größeren Verletzungen und Operationen sehr wichtig wird. Dies ist auch durch die entzündungsregulierende und antioxidative Wirkung gegeben. Zink ist vor allem in Meeresfrüchten (insbesondere Austern), Rindfleisch, Eiern und Vollkornprodukten enthalten.

Zudem ist darauf zu achten, dass die Patienten ihre Nahrung nicht zu sehr salzen bzw. auf den Salzgehalt achten. Aktuelle Untersuchungen deuten darauf hin, dass ein zu hoher Salzgehalt im Körper die Makrophagen beeinträchtigt und so die Wundheilung stören kann (Binger et al. 2015).

2.7 Wundheilungsstörungen

Grundsätzlich kann es selbst bei der besten Versorgung eines Patienten zu Wundheilungsstörungen kommen. Nachfolgend findet sich eine kurze Übersicht über häufigere Wundheilungsstörungen.

Wunddehiszenz Eine Wunddehiszenz beschreibt eine postoperative Öffnung der Narbe. Dies geschieht, weil die Wundränder nicht erwartungsgemäß miteinander verwachsen. Es können einzelne oder alle Schichten der Narbe betroffen sein. Als Ursache wird über fehlerhafte Nahtverschlüsse, Knoten der Nahtfäden, ischämisierende Nähte, zu früh gezogene Fäden oder schlicht Stoffwechselstörungen diskutiert.

Serome Sie treten in Hohlräumen innerhalb des Wundgebiets auf. Aufgrund eines mangelnden Gefäßverschlusses und/oder Reizzustands sammelt sich unterhalb der Hautnaht Flüssigkeit, wie z. B. Blut, Serum oder Lymphe. Auch Fremdkörper, zu stark gespannte Nähte oder Infektionen können ursächlich sein. In der Regel kommt es zur Punktion.

Wundhämatome Hier sammelt sich durch Nachblutungen Blut im Wundspalt. Als Ursache sind eine mangelnde Blutstillung einmündender Gefäße oder pathologische Gerinnungsstörungen denkbar. Therapeutisch wird in der Regel eine Punktion, eine Wundrevision, ein Koagel-Débridement, eine Spülung mit einer Ringer-Lösung oder eine Wunddrainage durchgeführt oder ein Druckverband angelegt.

> Als **Koagel** wird eine gelartige Blase aus Erythrozyten bezeichnet.
> Ein **Débridement** steht für die Entfernung von geschädigtem, infiziertem oder nekrotischem Gewebe.

Weichteilnekrosen Bei einer Nekrose stirbt das Weichteilgewebe im Wundgebiet durch eine Ischämie ab. Mögliche Ursachen sind vor allem eine starke Gewebetraumatisierung, inadäquate Schnittführung und falsche Nahttechniken denkbar. Die Symptome sind eine kühle, blasse bis zyanotische Haut, die später braun bzw. schwarz wird. Zunächst tritt noch ein Wundschmerz auf, später fehlt dieser, genau wie jegliches andere Gefühl in dem Gebiet. Im weiteren Verlauf zeigen sich seröse und eitrige Sekretionen an den Nekroserändern sowie Entzündungen des umliegenden Gewebes. Die Therapie wird zumeist in Form einer Abtragung des betroffenen Gebiets, einer Infektionsbekämpfung, Wunddrainage und/oder teilweisen Entfernung der Fäden durchgeführt. Immer häufiger entscheiden sich die zuständigen Ärzte zudem zu einer enzymatischen Wundreinigung, also einem Madenpflaster. Dies ist sehr effektiv.

Wundinfektion Die bedrohlichste Form der Wundheilungsstörungen ist die Wundinfektion. Hierbei sind Keime bzw. Mikroorganismen in die Wunde eingetragen worden, wo sie sich stark vermehren und sogar zu einer Sepsis führen können.

KAPITEL

3 Narbenformen

Nils Bringeland

3.1 Unreife Narben ... 46
3.2 Die physiologische Narbe ... 46
3.3 Sklerotische Narben ... 47
3.4 Atrophe/schüsselförmig eingesunkene Narben ... 47
3.5 Hypertrophe Narben ... 48
3.6 Keloide ... 48
3.7 Aktive Narben ... 49

Wundheilung findet im menschlichen Körper bei vielen Geweben statt. Für die Therapie, vor allem im Kontext dieses Buches, ist jedoch in der Regel die Heilung des Weichteilgewebes von Interesse. Als Ergebnis der Weichteilwundheilung können verschiedene Narbenformen auftreten. Sie können von nahezu unsichtbaren und unproblematischen Narben bis hin zu riesigen, stark entarteten Narben mit massiven Einschränkungen und Stigmatisierung der Betroffenen reichen. Eine Ausnahme bilden hier die menschlichen Feten: Es konnte beobachtet werden, dass Feten, die intrauterin operiert wurden, teilweise kein Narbengewebe bilden, sondern dass das Gewebe bei der Geburt dem physiologisch entwickelten Zustand entspricht. Dies gilt als der idealste Verlauf einer Wundheilung, die zugrunde liegenden Mechanismen sind jedoch bisher nicht bekannt.

Die verschiedenen Narben entstehen oft durch spezifische Reize, die während der Wundheilung auf das Gewebe eingewirkt haben. Zudem gehen sie mit unterschiedlichen Risiken für Symptome und Einschränkungen, die durch ihre Struktur bedingt sind, einher. Um einerseits die Entstehung pathologischer Narben zu vermeiden und andererseits bereits unphysiologisch veränderte Narben zu behandeln, müssen die entsprechenden Mechanismen und Faktoren bekannt sein (Vogt 1993, Mocke et al. 2006).

Der Aufbau der verschiedenen Narbenformen unterscheidet sich maßgeblich in Hinsicht auf die einzelnen Bestandteile, wie ➤ Tab. 3.1 verdeutlicht. Hier fällt vor allem der sehr hohe Anteil Kollagen in den hypertrophen und keloidalen Narben auf.

Tab. 3.1 Extrazelluläre Matrixmoleküle[a]

Extrazelluläre Matrix	Fetalgewebe	Unreife Narbe	Reife Narbe	Hypertrophe Narbe	Keloid
Kollagen I	--	++	+	+++	+++++
Kollagen II	++	++	1	++	+++
Fibrillin	-	-	1	--	--
Elastin	---	-	1	--	++

Tab. 3.1 Extrazelluläre Matrixmoleküle[a] *(Forts.)*

Extrazelluläre Matrix	Fetalgewebe	Unreife Narbe	Reife Narbe	Hypertrophe Narbe	Keloid
Fibronektin	++	++	1	+++	+++
Hyaluronsäure	+++++	+	1	--	---
Laminin	+	*	*	1	1
Dermatopontin	*	*	*	--	--
Periostin	*	+	*	++	++
Tenascin	+++	++	1	+++	+++
Decorin	*	*	*	--	---

[a] Nach Wagner 2013
* = keine Daten, 1 = normale Haut, --- = signifikant unterexprimiert, +++++ = signifikant überexprimiert

3.1 Unreife Narben

Die unreifen Narben können als Sonderfall betrachtet werden. Einerseits hat die Reepithelisierung bereits stattgefunden, andererseits ist die Synthese und Organisation von Kollagen und Matrix noch hochaktiv. Sie können den hypertrophen Narben optisch sehr ähnlich sein, da in der Wunde viel Granulationsgewebe, das eine gewisse Raumforderung mit sich bringt, vorhanden sein kann. Da das Gewebe sich jedoch noch im Umbau befindet, ist es therapeutisch anders zu berücksichtigen.

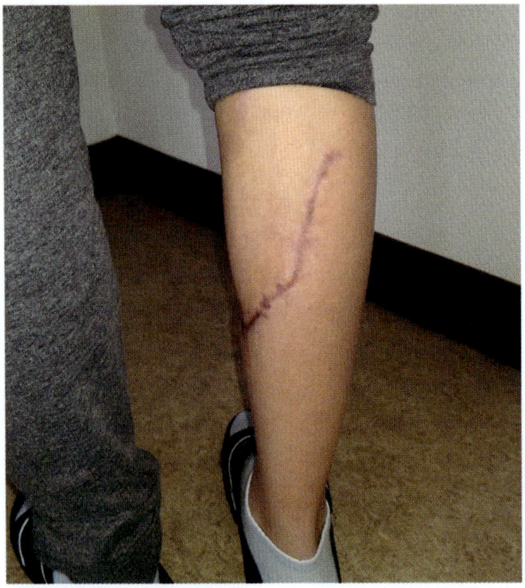

Abb. 3.1 Unreife Narbe [P311]

Die Differenzierung findet vor allem über die Anamnese statt: Ist die Narbe jünger als 6 Wochen und sind Juckreiz sowie Rötung rückläufig, handelt es sich um eine unreife Narbe. Sie kann mithilfe der richtigen Techniken in der Entwicklung positiv beeinflusst werden, eine Therapie im eigentlichen Sinn ist selten notwendig.

Die in ➤ Abb. 3.1 gezeigte Narbe hat sich bei einer Patientin nach einer Verletzung durch einen Verkehrsunfall gebildet. Die Narbe ist jedoch noch nicht ausgeheilt und befindet sich weiterhin im Umbau, was bei der Auswahl der Maßnahmen berücksichtigt werden muss.

3.2 Die physiologische Narbe

Die physiologische Narbe hat eine nahezu optimale Wundheilung durchlaufen (➤ Abb. 3.2). Sie ist dem physiologischen Gewebe der betroffenen Region strukturell recht ähnlich, wenn auch Narbengewebe grundsätzlich durch einen höheren Kollagen- und einen niedrigeren Gefäßanteil gekennzeichnet ist. Das Kollagen ist funktionsorientiert ausgerichtet und kommt dem Ursprungsgewebe in Form und Funktion sehr nahe; auch kosmetisch sind nur selten Korrekturen wünschenswert. Diese Narben sind therapeutisch eher nicht relevant, da sie zumeist auch keinen Leidensdruck hervorrufen.

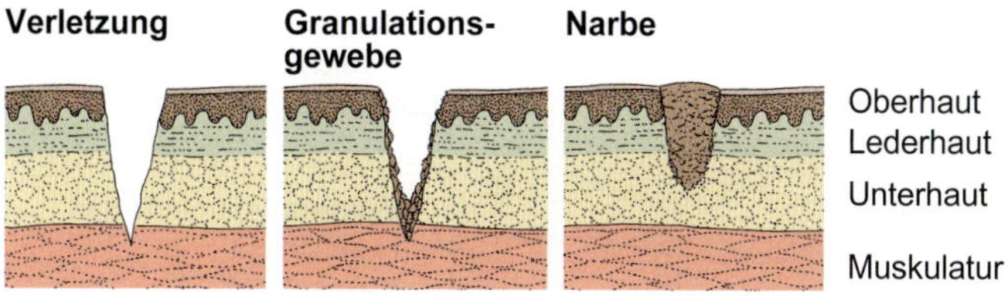

Abb. 3.2 Entstehung der physiologischen Narbe [L190]

3.3 Sklerotische Narben

Die sklerotischen Narben sind relativ weitverbreitet und scheinen überdurchschnittlich oft für narbenassoziierte Symptomatiken verantwortlich zu sein. Sie sind unelastisch und hart. Da sie zudem in der Regel über lange Zeiträume eine Schrumpfungstendenz haben, können sie auch schleichend zu statischen Veränderungen führen. Das Erscheinungsbild kann in einem bestimmten Rahmen variieren (➤ Abb. 3.3):

- Die Narbe kann entweder bereits ohne Weiteres eingezogen erscheinen oder
- sie zieht sich erst bei Muskelaktivität oder Gewebeverschiebung in die Tiefe.

Letzteres ist auch der Grund, weshalb für eine zutreffende Narbendiagnostik niemals die Palpation unterlassen werden sollte.

Die sklerotischen Narben scheinen überdurchschnittlich häufig die Ursache für narbenbedingte Symptomatiken zu sein. Dies gilt insbesondere, wenn diese Narben über Gelenke ziehen. Ein recht verbreitetes Auftreten dieser Narbenform kann z. B. oft als Ergebnis nach Kniegelenkarthroskopien befundet werden. Aber auch bei anderen Ursachen können diese Narben auftreten. Bei der Untersuchung ist darauf zu achten, dass die Narben in ihrem gesamten Verlauf auch passiv verschoben werden, da sich sklerotische Veränderungen oder Verklebungen auch in Teilabschnitten der Narbe zeigen können. Dies kann sich bereits recht früh in der Wundheilung abzeichnen. Unter diesen Umständen sollte – soweit dies therapeutisch zu verantworten ist – frühzeitig eine gezielte Retraumatisierung des betroffenen Areals durchgeführt werden.

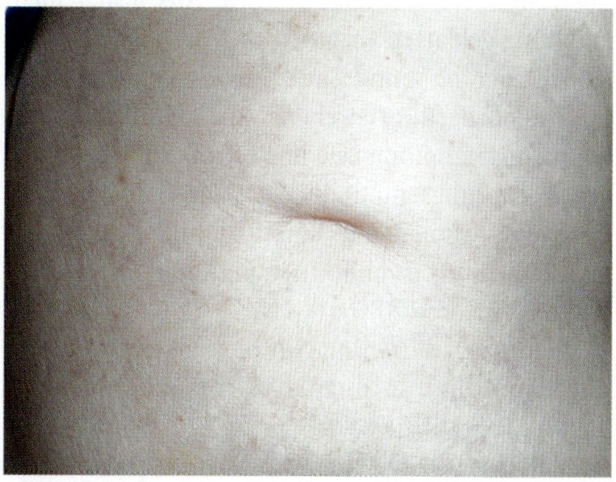

Abb. 3.3 Sklerotische Narbe [P311]

Mögliche Ursachen werden in einer Überlastung des jungen Wundgewebes gesehen, worauf die Fibroblasten und das Kollagen mit einer unphysiologischen Stabilisierung reagiert haben. Ebenso könnte es zu einer längerfristigen Immobilisierung während der Wundheilung gekommen sein, wodurch das Gewebe sich nicht an seine Anforderungen anpassen konnte, jedoch mechanische Reize erhalten hat. Hierdurch hat es sich möglicherweise in einem unzureichenden Längenverhältnis stabilisiert.

3.4 Atrophe/schüsselförmig eingesunkene Narben

Diese Narben sind dadurch gekennzeichnet, dass sie während der Wundheilung zu wenig Kollagen gebildet haben. Die Folge ist ein unvollständiger Ersatz des Gewebes (➤ Abb. 3.4). Die Narben sind faser- und gefäßarm, weshalb sie auch mechanisch nur gering belastbar sind. Bereits während der Wundheilung kann ein erhöhtes Risiko für eine verzögerte Wundheilung sowie Wundheilungsstörungen festgestellt werden. Mögliche Ursachen werden z. B. in der Auswirkung von nichtsteroidalen Antiphlogistika (NSAID) auf die Wundheilung gesehen, oder es wurde kein ausreichender mechanischer Input auf das

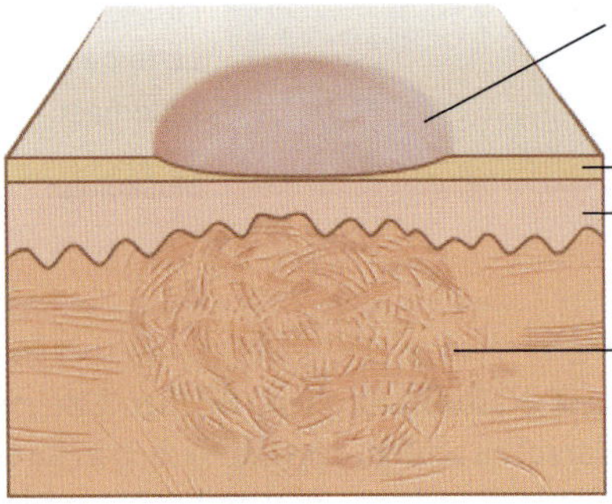

Abb. 3.4 Atrophe Narbe im Querschnitt [L238]

sich entwickelnde Gewebe ausgeübt. Auch hormonelle Einflüsse sind denkbar. Dieser Ansatz gewinnt vor allem vor dem Hintergrund an Bedeutung, wenn man bedenkt, dass z. B. Aknenarben recht häufig diesem Narbentyp entsprechen. Bewegungstherapeutisch sind diese Narben zumeist nicht von Interesse.

3.5 Hypertrophe Narben

Im Gegensatz zu den atrophen Narben entstehen die hypertrophen Narben durch eine überschießende Bildung von fibrösem Gewebe, also Kollagen, während der Wundheilung. Diese Form des Narbengewebes tritt häufiger als Ergebnis einer sekundären Wundheilung auf. Die Ursache liegt vermutlich darin, dass das Gewebe während der Wundheilung aufgrund des fehlenden Kontakts der Wundränder mechanisch kaum stabil gewesen ist, was über eine verstärkte Kollagensynthese kompensiert werden musste, um die auftretende Belastung bewältigen zu können. Zudem erhöht die Einnahme von NSAID wie Ibuprofen das Risiko einer hypertrophen Narbenentwicklung.

Charakteristisch für diese Narben ist, dass sie nicht über die Wundränder hinauswachsen, es kommt jedoch teilweise zu einer massiven Erhebung über das Hautniveau (➤ Abb. 3.5). Sie bilden sich insbesondere in Körperregionen, die einer erhöhten Zugkraft ausgesetzt sind, wie Gelenken. Aufgrund ihrer mechanischen Eigenschaften (Festigkeit, Steifigkeit) können sie starke Auswirkungen auf Körperstatik, Flüssigkeitstransport und Gewebefunktion haben. Oft gehen auch stigmatische Aspekte mit diesen Narben einher.

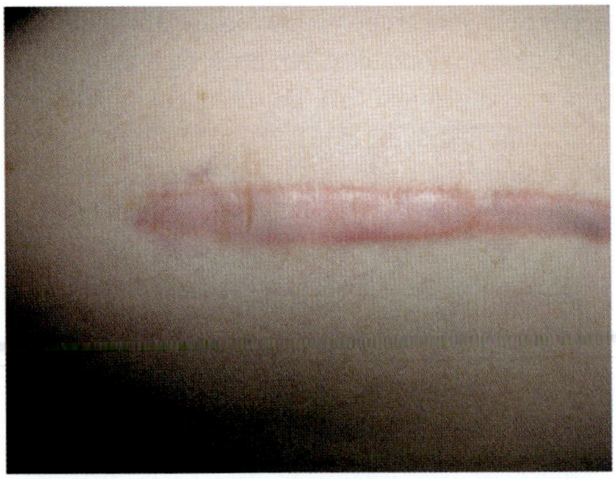

Abb. 3.5 Hypertrophe Narbe [M123]

3.6 Keloide

Die Keloidnarben zeichnen sich dadurch aus, dass die Kollagenproduktion während der Wundheilung überschießend synthetisiert wird. Aus bisher nicht endgültig geklärten Gründen wachsen diese Narben jedoch über die Wundränder hinaus und infiltrieren in physiologisches Gewebe (➤ Abb. 3.6). Dazu treten häufig Symptome wie Juckreiz, Brennen, Rötungen, Berührungsempfindlichkeit und unter Umständen sogar Schmerz auf. Eine Rückbildung oder gar Spontanheilung ist ohne Therapie kaum zu erwarten (Arco und Horch 2009).

Wenn auch die Gründe für die Entstehung bisher unbekannt sind, so konnten doch prädestinierende Faktoren identifiziert werden:

- Dunkle Hautfarbe (Hauttyp nach Fitzpatrick Typ III und höher)

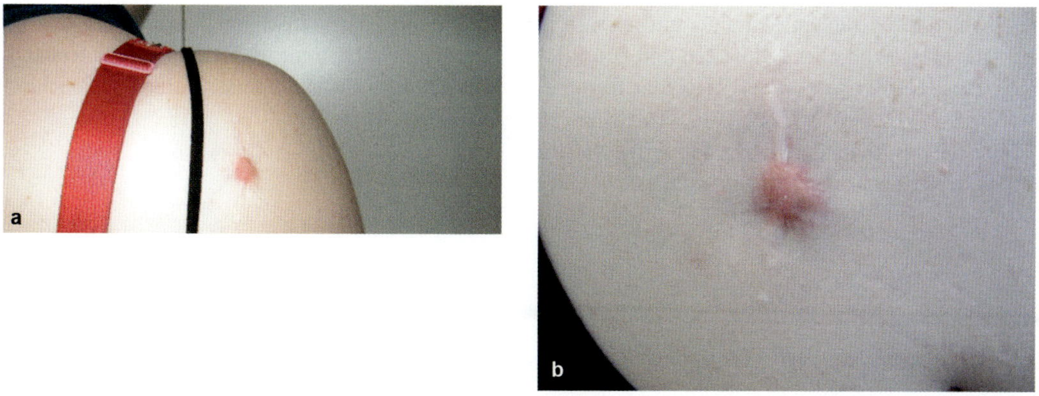

Abb. 3.6 Die Entfernung eines Muttermals hat zu einer Keloidnarbe geführt, die sich durch Hypersensibilität und Spannung sehr störend auf die Funktion des rechten Schultergürtels auswirkt. [P311]

- Lokalisation (u. a. Sternum, Rücken)
- Erhöhte Hautspannung
- Genetisch bedingt
- Jugendliches Alter

Hauttypen nach Fitzpatrick

Nach Fitzpatrick werden die möglichen Hauttypen eingeteilt in (Fitzpatrick 1975):
- Typ I: keltischer Typ
- Typ II: nordischer Typ
- Typ II: Mischtyp
- Typ IV: mediterraner Typ
- Typ V: dunkler Hauttyp
- Typ VI: schwarzer Hauttyp

Hypertrophe und Keloidnarben unterscheiden sich histologisch nur bedingt. Sie weisen aber anscheinend die gleichen Pathomechanismen auf und führen zu vergleichbaren mechanischen Einschränkungen. Die Keloidnarben sind jedoch zumeist die ästhetisch problematischeren Narben. Grundsätzliche Unterschiede der beiden Narbenformen:

- Hypertrophe Narben weisen in der Orientierung ihrer Kollagenfasern eine Ausrichtung parallel zur Oberfläche auf und sind recht zellreich. Stellenweise sind auch knotige Areale nachweisbar, in denen sich α-Aktin positive, also kontraktionsfähige Myofibroblasten finden.
- Bei den Keloiden finden sich vergleichsweise wenige Zellen und die Kollagenfasern weisen eine stärkere Verknotungstendenz auf. Zudem zeigt sich das Kollagen hypereosinophil, verdickt und hyalin. Myofibroblasten sind wenig bis gar nicht vorhanden.

Für beide Narbenformen gilt jedoch, dass sie kleine Gefäße enthalten.

3.7 Aktive Narben

Eine bisher seltener beschriebene Narbenform ist die aktive Narbe. Hier liegt ein chronischer Reizzustand vor, z. B. durch ein Implantat (➤ Abb. 3.7). Das Gewebe ist histologisch gekennzeichnet durch eine ausgeprägte phasenuntypische Vaskularisierung. Bei der Inspektion ist sie meist gerötet und sie

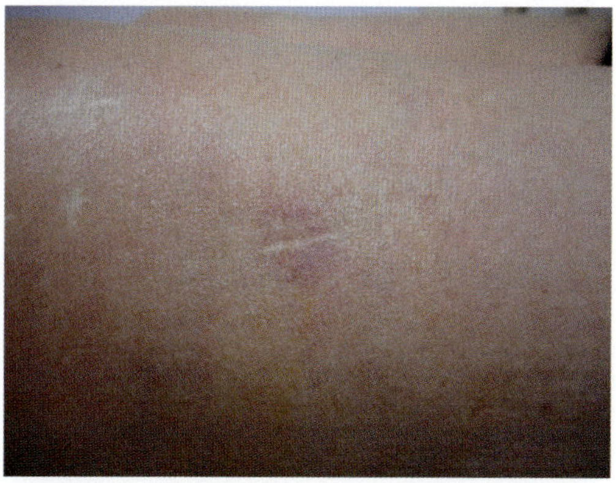

Abb. 3.7 Aktive Narbe. Bei dieser Patientin ist die typische Vaskularisierung gut zu erkennen. Auch Druckdolenz, in diesem Fall sogar ähnlich einer Triggerpunktsymptomatik, liegt vor. [P311]

kann einen hypertrophen Charakter aufweisen. Die Patienten klagen oft über Schmerzen und Druckdolenz. Diese Narben sind in der Regel klar therapiewürdig.

Ein weiteres Charakteristikum für aktive Narben ist die Verschieblichkeit, die in mindestens einer Schicht nicht harmonisch mit dem umliegenden Gewebe läuft, es kommt also zu einem Widerstand. Dies gilt auch für abdominale Narben (Valouchová und Lewit 2014).

KAPITEL

4 Narben und funktionelle Störungen

Nils Bringeland und David Boeger

4.1	**Muskel- und Fasziensystem**	51
4.1.1	Auswirkungen von Verletzungen auf das Muskel- und Fasziensystem	53
4.2	**Auswirkungen von Adhäsionen auf Muskelketten**	55
4.2.1	Grundlagen der funktionellen Anatomie	55
4.2.2	Definition Kettenmodell	56
4.2.3	Muskelkettenmodelle	57
4.2.4	Propriozeptorische Zusammenarbeit der Muskelkette	59
4.3	**Das venöse System und seine Bedeutung für die Faszien**	61
4.3.1	Der Blutkreislauf	61

4.1 Muskel- und Fasziensystem

Nils Bringeland

Um die Auswirkungen von Narben in ihrer Gesamtheit zu verstehen, müssen auch die Effekte berücksichtigt werden, die sie in ihrer Verbindung mit Haut, Faszien und myofaszialen Ketten haben. Die bindegewebigen Faszien z. B. bilden ein eigenes System in unserem Körper, dem eine immense Bedeutung beigemessen werden muss. Aufgrund ihrer gemeinsamen Entstehung aus dem embryonalen Mesoderm, das die Ausgangsstruktur für alle Körpergewebe (mit Ausnahme von Haut und Schleimhäuten) ist, ergibt sich eine ununterbrochene Gewebeeinheit und damit auch ein direkter Kontakt aller Strukturen, einschließlich Knochen und Organe. Die Faszien besitzen somit eine elementare Rolle bei der Aufrechterhaltung des Körpersystems. Durch die komplexe Verbindungsstruktur, die die **Faszien** in unserem Körper bilden, erfüllen sie ein sehr breites Spektrum an Funktionen (Paoletti 2011):

- Stütz- und Trägerfunktion
- Schutzfunktion
- Stoßdämpferfunktion
- Abwehrfunktion
- Biochemische Funktion
- Rolle in der Hämodynamik
- Rolle bei Kommunikation und Austausch

Von besonderer Bedeutung sind hier die **Faszienketten.** Sie haben drei Hauptaufgaben:

- Übertragung von Kräften
- Koordination und Harmonisierung von Bewegungsabläufen
- Stoßdämpferfunktion

Da diese Ketten als System arbeiten, ist davon auszugehen, dass sich eine lokale Störung der Faszien immer auch in entfernteren Regionen äußert. Es konnte inzwischen nachgewiesen werden, dass kollagenes Gewebe – also auch Faszien – zur aktiven Kontraktion in der Lage sind. Dies geschieht durch eingelagertes α-Aktin, aber auch Myofibroblasten (in Narbengewebe) können einen Einfluss haben (Schleip et al. 2008). Ein Anreiz zur Kontraktion kann durch hormonelle Einflüsse, wie z. B. bei Stress, entstehen, aber auch Störfaktoren mechanischer Natur sind anzunehmen.

Eine mögliche Störung kann z. B. eine entsprechend tiefe Narbe sein. Wie u. a. von De Morree beschrieben, wird die **Zugstärke** einer Narbe im Laufe ihrer Heilung immer stärker (De Morree 2013). Dies geschieht zunächst in den ersten Wochen proportional zur Kollagenmenge. Sobald ein Gleichgewicht zwischen Aufbau und Abbau von Gewebe in der Narbe eingetreten ist, wird die Zugkraft immer größer. Dieser Vorgang ist bis zu 12 Wochen nach dem Trauma zu beobachten. Unter physiologischen Bedingungen erreicht die Zugstärke der Narbe nicht mehr die Zugkraft der gesunden Haut. Bei pathologischen Narben ist hingegen von einer Zugstärke auszugehen, die über dem Niveau gesunder Haut liegt. Dies hängt auch mit der **Ausrichtung der Narben** zusammen: **Längs verlaufende** Narben weisen in der Regel weniger Zugspannung auf als **horizontal verlaufende** Narben, die eine bis zu dreimal stärkere Zugkraft aufbringen können als physiologisches Narbengewebe. Insbesondere große sklerotische Narben sind hier als Problem zu betrachten, weil sie fast immer auch mit einer Symptomatik einhergehen. Zwischen Haut und Faszien wird durch das Narbengewebe eine Art unphysiologische Brücke gebildet, wodurch die wichtigen Verschiebeebenen verloren gehen oder zumindest eingeschränkt werden.

Ein etwas weiter entwickeltes System, oder genauer ein anderer Ansatz, ist das Konzept der **myofaszialen Ketten.** Hierbei wird das Zusammenspiel von Muskel und Faszie als funktionelle Einheit betrachtet, wobei einzelne übergeordnete Ketten die verschiedenen Körperareale verbinden. Diese Betrachtungsweise erscheint insbesondere dann sinnvoll, wenn man sich vor Augen hält, dass das Fasziengewebe sich bis auf die Mikroebene der Z-Scheiben fortsetzt. Eine mechanische Störung wird sich folglich zwangsläufig bis dorthin fortsetzen und sich auf die Funktion des Muskels auswirken. In der Literatur sind diverse myofasziale Ketten beschrieben (Andrecht 2015, Myers 2015, Stecco 2015); inwieweit sie tatsächlich existieren, muss die zukünftige Forschung jedoch zeigen. Ein sehr groß angelegter Review des Instituts für Sportwissenschaften der Goethe-Universität Frankfurt hat einige der von Myers beschriebenen Ketten untersucht und kommt z. B. zu der Erkenntnis, dass es keine Evidenz für die ventrale Kette gibt. Für die dorsale Kette hingegen findet sich eine sehr hohe Evidenz. Die anderen untersuchten Ketten konnten mit einer moderaten Evidenz untermauert werden (Wilke et al. 2016). Dies bedeutet de facto, dass die funktionellen Verbindungen nachgewiesen werden konnten. Störungen können sich somit aller Wahrscheinlichkeit nach tatsächlich über große Strecken auswirken (➤ Abb. 4.1).

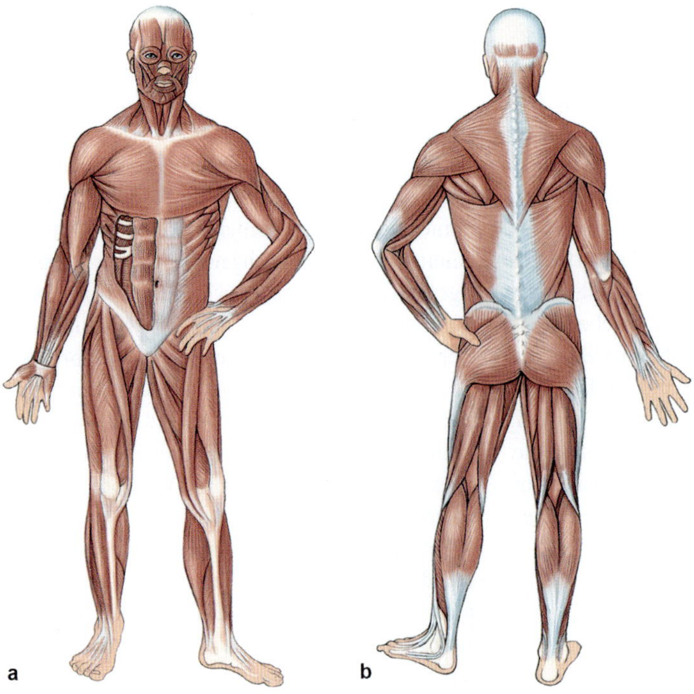

Abb. 4.1 Die Grafik verdeutlicht, dass sich Störungen in der Statik, die durch narbenbedingte Spannungsveränderungen verursacht werden, über weite Strecken im Körper ziehen können. [G557]

Ein weiteres System, in dem Narben einen Effekt haben können, betrifft die neurale Versorgung des menschlichen Körpers, wie u.a. das sympathische Nervensystem. Hierbei ist zu berücksichtigen, dass der Körper und die Prozesse seiner Strukturen, wie Organe, Muskeln und Drüsen, durch das zentrale Nervensystem koordiniert werden und somit über eine gemeinsame Schaltstelle mehr oder weniger direkt in Kontakt stehen. Dabei ist ein gemeinsames Segment jedoch von höherer Bedeutung als ein gemeinsames motorisches Rindenfeld. Störungen, die im Bezugsgebiet eines solchen Segments auftreten, werden über dieses vermutlich „verteilt". Solche Mechanismen sind bereits aus der Bindegewebsmassage bekannt.

Beispiel Erleidet ein Mensch einen Unfall, wodurch eine Narbe in einer Head-Zone entsteht, kann sich diese ungünstig auf das zugeordnete Körperareal auswirken. Ein nicht zu vernachlässigender Faktor ist hier sicherlich, dass in einer Narbe mehr Nerven entstehen können als im physiologischen Gewebe vorhanden sind. Diese Nerven können sich zudem unphysiologisch verhalten und Missempfindungen provozieren (Scott et al. 2007).

HINWEIS

Eine infolge eines Traumas entstandene Narbe kann sich auf die Spannungsverhältnisse im Muskel- und Fasziensystem auswirken. Es kommt zu einer Fixierung (oder Adhäsion), wodurch eine Veränderung der Viskoelastizität ausgelöst wird. Die weitere Folge kann eine Dysfunktion des zugehörigen Segments, Gelenks oder Organs sein, die sich bei entsprechender Faszienbeteiligung auch andernorts auswirken kann.

Die resultierenden Einschränkungen können sich auf den ganzen Körper auswirken, wenn im funktionellen Kontext auch von direkteren funktionellen Ketten auszugehen ist. Um die angesprochenen Bezüge nachvollziehbar zu machen, werden im Folgenden exemplarische Beispiele für solche Ketten und Verbindungen eingehender erläutert.

4.1.1 Auswirkungen von Verletzungen auf das Muskel- und Fasziensystem

Die gesamten Faszien stehen untereinander in Verbindung, um die in ➤ Kap. 4.1 erwähnten Funktionen ausführen zu können. Sie haben in einigen Bereichen Verbindungen zum Knochengerüst, z.B. setzt sich die **Fascia thoracolumbalis** mit den oberflächlichen Schichten als Teil der Glutealfaszie fort. Hier findet eine Aufspaltung sowohl zur homolateralen Seite als auch zur Crista iliaca und Spina iliaca posterior und superior statt. An der Crista iliaca wiederum ziehen Fasern zum M. latissimus dorsi. Die tiefen Schichten der thorakolumbalen Faszie setzen sich hingegen als Lig. sacrotuberale fort. Eine **Latissimus-Umlegung** kann sich hier z.B. recht schnell statisch negativ auswirken.

Für die **Oberschenkelfaszie** (Fascia lata) wird eine Verbindung zur Crista iliaca, zum Lig. inguinale, Sakrum und Os coccygis sowie eine strukturelle Beteiligung an den Kniebändern und der Unterschenkelfaszie beschrieben. Ist ein Anteil dieses exemplarisch gewählten Bereichs durch Narbengewebe (z.B. infolge einer Arthroskopie) in seiner Funktion beeinflusst, ist folglich eine Beeinträchtigung der angeschlossenen Strukturen, wie u.a. Symptome im Iliosakralgelenk (ISG), zu erwarten. Auch ein **Leistenbruch,** der oft nicht einmal als periphere Narbe erkennbar ist, kann über diese Kette Symptome in entfernteren Bereichen provozieren.

Bei einer **Verletzung des oberen Sprunggelenks** lassen sich mehrere mögliche Wege verfolgen. So kann die oft in den ersten Wochen vorhandene Bewegungseinschränkung bereits ein verändertes Abrollverhalten bei Patienten hervorrufen. Dies wirkt sich wiederum auf die Narbenreifung aus, und die fertige Narbe kann die Beweglichkeit aktiv hemmen (➤ Abb. 4.2). Das veränderte Bewegungsverhalten beeinflusst das Knie und die Hüfte, wodurch weiterlaufend die Wirbelsäule in ihrer Funktion beeinträchtigt wird. Da sich dieser Effekt in einer lumbodorsalen Steifheit der Wirbelsäule äußern würde, ist eine Auswirkung auf das Zwerchfell denkbar, da diese beiden Strukturen funktionell aneinandergekoppelt sind.

Liegt eine operativ versorgte **Weber-Fraktur** vor, lässt sich noch eine weitere Verbindung herstellen: Die Narbe kann den N. peroneus in seiner Gleitfähigkeit beeinträchtigen. Abgesehen von den daraus abzuleitenden lokalen Beschwerden ist es möglich, dass der Nerv eine mechanische Spannung bis hoch zur Nervenwurzel aufbaut, wo es dann zu Irritation, Entzündung und Schmerz kommen kann.

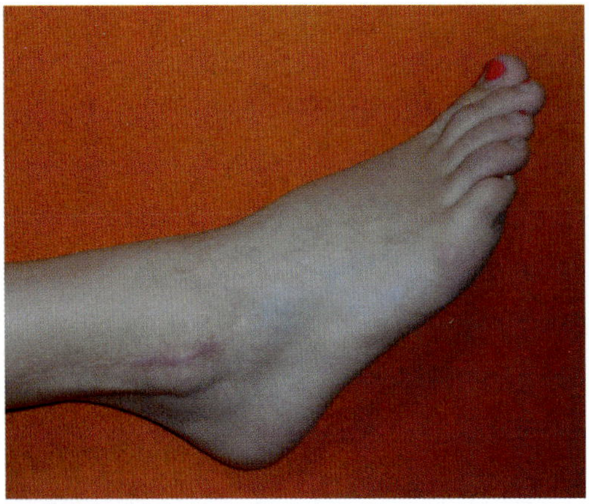

Abb. 4.2 Narbe nach Fraktur des oberen Sprunggelenks [P311]

Für die obere Extremität sind ebenfalls entsprechende Verbindungen bekannt. So kann eine kleine **Karpaltunnelnarbe** über die **Unterarmfaszie** (Fascia antebrachii), die mit dem Lacertus fibrosus des M. biceps in Verbindung steht, Halswirbelsäulen- oder Schultersymptome provozieren. Für **Traumen bzw. Operationen am Ellenbogen** und den daraus resultierenden Verklebungen zwischen den verschiedenen Schichten werden über die brachiale Faszie weitere Symptome erklärt: z. B. können vor allem die Nn. radialis und ulnaris mechanisch eingeschränkt werden.

Die Unterarmfaszie steht jedoch noch mit weiteren Strukturen, u. a. mit der Frohse-Arkade oder der Faszie des M. deltoideus, der wiederum mit der Faszie des M. pectoralis major in Verbindung steht, in Kontakt. Die **Pectoralisfaszie** hat in ihren oberen Anteilen Verbindungen zur tiefen Nackenfaszie, während die unteren Anteile über das Sternum zur Abdominalfaszie und dem Os pubis in Verbindung steht. Der dorsale Anteil vernetzt sich mit dem M. trapezius, dem M. latissimus und der Fascia thoracolumbalis. Abgesehen davon, dass sich über diese Verbindungen auch Narben in jedem dieser Gebiete auf die Funktion von Schulter und Ellenbogen auswirken können, lassen sich somit u. a. durch eine **Ellenbogenverletzung** ausgelöste posturale Beschwerden, Rücken- und Nackenschmerzen herleiten, aber auch ein Thoracic-Outlet-Syndrom oder eine Irritation des Ganglion stellatum. Durch Letzteres kann wiederum die trigeminale Funktion verändert sein, wodurch es zu einer vasomotorischen Veränderung des Gesichts kommen kann.

Für den Rumpf sind ebenfalls typische Verbindungen bekannt. Neben der naheliegenden Verbindung zur dorsalen Kette können nahezu alle großen und wichtigen Muskeln des Rumpfes, wie Mm. latissimus dorsi, erector spinae und trapezius, betroffen sein. Aber vor allem die Fascia thoracolumbalis kann kaum ausgespart werden, sollte es zu **Verletzungen im Rückenbereich** kommen. Da sie mit vielen Muskeln direkt in Verbindung steht, können sehr schnell verschiedenste Symptome entstehen, die auch weit von der ursprünglichen Narbe entfernt liegen.

Ein möglicher Symptomweg wäre über den folgenden Ablauf denkbar: Durch eine **Bandscheibenoperation** kommt es zu einer narbenbedingten Störung des Fascia thoracolumbalis. Neben der veränderten Funktion der an sie gekoppelten Muskulatur kann die veränderte Spannungssituation Afferenzen an die Neuronen des Rückenmarks übermitteln, die als Schmerz interpretiert werden können. Zudem reagieren die tiefen Rückenmuskeln mit einer veränderten kontraktilen Aktivierung auf ein operativ neu gestaltetes Druckverhältnis in einer Bandscheibe. Dieser Hypertonus wird ebenfalls häufig als Schmerz wahrnehmbar.

Eine Sakrumnarbe (➤ Abb. 4.3) kann über die faszialen Verbindungen die oben erwähnten Symptomatiken provozieren.

Klinisch hochrelevant sind Narben, die aus **abdominalen bzw. viszeralen Operationen** hervorgegangen sind. Dies ist u. a. dadurch begründbar, dass unser Magen-Darm-Trakt mit einem hochsensiblen und hocheffizienten Nervensystem ausgestattet ist, dem enterischen Nervensystem. Dieses Nervensystem befindet sich in einem konsequenten Dialog mit unserem Gehirn. Daraus resultieren Begriffe wie

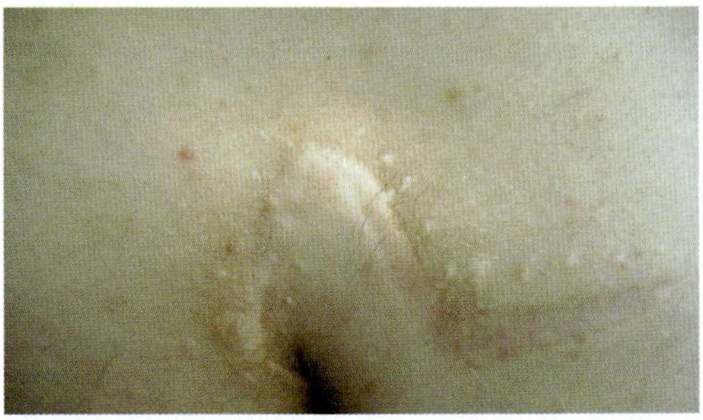

Abb. 4.3 Sakrumnarbe [P311]

„Bauchgehirn" oder gar „das zweite Gehirn". Wahrnehmungen wie „Schmetterlinge im Bauch" oder das unschöne Gefühl in der Magengegend aufgrund eines schlechten Gewissens sind sicherlich allgemein bekannt. Darüber hinaus ist unser Bauchraum hochgradig aktiv: Die Organe müssen sich bei jeder Bewegung gegeneinander verschieben können und die Peristaltik läuft ununterbrochen ab. Gibt es hier **durch Narben verursachte Mobilitätseinschränkungen,** können naheliegende Symptome wie Bauchschmerzen, Verdauungsstörungen, Meteorismus oder sogar Obstruktionen die Folge sein.

Darüber hinaus bestehen Verbindungen des abdominalen Raums über Fasziengewebe mit dem Sternum sowie dem Os pubis. Störungen dieser Verbindung können Gangproblematiken, Rückenschmerzen und posturale Beschwerden mit sich bringen. Doch die Auswirkungen können wesentlich umfangreicher sein: Die Scheide des M. rectus abdominis weist direkte Verbindungen mit dem M. gracilis und dem M. adductor longus auf. Diese Muskeln sind u. a. an der Verteilung der Kraft eines Schritts zwischen Rumpf und unterer Extremität beteiligt. Kommt es hier zu Störungen, können Symptome wie Rücken-, Leisten- und Knieschmerzen auftreten (Bordoni und Zanier 2014).

Eine **Kaiserschnittnarbe** kann durch ihre Lokalisation zu Unterleibsschmerzen, Unfruchtbarkeit, einer Menorrhagie, Endometriose, Becken- oder ISG-Beschwerden und vielen weiteren Symptomen führen (Van Horenbeck et al. 2003).

4.2 Auswirkungen von Adhäsionen auf Muskelketten

David Boeger

4.2.1 Grundlagen der funktionellen Anatomie

Der **Rumpf** ist die ossäre und fasziale Basis der Extremitäten. Als Anker der koordinierten Bewegung der Extremitäten dienen ventrale und dorsale longitudinale ossäre oder fasziale Haltelinien des Rumpfes. Diese befinden sich entlang der Linea mediana anterior, posterior des Rumpfes, und sind Voraussetzung für die symmetrische Bewegung im Raum. Die Körperbewegung dreht sich spiralig um das Zentrum. Ein stabiles Zentrum, die Wirbelsäule, gewährleistet mit seiner konstanten Position im Raum die Mobilität in der Peripherie. Diagonale Bewegungsmuster werden durch spiralig organisierte fasziale Strukturen gewährleistet. Diese **ventrale und dorsale Mittellinie** hat eine fixierende Funktion für alle faszialen Ketten (➤ Abb. 4.4). Sie ist Ausgangspunkt und Schnittstelle der muskulären Halte- und Bewegungsmuster. Die Koordination der Muskelketten beginnt mit den willkürlichen Kopf-, Halte- und Bewegungsmustern des Säuglings. Das Finden und Überschreiten seiner Mittellinie ist der Beginn der Bahnung von Bewegungsmustern (Flehming 2007).

HINWEIS

Die Koordination der diagonalen Bewegungsachsen verknüpft die Aktivitäten einzelner Muskeln zu Funktionsketten. Zentrierende Halteaktivitäten der Rumpfmuskulatur sind die Basis für Bewegungsmuster der Extremitäten.

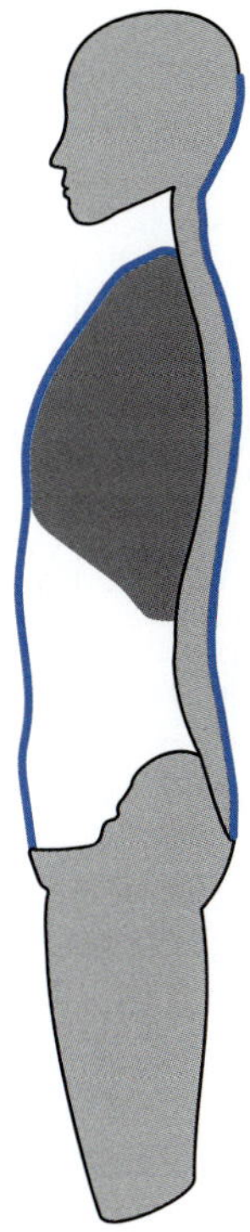

Abb. 4.4 Ventrale und dorsale Mittellinie (blaue Linien) [P312/L293]

Tab. 4.1 Fasziale Anker

Ventral	Dorsal
Wasserscheide	Lig. nuchae Protuberantia occipitalis externa des Hinterhauptbeins bis zum Dornfortsatz des 7. Halswirbels
Manubrium sterni	Procc. spinosi
Corpus sterni	Os sacrum
Proc. xiphoideus	Die Wirbelsäule ist der dorsale Anker der oberflächlichen und tiefen faszialen Ketten.
Linea alba	
Symphyse	

Die **Wirbelsäule** mit ihren 24 Wirbelkörpern und den entsprechenden Bandscheiben bilden den ossären faszialen Anker von Muskelketten (➤ Tab. 4.1, ➤ Abb. 4.5). Ihre beweglichen Segmente sind als stabile Achse Ausgangspunkt für Haltung und Bewegung. Zwölf Rippen übertragen die ventralen faszialen Züge der Muskelketten nach dorsal. Der Brustkorb ruht auf der Organsäule. Die Organe sind an der Bauchhöhlenrückwand fixiert.

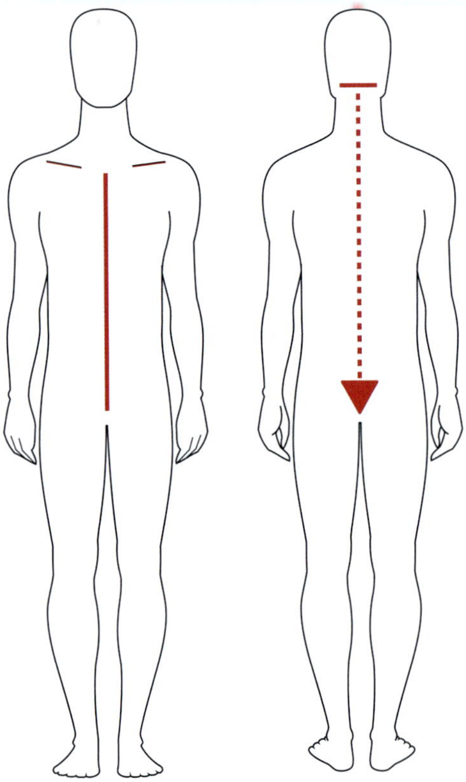

Abb. 4.5 Ventrale und dorsale fasziale Anker [P312/L293]

Selbsttest

- Laufen Sie auf der Stelle und lassen Sie Ihre Arme leicht pendeln.
- Nehmen Sie die durch die Laufbewegung einsetzende Muskelaktivität der Rumpfmuskulatur speziell in der Wirbelsäulenregion wahr.
- Fühlen Sie, wie Ihre Wirbelkörper leicht rotieren?
- Jetzt verhindern Sie bitte bewusst die Pendelbewegung Ihres rechten Arms nach dorsal.
- Lassen Sie die Bewegung des linken Arms weiter zu.
- Welche Reaktionen nehmen Sie jetzt in Ihrem Körper wahr?
- Wie fühlen sich die Wirbelsäule und die Rumpfmuskulatur an?
- Wie treten Sie jetzt mit Ihrem rechten Fuß auf?
- Lassen Sie den rechten Arm wieder frei pendeln.
- Was hat sich verändert?

4.2.2 Definition Kettenmodell

Jeder nach Gewebsschädigungen einsetzende Heilungsprozess hinterlässt Adhäsionen zwischen den vielschichtigen Systemen der betroffenen Körperregion und kann zu Funktionseinschränkungen auf motorischer, sensorischer und/oder vaskulärer Ebene führen.

Um das komplexe Fasziensystem erklärbar zu machen, werden in der Fachwelt einzelne Funktionseinheiten isoliert und als **Funktionsketten** definiert. Neuerdings werden auch dreidimensionale **Fasziennetze** beschrieben, deren Existenz allerdings wissenschaftlich noch schwerer nachzuweisen ist (Schleip und Baker 2016). Diese Ketten oder Netze haben einen Modellcharakter und sind isoliert im lebendigen Organismus nicht zu finden. Sie dienen aber dem besseren Verständnis der umfassenden funktionellen Zusammenhänge. Für die Narbentherapie ist das Einbeziehen der Kettenmodelle von Relevanz, weil damit sekundäre Spannungen auf primäre Narben erklärbar sind.

Als Kettenmodell versteht man eine Aneinanderreihung von gleichen oder strukturell unterschiedlichen Gliedern. Diese korrespondieren funktionell und räumlich miteinander. Jedes Glied einer Kette ist für sich eine funktionell geschlossene Einheit, die spannungsübertragend auf andere Glieder wirkt. Aus der Physik kennen wir die Gesetzmäßigkeit von Ursache und Wirkung, von Aktion und Reaktion. Das bedeutet, dass die Reaktion auf einen auslösenden Moment räumlich gesehen immer über eine Funktionskette erfolgt. Eine Funktionskette kann mechanischer, chemischer oder energetischer Natur sein. Der Autor beschränkt sich auf die Beschreibung von funktionellen und strukturellen Muskelketten und deren Auswirkungen auf den Gesamtorganismus in Bezug auf die unphysiologische weiterlaufende Faszienspannung des Narbengewebes. Diese Übertragung bezeichnet man in der Fachliteratur als **Läsionskette.** Die detaillierte Beschreibung der möglichen anatomischen Grundlagen der Läsionsketten würde den Rahmen dieses Buches sprengen (Paoletti 2011, Myers 2015, Meert 2017, Leutert und Schmidt 2008, Richter und Hebgen 2015).

4.2.3 Muskelkettenmodelle

In der Literatur werden unterschiedliche Muskelkettenmodelle beschrieben. Die einzelnen Autoren interpretieren aus der ihnen eigenen Perspektive die anatomischen Gegebenheiten. So reichen die Muskelkettenmodelle von einfachen Agonisten-Antagonisten-Kombinationen, die nur aus zwei Gliedern bestehen, bis hin zu komplexen, den gesamten Körper durchziehenden Ketten. Vereinzelt spricht man auch von funktionellen Muskelschlingen, die die jeweilige Antagonistenkette mit einbeziehen. Dies ist für die Therapie sicher sinnvoll, da die aktive Verkürzung der einen Kette immer eine Verlängerung der gegenläufigen Kette voraussetzt (Leutert und Schmidt 2008).

PRAXISTIPP

Narben in der Kette

Mit dem Denkmodell der Ketten wird deutlich, dass nicht nur gesunde Körperregionen unter sekundären faszialen Spannungen stehen können, sondern dies auch auf bestehendes oder sich bildendes Narbengewebe zutreffen kann. Speziell hypertrophe oder therapieresistente Narben können unter diesem Gesichtspunkt neu bewertet werden. In diesem Kontext ist ein Körperregion übergreifendes therapeutisches Denken und Handeln nötig. Die erfolgreiche Therapie einer Narbe ist davon abhängig, dass zuvor mögliche sekundäre Spannungen im Gesamtorganismus diagnostiziert und gelöst wurden.

Zwei Kettenmodelle

In der Fachliteratur gibt es hierzu keine einheitliche Nomenklatur. Es werden longitudinal, diagonal oder horizontal verlaufende fasziale Ketten beschrieben. Sie werden der Benennung der Autoren entsprechend mit ossären Schaltstellen und Berührungspunkten (P) oder aber als Rangierscheiben und Bahnhöfe (M) bezeichnet. Von diesen Punkten aus kann es zu einer Umlenkung der Spannung auf andere Ketten kommen.

Die folgenden zwei Kettenmodelle stellen jeweils eine **funktionelle** und eine **strukturelle Muskelkette** vor. Bei einer Narbe können beide zur gleichen Zeit „aktiv“ sein. Die Beobachtungen in der Praxis zeigen, dass die Anzahl der existierenden Ketten viel größer sein muss als bislang definiert. Die strukturellen Modelle folgen linear den anatomischen Gegebenheiten des Fasziengewebes. Die funktionellen Modelle wechseln die Körperseiten ohne Berücksichtigung der strukturellen Gegebenheiten.

Die Gliederung dieser funktionellen Kette wird durch die Kontraktionsabfolge der Muskulatur bestimmt, die durch die Bewegungsmuster gebahnt werden (Meert 2017, Tittel 2003).

Funktionelle Muskelketten

Die folgende Kette beschreibt eine funktionelle Muskelkette, die auch **Muskelschlingenmodell** genannt und als funktionelle muskuläre Verbindung beschrieben wird. Die Glieder dieses Kettenmodells wechseln von ventral nach dorsal. Das Muskelschlingenmodell besteht aus der **Streckschlinge**

Tab. 4.2 Funktionelle Muskelkette

Streckschlinge – Agonistenkette	Beugeschlinge – Antagonistenkette
M. multifidus	Mm. scaleni M. sternocleidomastoideus
Erector spinale	M. pectoralis major Abdominaler Anteil
M. latissimus dorsi	M. rectus abdominus M. obliquus externus/internus
M. gluteus maximus	Adduktoren
M. quadriceps	M. biceps femoris M. semitendinosus
M. triceps surae	Extensoren des Fußes

4

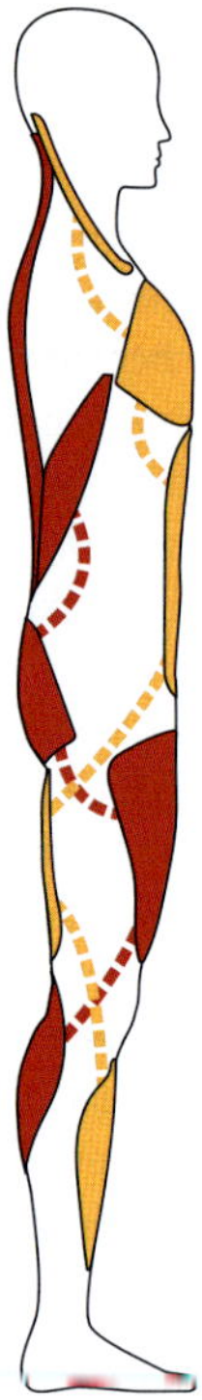

Abb. 4.6 Funktionelle Muskelkette: Streckschlinge (rot) und Beugeschlinge (gelb) [P312/L293]

(Extensionskette) und der **Beugeschlinge** (Flexionskette) (➤ Tab. 4.2). Beide stehen in direkter funktioneller Beziehung zueinander (➤ Abb. 4.6).

PRAXISTIPP

Funktionelle Kette am Beispiel einer Bauchoperation

Bauchnarben werden selten als primäre Ursache für Schmerzen am Bewegungsapparat identifiziert, da die Kompensationsfähigkeit des Körpers den Patienten lange Zeit in einer schmerzfreien Schonhaltung hält. Bauchoperationen hinterlassen häufig Adhäsionen zwischen den vielschichtigen faszialen Verhältnissen der ventralen Rumpfregion.

Eine Folge dieser adhäsionsbedingten Bewegungseinschränkungen kann eine Hypertonie der Bauchmuskeln sein. Die dadurch entstehende Spannungsasymmetrie der Funktionsketten kann – über längere Zeit – eine überlastungsbedingte Schmerzproblematik in der Muskulatur der Extensorenkette auslösen. Mit dem Lösen der Bauchnarbe erlangt der Patient seine verloren gegangene Symmetrie zurück. Der überlastungsbedingte Rückenschmerz verschwindet.

Strukturelle Muskelketten

Paoletti und andere Autoren beschreiben Muskelketten, die sich von direkten strukturellen faszialen Verbindungen der einzelnen Glieder ableiten. Sie verlaufen in der Regel linear und befinden sich überwiegend auf einer der vier Körperebenen (Paoletti 2011, Myers 2015) (➤ Tab. 4.3, ➤ Abb. 4.7).

Tab. 4.3 Strukturelle Muskelkette
Okziput
Fascia thoracolumbalis
Schaltstelle Schulterblatt – Außenrotatoren Schultergürtel
Anteriore Kette → Mm. recti abdominis – thorakale Faszien → Klavikula → laterale Schädelregion
Horizontale Kette → M. piriformis – M. obturatorius interna → Peritoneum
Schaltstelle Hüfte
Tractus iliotibialis – Fascia lata
Schaltstelle Knie – Fibulaköpfchen
Peroneusfaszie
Außenfuß

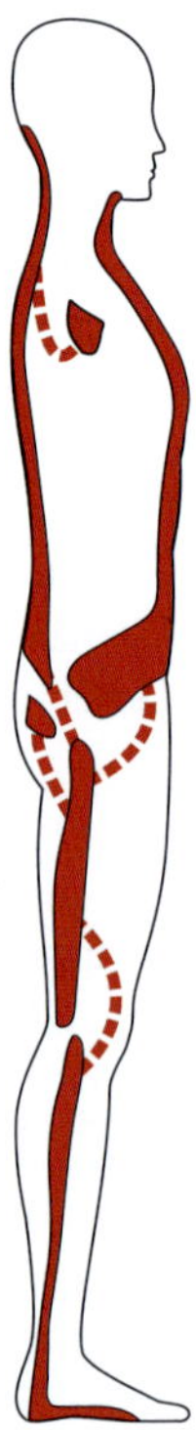

Abb. 4.7 Strukturelle Muskelkette [P312/L293]

PRAXISTIPP

Beispiel einer strukturellen Kette

Die verletzungsbedingten Adhäsionen in der Kleinzehenregion haben häufig eine unilaterale Verkürzung der lateralen Kette zur Folge. Diese können zu therapieresistenten Piriformis-Syndromen oder Problemen des Iliosakralgelenks führen, die ihrerseits die Statik des Rumpfes negativ beeinflussen.
Vor und nach der Narbentherapie der Fußregion sollte mittels gezielter Tests der entsprechenden Schmerzproblematik ein Zusammenhang dieser Regionen festgehalten werden.

4.2.4 Propriozeptorische Zusammenarbeit der Muskelkette

Muskelketten ergeben sich aus der physiologischen Aneinanderreihung von Muskelkontraktionen zum Zweck einer kräftesparenden Haltung und Fortbewegung des Körpers im Raum. Dabei kommt es zu synergistischer Weiterleitung von Kontraktionsabfolgen. Mit diesen Bewegungsmustern geht unmittelbar eine neuronale Hemmung der antagonistischen Muskulatur einher, die als reziproke Inhibition therapeutisch genutzt werden kann (Richter und Hebgen 2015).

Läsionsketten in Aktion

Die Bandscheiben unterliegen, wie keine andere Struktur des Bewegungsapparats, den sekundären Auswirkungen von Läsionsketten. Der **Läsionspunkt** überträgt seine Spannung über das strukturelle und das funktionelle Kettenmodell auf das Gesamtsystem. Die Wirbelsäule ist Fixpunkt aller physiologischen Bewegungen. Von ihr nehmen die Bewegungen der Extremitäten ihren Anfang. Mit geringen Rotationsbewegungen um die eigene Achse ist sie das mobile Achsenorgan, von dem alle Muskelketten ausgehen. Infolgedessen kommen aber auch alle unphysiologischen Impulse auf dem gleichen Weg bei ihr an. Eine **Bandscheibenproblematik** (➤ Abb. 4.8) ist in den meisten Fällen als eine sekundäre Reaktion des Körpers auf eine länger anhaltende unphysiologische Haltung zu betrachten.

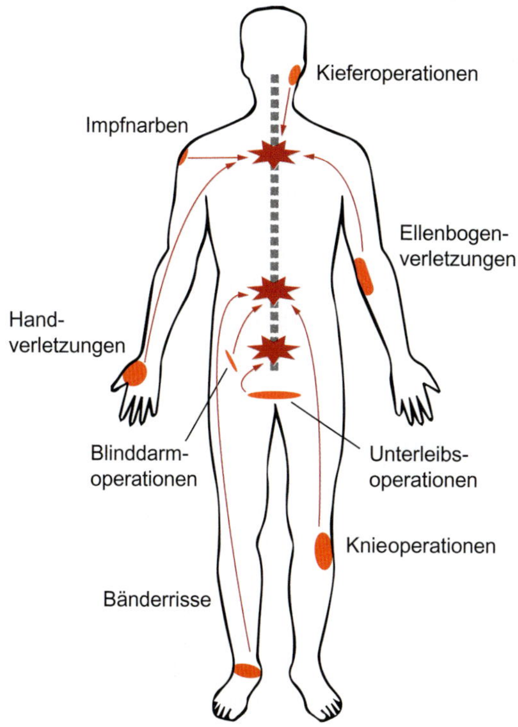

Abb. 4.8 Narbenbedingte Läsionsketten der Wirbelsäule [P312/L293]

Sie führt bereits nach wenigen Wochen zu einer strukturellen Gewebsveränderung in dieser Region, die sich aber erst nach längerer Präsenz der Fehlhaltung manifestiert. Grundsätzlich kann jedes verletzte Glied der Läsionskette einen primären Charakter haben und damit die Ursache für die Schmerzsignale des Patienten darstellen.

Der **primäre Impuls** kann durch jede Form von Traumatisierung des Gewebes entstehen, aber auch durch andere Faktoren wie Stress oder Krankheiten ausgelöst werden. Als Spannung übertragende Struktur wird das Fasziengewebe definiert. Muskelketten sind eine der möglichen Bahnen, über die sich die Läsionsketten manifestieren können. Sowohl die Körperregion, in der sich die Läsionskette bemerkbar macht, als auch der zeitliche Rahmen sind sehr individuell. Häufig ist das Zusammenspiel mehrerer Läsionsketten zu beobachten. Auch eine abnehmende Kompensationsfähigkeit des Körpers, die mit dem Alterungsprozess einhergeht, ist ein Faktor, der berücksichtigt werden muss.

Läsionsketten können langfristig zu überlastungsbedingter **Degeneration der Bandscheiben** und anderer Körperstrukturen führen. Mit dem fortschreitenden Grad der reaktiv erfolgenden Degeneration bilden sich immer neue Läsionsketten. Ein Teufelskreis entsteht. Eine präventive Intervention bezüglich der Diagnostik und Therapie von Läsionsketten könnte dies verhindern.

Der therapeutische Weg – bezogen auf die Läsionsketten – ist abhängig von der persönlichen Ätiologie des Patienten und damit einmalig. Einzig das Ziel der Therapie und die sich aus den anatomischen Verhältnissen ableitende Reihenfolge der therapeutischen Schritte kann festgelegt werden (Paoletti 2011, Meert 2017).

Asymmetrien durch Läsionsketten

Faszienketten sind immer paarig angelegt, eine für jede Körperseite. Läsionsketten erzeugen Asymmetrien und verstärken oder schwächen einseitig die Muskelketten, oder sie kreieren durch Adhäsionen unphysiologische neue Ketten. Asymmetrische Spannungen werden kompensatorisch ausgeglichen. Dies führt bereits nach wenigen Tagen zu einer strukturellen Veränderung der von der Überlastung betroffenen und bis dahin gesunden Gewebestrukturen.

Die verschiedenen in der Literatur beschriebenen Muskelkettenmodelle berücksichtigen dies nicht, da sie auf der Hypothese intakter Gewebestrukturen basieren. Diese sind aber bei den Patienten aufgrund von verletzungs- oder krankheitsbedingten Adhäsionen im Fasziengewebe in der Regel nicht vorzufinden (Paoletti 2011, Meert 2017).

Wie in ➤ Abb. 4.8 dargestellt, kann die Statik der Wirbelsäule von allen sichtbaren und unsichtbaren Adhäsionen des Fasziengewebes negativ beeinflusst werden.

Wirkung der Ketten auf den Bewegungsapparat

Der Autor empfiehlt dem Leser, mittels eines Selbstversuchs die Ketten und ihre spezielle Wirkung auf die Wirbelsäule und den gesamten Bewegungsapparat am eigenen Körper zu spüren.

Anleitung: Test asymmetrischer Spannungen

1. Tapen Sie sich unilateral in eine der in ➤ Abb. 4.6 angeführten Körperregionen eine typische Einschränkung (bevorzugte Flexorendominanz).
2. Stellen Sie sich vor einen Spiegel und beginnen Sie, auf der Stelle zu gehen. Mit dem Erhöhen der Schrittfrequenz wird Ihnen die Kompensation der lokalen, mit dem Tape simulierten Bewegungseinschränkung nicht mehr möglich sein.
3. Hören Sie den Unterschied beim Auftreten des rechten und linken Fußes?
4. Spüren Sie die asymmetrische Spannung ihrer Rückenmuskulatur?
5. Wie symmetrisch ist die Bewegung der Hüft- und Schultergelenke?
6. Sehen Sie, wie die Wirbelsäule kompensatorisch der Läsionskette folgt?

Ganganalyse Die Ganganalyse ist eine sehr gute Art, Läsionsketten zu diagnostizieren. In der Therapie zeigt sie Bewegungsasymmetrien auf und kann als Test und Retest verwendet werden. Sie dient auch der Wahrnehmungsschulung des Patienten in Bezug auf die Komplexität der Bewegungs- und Haltungsmuster seines Körpers.

4.3 Das venöse System und seine Bedeutung für die Faszien

David Boeger

Alle Entzündungen im Körper erhöhen den Stoffwechsel. Es fallen mehr Schadstoffe an, die über das venöse und lymphatische System abtransportiert werden müssen. Dieser Rücktransport der Abfallstoffe in den Blutkreislauf kann beeinträchtigt werden durch:

- Adhäsionsbedingte Kompressionen des venösen und lymphatischen Systems aufgrund bereits bestehender Narben.
- Organbedingte Rückstauproblematiken. Speziell die Leber sollte hierbei besonders berücksichtigt werden, da sie über das Pfortadersystem großen Einfluss auf den Verdauungstrakt hat.
- Sympathikotonus bedingte Heilungsstörungen.

Ist der Abtransport von Abfallstoffen in den Blutkreislauf durch einen oder mehrere Faktoren behindert, wird sich der Heilungsverlauf aufgrund der anhaltenden Schwellungen verzögern. Je schneller die Entzündung aus einer Körperregion durch die Dekompression des venös-lymphatischen Systems abheilt, desto mobiler ist der Körper und desto weniger Narbengewebe wird gebildet.

4.3.1 Der Blutkreislauf

Da der Körper zu etwa 80 % aus zellulär gebundener oder freier Flüssigkeit besteht, spielt der Blutkreislauf (➤ Abb. 4.9) für die Therapie eine entscheidende Rolle. Der Rahmen für die zirkulierenden Flüssigkeiten im Körper wird von Binde- und Stützgewebe gegeben, die die verbleibenden 20 % der Körpermasse ausmacht. Aufgrund seiner zellulären Zusammensetzung (überwiegend Kollagenfaser Typ I) ist das Bindegewebe zwar verformbar, jedoch nicht dehnbar.

Der vom Herzen ausgehende arterielle Schenkel des Blutkreislaufs wird **Hochdrucksystem** genannt. In seiner Gesamtlänge von 100.000 km befinden sich zwischen 15 und 20 % des gesamten Blutvolumens. Das venöse **Niederdrucksystem** macht zwei Drittel des Gefäßsystems aus und umfasst eine Gesamtlänge von 200.000 km. Innerhalb des venösen Systems befinden sich 75–80 % des Blutvolumens. Der Übergang dieser zwei Systeme findet in den sogenannten terminalen Strombahnen, dem Kapillarbett, statt (Barral und Croibier 2011). Dieses wird jeweils von einer eigenen Faszie umgeben (➤ Abb. 4.10).

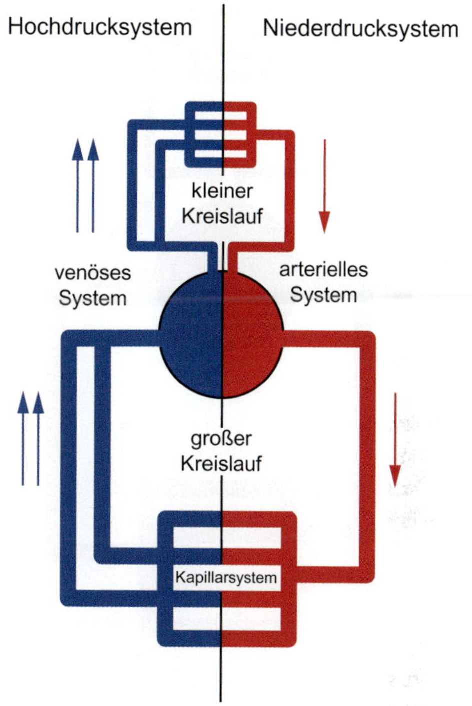

Abb. 4.9 Blutkreislauf [P312/L293]

Das **Kapillarbett** umfasst eine Austauschfläche von 600 m^2 (Bringezu und Schreiner 2014). Hier findet der Stoffwechselaustausch statt. Innerhalb von 24 Stunden diffundieren hierfür, je nach Autor, zwischen 75.000 Liter (Klinke und Silbernagl 1996) oder 85.000 Liter (Bringezu und Schreiner 2014) Flüssigkeiten durch die Wände des Kapillarbetts. Auf eine Minute übertragen bedeutet dies, dass in 60 Sekunden zwischen 52 und 59 Liter Blut im Körper diffundieren. Jede, durch eine Narbe, ein Organ oder eine länger anhaltende gebeugte Körperhaltung verursachte Kompression der Venen hat einen venösen Stau zur Folge. Dieser führt sofort zu einem venösen Rückstau in das Kapillarbett des Blutkreislaufs. Der hieraus resultierende Druck wird lokal oder generalisiert als erhöhte Faszienspannung wahrgenommen. Je nach Ursache kann sich diese Gewebsspannung vorübergehend oder langfristig manifestieren. Häufig wird die langfristige Faszienspannung als

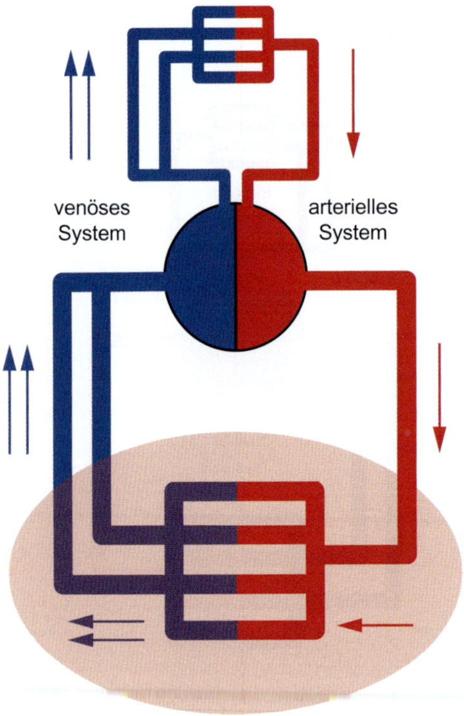

Abb. 4.10 Blutkreislauf innerhalb einer Faszie [P312/L293]

„fester Gewebstyp" wahrgenommen und entsprechend ineffizient behandelt.

Beobachtungen in der Praxis lassen die Vermutung zu, dass der durch eine körperliche Dehnübung einsetzende Prozess innerhalb einer Faszie eine venöse Entstauung bewirkt: **Dehnung ist Entstauung.** Diese neue Interpretation von Dehnung eröffnet eine übergeordnete Perspektive für die Praxis. Diese gilt es jedoch noch wissenschaftlich zu belegen. Das folgende Modell soll diese Hypothese veranschaulichen.

Zugwirkung auf die Faszie Erfährt eine Organfaszie einen Zugimpuls, so wird die zellulär gebundene Flüssigkeit durch die sie umgebende Hülle komprimiert. Der Rückfluss in den venösen Schenkel beschleunigt sich. Dieser Vorgang wird durch die kurzen doppelten Pfeile in ➤ Abb. 4.11 symbolisiert. Aus Sicht des Autors führt die damit verbundene Entstauung zu einer unmittelbaren „Verschlankung" des Organs. Die Faszie wird länger, ohne sich zu dehnen.

PRAXISTIPP

Infolge statischen Dehnens erhöht sich nach kurzer Zeit die Herzfrequenz und damit die Körpertemperatur. Das kann als Reaktion auf die venöse Entstauung der Faszie in Folge der gehaltenen Dehnung gesehen werden.

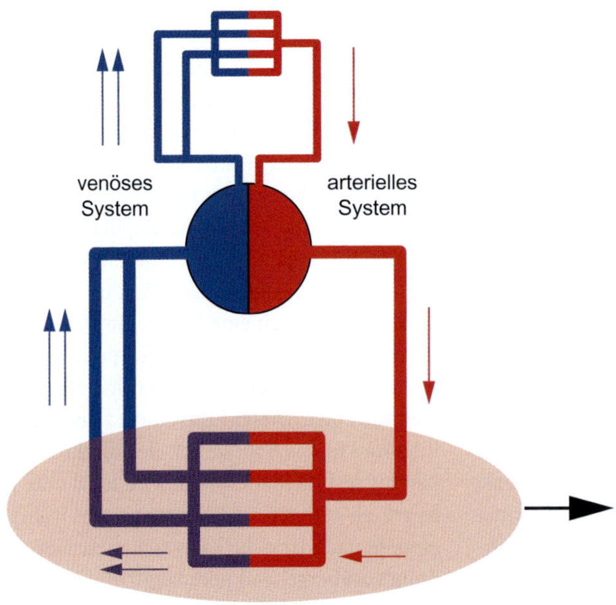

Abb. 4.11 Entstauung der Faszie durch Zugwirkung [P312/L293]

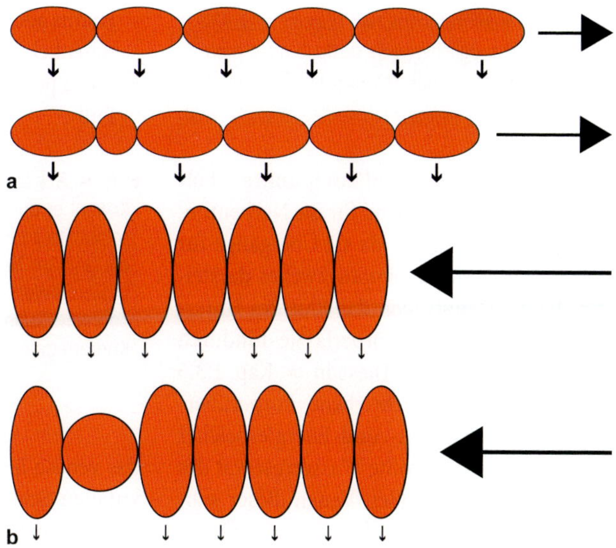

Abb. 4.12 **a:** Entstauung durch Zug. **b:** Entstauung durch Druck [P312/L293]

Diese Reaktion des einzelnen Glieds lässt sich auf das Verhalten einer ganzen Kette übertragen. Sowohl unter Zug (➢ Abb. 4.12a) als auch unter Druck (➢ Abb. 4.12b) muss es zu einer venösen Entstauung der einzelnen faszialen Glieder kommen können, damit die maximale Beweglichkeit der Kette möglich ist. Ist dies nicht der Fall, entwickelt der Organismus überlastungsbedingte Schmerzsymptomatiken im muskuloskeletalen System. Diese sind räumlich häufig nicht im ursächlichen Glied der Kette zu finden, sondern in reaktiven Gliedern, die durch die Fehlhaltung überlastet wurden.

HINWEIS

Wird die Ursache der Fehlhaltung, die häufig durch Narbengewebe bedingt wird, nicht diagnostiziert und gelöst, kommt es zu strukturellen Schädigungen – dies bezeichnet man als Läsionskette. Die Therapiebarkeit von Krankheits- und Schmerzbildern, die durch Läsionsketten verursacht wurden, erfordert eine Regionen übergreifende Diagnostik. Voraussetzung für die erfolgreiche Therapie von z. B. chronifizierten Schmerzpatienten ist das funktionelle Verständnis des Fasziensystems in Bezug auf entzündungsbedingte Adhäsionen.

Agonisten- und Antagonistenkette Jeder Kette steht eine gegenläufige Kette gegenüber. Die Verlängerung der einen Kette hat immer die Kompression der gegenläufigen Kette zur Folge und umgekehrt. Infolgedessen sind nicht nur die Glieder einer Kette, sondern auch Agonisten und Antagonisten als Synergisten zu verstehen (➢ Abb. 4.13).

PRAXISTIPP

- Die eingeschränkte Dehnfähigkeit der Adduktoren ist häufig durch das Kompressionsdefizit der Abduktoren bedingt.

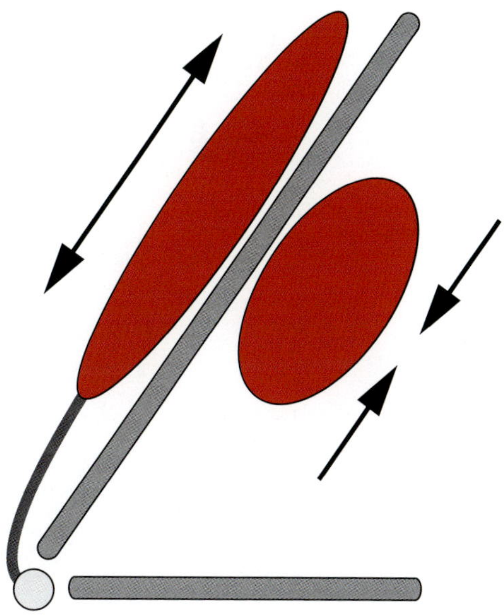

Abb. 4.13 Agonist und Antagonist [P312/L293]

- Die Verlängerung der autochthonen Rückenmuskulatur im Langsitz ist möglicherweise deshalb nicht möglich, weil sich die Organsäule in dieser Position venös nicht entstauen kann.

Neun subkutane venöse Schlüsselpunkte Folgende neun Körperregionen sind für die Narbentherapie wichtig (➤ Kap. 8.2.5), da sie Übergänge für den venösen Abfluss des Subkutangewebes darstellen, durch die die Hauptvenen das Blut des Unterhautfettgewebes durch die Körperfaszie hindurch weiter Richtung Herz führen. Diese in ➤ Kap. 1.3.5 unter Pannikulusfaszie beschriebene körperübergreifende „Loge" ist als Fett- und Energiespeicher nach der Muskulatur das größte Wasserreservat des Körpers. Folgt man den großen Venen dieser subkutanen Faszie, stellt man fest, dass sie an nur neun Orten – vier auf jeder Körperseite und einer zentral gelegenen Öffnung, der Fossa jugularis, – die Körperfaszie durchstoßen (➤ Abb. 8.29):

- Fossa jugularis externa, Hals- und Gesichtsregion
- Fossa infraclavicularis (Mohrenheim-Grube), obere Extremität und Rumpf
- Venenstern, untere Extremität, Oberschenkel, Genitalregion, Unterbauch
- Hiatus adductorius, untere Extremität, Oberschenkel, Knie
- Fossa poplitea, untere Extremität, Unterschenkel, Fuß

PRAXISTIPP

Kommt es durch eine Verengung der subkutanen Schlüsselpunkte zu einer sekundären Rückstauproblematik auf die primäre Narbe, wird die Therapie des Narbengewebes erschwert oder unmöglich gemacht. Ursache hierfür können Läsionsketten des Fasziensystems aus anderen Körperregionen sein.

Fünf zentrale venöse Schlüsselpunkte Nachdem das venöse Blut die erste Stufe durch die neun subkutanen Schlüsselpunkte der Körperfaszie passiert hat, gelangt es an die nächsten tieferliegenden potenziellen Engstellen. Durch diese fünf zentralen venösen Schlüsselpunkte führen die Venen das Blut der Extremitäten und der Kopf-/Halsregion weiter in den Rumpf Richtung Herz.

Da Bauch- und Brustfell alle inneren Organe umhüllen, kann diese Organsäule als geschlossener Zylinder angesehen werden. Die Gefäßein- und -aus-

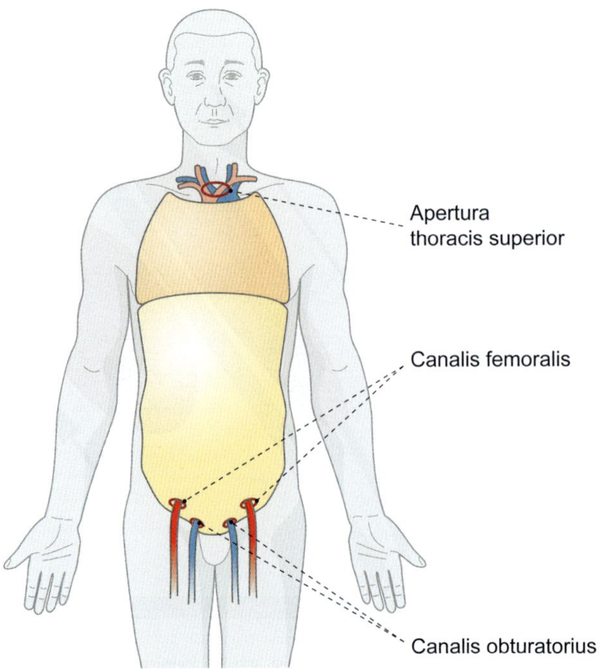

Abb. 4.14 Die fünf zentralen venösen Schlüsselpunkte des Rumpfes [L106]

tritte in den Thorax beschränken sich auf fünf Öffnungen (➤ Abb. 4.14):

- Die erste Öffnung ist die Apertura thoracis superior. In ihr münden die Gefäße für die oberen Extremitäten, für den Kopf, den Rumpf, die Brust, die subkutane Bauchregion und die intramuskulären Blutgefäße der Bauchmuskulatur.
- Zwei Öffnungen für die unteren Extremitäten, Canalis femoralis links und rechts.
- Zwei Öffnungen für die unteren Extremitäten, Canalis obturatorius, ebenfalls links und rechts.

Die neun subkutanen und fünf zentralen venösen Schlüsselpunkte sind ebenfalls eine Pforte für das lymphatische System. Das Öffnen dieser Schlüsselpunkte optimiert den Abtransport von Abfallprodukten, die vom Lymphsystem übernommen werden.

PRAXISTIPP

Durch Entzündungsprozesse in der Hals-Rachen-Region entstehen äußerlich nicht sichtbare Adhäsionen. Diese zentralen Verklebungen komprimieren das venöse System in Höhe der Fossa jugularis. Dadurch kommt es zu einem Rückstau in die faszialen Logen der Kopf-, Arm- und Rumpfregion. Bei etwa 75 % der Patienten sind diese Adhäsionen diagnostizierbar.

Über seine Verbindungen zur Bauchregion kann die Kompression des venösen Systems im Bereich der Fossa jugularis Einfluss auf die untere Extremität haben. Die Fossa jugularis ist aufgrund des häufigen Befunds für die Narbentherapie ein zentraler Punkt in den ersten Therapiesitzungen.

Schlussfolgerung

- Die primären Ursachen vieler Schmerzen und Erkrankungen, die sich in der Praxis als therapieresistent erweisen, sind nach Meinung des Autors auf die nicht beachtete lokale Problematik von Narben und ihrer Auswirkungen auf das Gesamtsystem zurückzuführen. Narben und Adhäsionen komprimieren das venöse System und verhindern den natürlichen Rückfluss. Hierbei spielen die neun subkutanen und fünf zentralen venösen Schlüsselpunkte eine entscheidende Rolle, da von diesen Regionen eine lokale oder generalisierte venöse Rückstauproblematik ausgehen kann.
- Da der Mensch zu rund 80 % aus Flüssigkeit besteht, sollte in Bezug auf die Therapie vermehrt „flüssig" gedacht werden. Die 20 % Binde- und Stützgewebe spiegeln als Verpackungsmaterial nur den Grad der Zirkulationsfähigkeit der Flüssigkeiten innerhalb der faszialen Systeme wider.
- Ein System, das sich nicht mehr im ausreichenden Maße entstauen und somit regenerieren kann, erfährt einen verfrühten Verschleiß und reagiert mit Schmerz und Bewegungseinschränkung. Die lokale Therapie der hieraus resultierenden Folgeerkrankungen verändert nichts an der primären Ursache und erzielt im besten Fall eine kurzfristige lindernde Wirkung. Daher kann das Einbeziehen der sechs subkutanen und fünf zentralen venösen Schlüsselpunkte in die Diagnostik zur primären Ursache führen. Aufgrund der diagnostischen Ergebnisse und ihrer Interpretation kann die entsprechende Therapie gewählt werden.

KAPITEL

5 Narben aus psychiatrischer Sicht

Henning Vieker

5.1 Auswirkungen physischer Narben auf die Psyche 67

5.2 Seelische Narben 68

5.3 Narben durch selbstverletzendes Verhalten 69

Aus psychiatrischer Sicht besteht im Gegensatz zur somatischen Sichtweise mehr als ein Blickwinkel auf das Thema Narben. Naheliegend ist es wahrscheinlich zunächst, an die Auswirkungen von Narben, die im Rahmen von Unfällen oder Verbrennungen entstehen, auf die psychische Gesundheit zu denken. Darüber hinaus drängt sich beim Stichwort Narben in Zusammenhang mit der Psychiatrie die Assoziation zu seelischen Narben auf, die im Rahmen von psychischer Traumatisierung entstehen. Ein vielleicht weniger bekanntes Thema ist schließlich das Problem des selbstverletzenden Verhaltens, die dabei entstehenden physischen Narben und der Umgang damit.

5.1 Auswirkungen physischer Narben auf die Psyche

Über 100 Millionen Patienten in der industrialisierten Welt erleiden jährlich Narben (größtenteils durch elektive Operationen). Weltweit ist die Anzahl zwar nicht definiert, jedoch zweifellos erheblich höher.

Opfer von Unfällen, Verbrennungen und entstellenden internistischen, dermatologischen oder anderen somatischen Erkrankungen leiden häufig – abgesehen von den unmittelbaren Folgeerscheinungen der Verletzung oder Erkrankung – unter den Auswirkungen, die eine Verletzung ihrer persönlichen Integrität durch die dabei entstehenden Narben langfristig verursacht (Walmsley et al. 2015).

In der fiktionalen Literatur gibt es zahlreiche Beispiele von Charakteren, die durch das Erleiden von entstellenden Narben psychisch verändert werden, so z. B. der Glöckner von Nôtre-Dame, das Phantom der Oper, Joker aus Batman. Es gibt jedoch keine lineare Beziehung zwischen der Schwere von Verletzungen bzw. Narbenbildung und der Ausprägung psychischer Probleme. Eine Studie an Patienten mit schweren Verbrennungen des Gesichts untersuchte z. B. die Assoziation zwischen der Stärke der Vernarbung und depressiver Symptomatik. Im Ergebnis zeigte sich, dass die Stärke der Narben keinen signifikanten Einfluss auf die Entwicklung von Depressionen hatte. Umgekehrt bewerteten jedoch Patienten, die depressiver waren, ihre Narben als schwerwiegender. Hieraus ergibt sich, dass die Indikation für eine psychiatrisch-psychotherapeutische Mitbehandlung insbesondere bei Patienten sinnvoll ist, die bereits früh unter depressiver Symptomatik leiden, auch um eine bessere psychische Integration der Narben zu gewährleisten (Hoogewerf et al. 2014).

PRAXISTIPP

Physiotherapeuten, die Patienten mit entstellenden Narben betreuen, sollten also auch auf besondere Depressivität achten und ggf. eine psychotherapeutische Mitbeurteilung empfehlen.
Wenn Narben chronische Schmerzen und Funktionseinschränkungen verursachen, ist die Wahrscheinlichkeit der Entwicklung von Depressionen erhöht (Fishbain et al. 1997), sodass auch aus psychiatrischer Sicht eine optimale Narbenversorgung essenziell ist.

5.2 Seelische Narben

In der Literatur gibt es zahlreiche Beispiele von Menschen, die aufgrund belastender Erfahrungen schwere psychische Probleme entwickeln (Beispiel Ventegodt et al. 2006). Man könnte sagen, analog zu einem Körper, der ein Trauma übersteht und Narben davonträgt, haben diese Menschen seelische Narben erlitten.

Patienten können aufgrund traumatischer Erlebnisse neben den kurzfristigen akuten Belastungsreaktionen (ICD-10: F43.0) eine **posttraumatische Belastungsstörung** (ICD-10: F43.1) entwickeln. In der S3-Leitlinie der Deutschen Gesellschaft für Psychiatrie, Psychotherapie und Nervenheilkunde (DGPPN) ist die posttraumatische Belastungsstörung (PTBS) als eine mögliche Folgereaktion eines oder mehrerer traumatischer Ereignisse, die an der eigenen Person, aber auch an fremden Personen erlebt werden können, definiert. Als **traumatische Ereignisse** werden z. B. genannt:

- Erleben von körperlicher und sexualisierter Gewalt, auch in der Kindheit (sogenannter sexueller Missbrauch)
- Vergewaltigung, gewalttätige Angriffe auf die eigene Person
- Entführung, Geiselnahme, Terroranschlag
- Krieg, Kriegsgefangenschaft
- Politische Haft, Folterung, Gefangenschaft in einem Konzentrationslager
- Natur- oder durch Menschen verursachte Katastrophen
- Unfälle
- Diagnose einer lebensbedrohlichen Krankheit

In vielen Fällen kommt es zum Gefühl von Hilflosigkeit und durch das traumatische Erleben zu einer Erschütterung des Selbst- und Weltverständnisses. **Weitere Symptome** können auftreten:

- Sich aufdrängende, belastende Gedanken und Erinnerungen an das Trauma (Intrusionen) oder Erinnerungslücken (Bilder, Albträume, Flashbacks, partielle Amnesie)
- Übererregungssymptome (Schlafstörungen, Schreckhaftigkeit, vermehrte Reizbarkeit, Affektintoleranz, Konzentrationsstörungen)
- Vermeidungsverhalten (Vermeidung traumaassoziierter Stimuli)
- Emotionale Taubheit (allgemeiner Rückzug, Interesseverlust, innere Teilnahmslosigkeit)

Im Kindesalter kommt es teilweise zu veränderten Symptomausprägungen (z. B. wiederholtes Durchspielen des traumatischen Erlebens, Verhaltensauffälligkeiten, zum Teil aggressive Verhaltensmuster).

Die Symptomatik kann unmittelbar oder auch mit – teilweise mehrjähriger – Verzögerung nach dem traumatischen Geschehen auftreten (verzögerte PTBS). Die Häufigkeit der Entwicklung einer PTBS ist abhängig von der Art des Traumas. Nach Vergewaltigung beträgt die **Prävalenz** etwa 50 %, nach anderen Gewaltverbrechen ungefähr 25 %. Etwa die Hälfte der Kriegs-, Vertreibungs- und Folteropfer entwickeln eine PTBS. Aber auch etwa 10 % der Opfer von Verkehrsunfällen sowie Patienten mit schweren Organerkrankungen (Herzinfarkt, Malignome) können eine Traumafolgestörung entwickeln. Die Lebenszeitprävalenz der PTBS in der Allgemeinbevölkerung mit länderspezifischen Besonderheiten liegt zwischen 1 % und 7 % (Deutschland 1,5–2 %). Die Prävalenz subsyndromaler Störungsbilder ist wesentlich höher. Es besteht eine hohe Chronifizierungsneigung (Flatten et al. 2011).

Neben der PTBS wird seit einigen Jahren immer häufiger eine sogenannte **komplexe posttraumatische Belastungsstörung** diagnostiziert. Im Unterschied zur klassischen PTBS stehen hier die folgenden Veränderungen im Vordergrund:

- Veränderungen in der Regulation von Affekten und Impulsen: Affektregulation, Umgang mit Ärger, autodestruktives Verhalten, Suizidalität, Störungen der Sexualität, exzessives Risikoverhalten
- Veränderungen in Aufmerksamkeit und Bewusstsein: Amnesien, zeitlich begrenzte dissoziative Episoden und Depersonalisationserleben
- Veränderungen der Selbstwahrnehmung: Ineffektivität, Stigmatisierung, Schuldgefühle, Schamhaftigkeit, Isolation und Bagatellisierung, Verlust des Selbstwertgefühls
- Veränderungen in Beziehungen zu anderen: Unfähigkeit, anderen Personen zu vertrauen, Reviktimisierung, Viktimisierung anderer Personen
- Somatisierung: gastrointestinale Symptome, chronische Schmerzen, kardiopulmonale Symptome, Konversionssymptome, sexuelle Symptome
- Veränderungen von Lebenseinstellungen: Verzweiflung und Hoffnungslosigkeit, Verlust früherer stützender Grundüberzeugungen

Zudem kommt es häufig zu feindlicher oder misstrauischer Haltung, sozialem Rückzug, einem andauernden Gefühl von Leere und Hoffnungslosigkeit (das ggf. mit einer gesteigerten Abhängigkeit von anderen, der Unfähigkeit, negative oder aggressive Gefühle zu äußern, oder anhaltenden depressiven Symptomen einhergehen kann), einem andauernden Gefühl von Nervosität oder von Bedrohung ohne äußere Ursache (das ggf. zu Gereiztheit oder Substanzmissbrauch führen kann) sowie einem andauernden Gefühl der Entfremdung (anders als die anderen zu sein), ggf. verbunden mit dem Gefühl emotionaler Betäubung (Courtois 2004). Da eine hohe Schnittmenge der Symptomatik mit der Borderline-Persönlichkeitsstörung besteht, kann es hier leicht zu Verwechslungen kommen und das im Hintergrund stehende Trauma übersehen werden.

Zur **Therapie der PTBS nach Leitlinie** ist zunächst das Herstellen einer sicheren Umgebung – wenn immer möglich – (Schutz vor weiterer Traumaeinwirkung) essenziell. Weiterhin sollte ein psychosoziales Hilfesystem etabliert werden. Durch das frühe Hinzuziehen eines mit PTBS-Behandlung erfahrenen ärztlichen oder psychologischen Psychotherapeuten sollte Psychoedukation und Informationsvermittlung bezüglich traumatypischer Symptome und Verläufe sowie die Abklärung des individuellen Stabilisierungsbedarfs erfolgen. Entscheidende therapeutische Schritte sind dabei:

- Aufbau einer tragfähigen therapeutischen Beziehung
- Anbindung zur engmaschigen diagnostischen und therapeutischen Betreuung
- Abklärung von Affektregulation, Selbst- und Beziehungsmanagement, der sozialen Kompetenzen
- Einschätzung und Umgang mit Selbst- und Fremdgefährdungstendenzen

Weitere Schritte sind der Aufbau von intra- und interpersonellen Ressourcen (imaginative Selbstberuhigung, soziales Netzwerk), Unterstützung von Symptomkontrolle (z. B. Kontrolle intrusiver Phänomene, Distanzierungstechniken), adjuvante Pharmakotherapie (symptomorientiert) und die Einbeziehung adjuvanter kunst- und gestaltungs-, ergo- sowie körpertherapeutischer Verfahren (Flatten et al. 2011).

Bei der Therapie der komplexen Traumafolgestörung gibt es viele Überschneidungen zur Behandlung der Borderline-Persönlichkeitsstörung. Hier ist es häufig erforderlich, dass die Patienten zunächst Techniken zur Anspannungsregulation erlernen (➤ Kap. 5.3).

Bei der physiotherapeutischen Behandlung von Menschen mit Traumafolgestörungen ist die besondere Anfälligkeit dieser Patienten für bestimmte **Trigger** zu beachten. Unmittelbar nachvollziehbar ist es, dass z. B. ein weibliches Vergewaltigungsopfer möglicherweise die Massage durch einen männlichen Physiotherapeuten als Trigger für Symptome posttraumatischer Belastung erleben kann und sich daraufhin ungewöhnlich verhält oder gar dissoziiert. Solche Trigger können jedoch auch deutlich subtiler und auf den ersten Blick weniger offensichtlich sein. So ist es vorstellbar, dass z. B. ein Patient, der Folter erleben musste, durch den Anblick von physiotherapeutischem Trainingsgerät getriggert wird und eine aggressive oder auch ängstliche Symptomatik entwickelt.

PRAXISTIPP

Solches Verhalten vorherzusehen ist im Einzelfall extrem schwierig – entscheidend ist, bei Patienten, die an einer Traumafolgestörung leiden, besonders aufmerksam zu sein, im Zweifelsfall nachzufragen und ungewöhnliches Verhalten der Patienten entsprechend zu deuten und mit dem behandelnden Therapeuten zu besprechen.

5.3 Narben durch selbstverletzendes Verhalten

Im Rahmen von bestimmten psychischen Erkrankungen kommt es bei Patienten zum Symptom des selbstverletzenden Verhaltens (SVV). Insbesondere bekannt ist dieses Phänomen bei der emotional-instabilen **Persönlichkeitsstörung vom Borderline-Typ** (Borderline-Persönlichkeitsstörung, BPS), es kann jedoch auch im Rahmen anderer psychiatrischer Erkrankungen (andere Persönlichkeitsstörungen, affektiven Erkrankungen, Angsterkrankungen, Zwangserkrankungen oder Psychosen) auftreten. In der Regel wird selbstverletzendes Verhalten von Patienten als dysfunktionale Coping-Strategie zur Affektregulation insbesondere zum Abbau von als unangenehm erlebten Anspannungszuständen eingesetzt.

5

SVV kann viele verschiedene Formen annehmen. Manche Patienten verschlucken Gegenstände (z. B. Rasierklingen, Scheren, Steine), andere schädigen sich durch Substanzkonsum (Alkohol, Drogen). Die häufigsten Formen von SVV sind jedoch das „Ritzen" der Haut insbesondere an den Extremitäten mit Rasierklingen oder anderen scharfen Gegenständen sowie das Zufügen von Verbrennungen (z. B. mittels Zigaretten) (Gratz 2001). Bei diesen Verhaltensweisen können Narben entstehen, die für die spätere psychosoziale Entwicklung der oft jungen Patienten nachteilig sind. Die individuelle Bedeutung, die den Narben zugemessen wird, ist assoziiert mit weiteren psychischen Symptomen. Insbesondere eine starke negative Attribuierung der Narben kann Prädiktor für zukünftiges SVV und weitere psychische Symptome sein (Bachtelle und Pepper 2015). Ein Ziel der Behandlung ist es also, alternative Verhaltensweisen zur Affektregulation und zum Abbau von Anspannungszuständen zu entwickeln.

5

Ein etabliertes verhaltenstherapeutisches Verfahren zur Behandlung von BPS-Patienten ist die **dialektisch-behaviorale Therapie** (DBT). Neben Achtsamkeit, der Vermittlung zwischenmenschlicher Fertigkeiten, der Verbesserung der Wahrnehmung eigener Gefühle und dem Aufbau von Selbstwert steht auch das Erlernen von Fertigkeiten zur Stresstoleranz, sogenannter „Skills", im Zentrum dieser Therapie. Die Patienten lernen Skills in Anspannungssituationen als Alternative zu SVV einzusetzen. Skills können aus vielen verschiedenen Bereichen kommen und unterschiedliche Formen annehmen (Ougrin et al. 2015).

Ein Element im Rahmen einer leitliniengerechten Therapie von Krankheitsbildern, bei denen es zu SVV kommt, ist der Umgang mit der Situation unmittelbar nach der Selbstverletzung. Es sollte vermieden werden, dem Ereignis zu starke Aufmerksamkeit zu schenken, da dies die Frequenz und Schwere des SVV im Sinne einer klassischen Konditionierung eher verstärkt. Stattdessen besteht ein übliches Vorgehen auf einer DBT-Station darin, dass eine kurze Inspektion der Verletzung durch das Pflegepersonal erfolgt, das dann entweder die Verletzung selbst versorgt (z. B. mit Steri-Strips™) oder den Patienten zur Versorgung in die Notaufnahme schickt. Es erfolgt kein ausführliches Gespräch über das SVV, der Dienstarzt wird nicht hinzugezogen. Stattdessen sollte der Patient eine schriftliche Verhaltensanalyse verfassen und diese am nächsten Tag in seiner Skills-Gruppe vorstellen. Hier kann dann gemeinsam nach Alternativen für das SVV gesucht werden.

PRAXISTIPP

Aus Sicht einer physiotherapeutischen Behandlung von Narben, die durch SVV induziert wurden, ist also zu beachten, dass eine besondere positive oder negative Aufmerksamkeit zu einer Verstärkung des SVV führen kann. Eine negative Bewertung des Patienten im Rahmen der Therapie kann zu einer negativen Bewertung der Narben beitragen (Bachtelle und Pepper 2015) und somit zukünftiges SVV triggern.

Bei der Behandlung empfiehlt es sich also, der Entstehung und individuellen Bedeutung der Narbe für den Patienten möglichst wenig Aufmerksamkeit zu schenken und sich auf die somatische Therapie zu konzentrieren.

II Praxis

6 Narben und Schmerzen 73

7 Narbenbefundung 77

8 Narbenbehandlung 91

9 Narbensalben 185

10 Ärztliche Interventionen 189

KAPITEL

6

Nils Bringeland

Narben und Schmerzen

6.1 Schmerz und Nozizeption ... 73

6.2 Narbenschmerzen ... 75

6.3 Schmerzarten ... 76

Sich zu verletzen, ist in der Regel schmerzhaft, und auch während der Heilung treten häufig Schmerzen auf. Doch was sind die zugrunde liegenden Prozesse? Diese Frage ist grundlegend für therapeutische Maßnahmen.

Zunächst kann festgehalten werden, dass Schmerz ein generationen- und grenzüberschreitendes Phänomen ist, eine komplexe, subjektive Wahrnehmung. Schmerz zeigt unter physiologischen Bedingungen eine potenzielle oder reale Schädigung des Organismus an. Es kann jedoch eine Chronifizierung einsetzen, die nach 3 Monaten als eigenständiges Krankheitsbild diagnostiziert wird, da der Warncharakter verloren geht. Hierauf wird jedoch im folgenden Text eher am Rande eingegangen.

6.1 Schmerz und Nozizeption

Um ein besseres Verständnis für das Phänomen „Schmerz" zu entwickeln, muss zwischen Schmerz und Nozizeption unterschieden werden: Durch spezielle Zellen und deren Nervenfasern, die Nozizeptoren, können Reize generiert werden. Diese Zellen reagieren auf thermische, chemische und mechanische Reize. Die durch diese Auslöser losgetretenen Impulse werden in das zentrale Nervensystem geleitet und im Gehirn von neun Hirnzentren bewertet. Ein Großteil der Nozizeptoren weist einen polymodalen Charakter auf, d. h., dass sie auf verschiedene Auslöser reagieren. Hier sind vor allem chemischer, thermischer ($X > 43\,°C$) und mechanischer Stress anzuführen.

Trotzdem lassen sie sich in drei Hauptkategorien untergliedern:

- **C-(polymodale) Fasern:** marklos, durch alle oben genannten Auslöser aktivierbar
- **A-(delta)-Mechano-Rezeptoren:** markhaltig, Auslöser sind vor allem starke, spitze Reize
- **A-(delta)-polymodale Rezeptoren:** Reaktion wie oben, zusätzlich auf thermische und chemische Reize

Die nozizeptiven Impulse werden zum Rückenmark geleitet. Eine Ausnahme stellt jedoch der N. trigeminus dar, der in den Hirnstamm zieht bzw. diesem entspringt. Im Rückenmark werden aus den nozizeptiven Afferenzen motorische und vegetative Reflexe erzeugt, wobei die eigentliche Informationsweiterleitung über den Tractus spinothalamicus (Vorderseitenstrang) erfolgt. Hierdurch wird deutlich, dass strukturell vor allem die Nozizeptoren für die Schmerzwahrnehmung verantwortlich sind. Sie sind jedoch lediglich die Informationsvermittler. Und eben diese Informationen werden auf zerebraler Ebene ausgewertet. Im letzten halben Jahrhundert wurden zunehmend Erkenntnisse gewonnen, die den Schluss zulassen, dass Schmerz eine psychobiologische Erfahrung ist, die auch stark durch sensorische wie auch emotionale Komponenten geformt wird und eine untrennbare Vernetzung mit realer oder potenzieller Schädigung des Körpers hat. Somit hat Schmerz keine starre Größe, sondern wird in jeder neuen Situation durch psychologische, soziale und kulturelle Einflüsse entscheidend geprägt.

Folgende Hirnareale sind beteiligt:

- Prämotorisches/motorisches Rindenfeld (organisiert und bereitet Bewegungen vor)
- Cingulum (Fokussierung, Konzentration)
- Präfontales Rindenfeld (Gedächtnis, Problemlösung)
- Mandelkern/Amygdala (Sucht, Furcht, Angstkonditionierung)
- Sinneszentrum (sensorische Unterscheidung)
- Hypothalamus und Thalamus (Stressreaktionen, Motivation, vegetative Regulierung)
- Kleinhirn (Bewegung und Kognition)
- Hippocampus (Gedächtnis, räumliche Orientierung, Angstkonditionierung)
- Rückenmark (Schnittstelle mit der Peripherie)

Somit wird deutlich, dass es auch kein Schmerzzentrum gibt, ein häufig gemachter Fehler in der Literatur. Alle diese Areale bewerten ihrerseits die nozizeptiven Informationen und gleichen sie mit Faktoren wie Erfahrung, aktueller emotionaler Zustand, Allgemeinzustand, Erregungszustand, Lokalisation der Verletzung, Intensität der Verletzung usw. ab. Die Summation dieser Analysen ergibt dann – bei entsprechender Risikoeinstufung – erst den jeweiligen Schmerz.

Dies soll kurz in einem Beispiel verdeutlicht werden:

- Situation 1: Hannes war am Wochenende mit Freunden auf einer Feier und hat zu viel getrunken und geraucht und fühlt sich immer noch platt. Zudem hat er sich ein wenig erkältet. Heute, am Montag, steht eine Prüfung an der Universität an, für die er nicht wirklich genug gelernt hat. Nun ist er unterwegs mit dem Fahrrad zur Bibliothek, durch den Nieselregen. In einer Kurve liegt etwas feuchtes Laub, auf dem er mit dem Fahrrad wegrutscht und sich das Knie aufschrammt. Er empfindet nun starke Schmerzen, trotz einer verhältnismäßig geringen realen Verletzung. Sein Hirn hat entschieden, dass durch die Summe der negativen Inputs eine größere Bedrohung vorliegt, und die Kompensation ist gehemmt.
- Situation 2: Hannes war am Wochenende mit Freunden am See und hat gegrillt, bei bestem Wetter bis in den Abend. Dort hat er ein Mädchen kennengelernt und sich auf Anhieb sehr gut mit ihr verstanden. Am Sonntag hat er ausgeschlafen und seine Großmutter besucht, die ihm 100 Euro zugesteckt hat. Heute, Montagmorgen, hat er die Prüfungsergebnisse seiner letzten Uni-Klausur einsehen können und deutlich besser bestanden, als er erwartete hätte. Nun ist er, im Sonnenschein, mit dem Fahrrad auf dem Weg, um sich mit dem Mädchen zu treffen. Wieder rutscht er aus und fällt hin. Obwohl die Verletzung nahezu identisch ist, hat er kaum Schmerzen. Sein Hirn schätzt den Schädigungsgrad aufgrund guter Allgemeinsituation deutlich adäquater ein, zudem gibt es eine hohe Motivation, weiter zu funktionieren.

Mittlerweile wird immer deutlicher, dass es neben der reinen Nozizeption auch weitere Komponenten bei der Wahrnehmung von Schmerz gibt. Als Reaktion auf Schmerzen hat unser Körper verschiedene Möglichkeiten. Sprenger et al. (2009) beschreiben z. B. fünf Komponenten der Schmerzentstehung:

- Die **motorische** Schmerzkomponente beschreibt die Schutzreaktion.
- Die **vegetative** Schmerzkomponente beinhaltet alle vegetativen körperlichen Reaktionen auf den Reiz (z. B. Schweiß, Blutdruckanstieg).
- Bei der **sensorischen** Schmerzkomponente werden die Parameter Areal, Charakter und Stärke des Schmerzes behandelt.
- Bei der **affektiven** Schmerzkomponente sind schmerzbezogene Emotionen der Gegenstand.
- Die **kognitive** Schmerzkomponente stellt das akute Ereignis in Beziehung zu früheren (meist negativen) Erfahrungen mit Schmerzen.

Die regulären Reaktionen äußern sich durch motorische Aktionen (ruckartiges Entfernen des potenziell verletzten Areals von der Quelle der Schmerzauslösung) und vegetative Veränderungen. Letztere können von einem Anstieg des Metabolismus mit Schweißausbruch, erhöhter Atem- und Pulsfrequenz bis hin zum Kreislaufkollaps führen.

Dieser Effekt wird weiter durch die Konsequenzen im Hirnstamm unterstützt: Dort kommt es zu einer Einflussnahme auf Kreislauf und Atmung sowie das ARAS (aufsteigendes retikuläres aktivierendes System). Dieses steuert Aufmerksamkeit und Wachheit. Durch das ARAS werden die Informationen an den Thalamus weitergegeben, der als Verteiler von sensorischen und nozizeptiven Daten fungiert. Über ihn kommt es nun zu einer Verschaltung in zwei Ebenen: Im medialen Anteil werden das limbische System, der Hypothalamus und die Hypophyse angesteuert, während der laterale Anteil für die Versorgung des somatosensorischen Kortex verantwortlich ist. Aufgrund dieser Verschaltung geht man davon aus, dass das limbische System sich in dem affektiven Charakter des Schmerzerlebens widerspiegelt, während der Kortex mit den entsprechenden kognitiven Leistungen beauftragt ist.

Ergänzend muss erwähnt werden, dass das zentrale Nervensystem selbstständig den Einstrom nozizeptiver Afferenzen reduzieren kann. Dies findet vor allem auf Höhe der Hinterhornneurone durch Neurotransmitter wie Endorphine und Enkephaline statt. Aber auch absteigende hemmende Impulse sind bekannt.

6.2 Narbenschmerzen

Die beschriebenen Prozesse finden auch in einer Wunde und Narbe statt. In diesem Abschnitt wird jedoch etwas konkreter auf die Narbensituation eingegangen. Hier sind vor allem persistierende Schmerzen und Jucken von Interesse.

Nach der Verletzung ist der Körper bemüht, auch die verletzten bzw. durchtrennten Nerven zu regenerieren. Sie wachsen in ihren Hüllstrukturen, den Schwann-Zellen, um ca. 1 mm pro Tag. Hier besteht jedoch ein Risiko für eine unkontrollierte Aussprossung, wodurch schmerzempfindliche Nervenknoten, sogenannte Neurome, entstehen können. Während der Heilung ist ein gewisser Schmerz jedoch physiologisch, auch wegen der Aktivierung der Fasern durch Substanzen wie z. B. Bradykinin. Zudem sind C-Fasern unspezifisch mechansosensitiv und ektopisch aktiv, wodurch ebenfalls Schmerzen ausgelöst werden können. Eine mögliche überschießende Regeneration im Narben-Randgebiet wird als potenzieller Auslöser für das Jucken gesehen. Hierfür spricht auch, dass Jucken eher im Randbereich auftritt, während Schmerzen eher in der Narbe beschrieben werden.

Ein Einflussfaktor für diese Symptome scheint die Anzahl der Mastzellen in der Narbe zu sein. Diese synthetisieren verschiedene biochemisch aktive Substanzen, wie Histamin, Heparin, Bradykinin, Serotonin. Diese Substanzen scheinen einen großen Einfluss auf die Juckreiz- und Schmerzentstehung insbesondere bei hypertrophen Narben zu haben.

Bei Keloiden scheint ein pathologisch hochregulierter NGF (Nerve Growth Factor) eine wichtige Rolle zu spielen. Er regt auch die Mastzellen zur Aktivität an, die ebenfalls eine Quelle für NGF sind. Die Folge ist ein konsequent hoher Histaminspiegel im Narbengewebe, der zu einer dauerhaften Aktivierung von Nozizeptoren und Propriozeptoren führt.

Während der Narbenheilung nimmt dieser Effekt jedoch ab, was z. B. durch den Einsatz von Silikonpflastern unterstützt werden kann. Zudem können Lokalanästhetika, schmerzlindernde Salben oder Elektrotherapie zum Einsatz kommen. Aber auch eine operative Entfernung von Neuromen, Narbensanierungen, psychologische oder physikalische Interventionen können hilfreich sein.

Zudem wird beschrieben, dass die Schulmedizin in der Regel davon ausgeht, dass das Narbengewebe vor allem aufgrund einer Verhärtung und somit unphysiologischer Funktion (sowie darauf möglicherweise resultierender Übersäuerung des Gewebes) Schmerzen auslösen kann. Die traditionelle chinesische Medizin (TCM) geht hier von einer Störung des Energieflusses entlang der Meridiane aus.

Eine weitere Möglichkeit ist eine (subakute) Entzündung der Narbe, die auch phasenuntypisch auftreten kann. Klassisch sind hierbei Symptome wie Brennen, Jucken, Schwellung und Hautrötungen zu erkennen; diese müssen jedoch nicht auftreten, der Schmerz kann unabhängig hiervon wahrgenommen werden (siehe auch „aktive Narbe“, ➤ Kap. 3.7). Teilweise gehen von einer solchen Narbe auch wetterbedingte Schmerzen aus. Dies tritt vor allem bei deutlichen Wetterumschwüngen, wie Gewittern, auf (Kress 2019). Die Patienten bezeichnen ihre Narbe dann oft als „wetterfühlig“. Eine finale Erklärung konnte bis heute nicht geliefert werden. Allerdings ist es denkbar, dass die Faszien mit einer Tonuserhöhung auf den Wetterumschwung reagieren und somit der mechanische Reiz an der Narbe erhöht wird.

6.3 Schmerzarten

Schmerz ist nicht gleich Schmerz. Es ist möglich, die verschiedenen Formen aufgrund ihrer Genese zu differenzieren (Schiller 2013, Jänig 2014, König 2009, Rüegg 2009).

- **Nozizeptorschmerz**
  - Entstehung über die direkte Erregung der Schmerzrezeptoren infolge traumatischer, entzündlicher oder tumoröser Gewebsschädigung.
  - Die Nozizeptoren reagieren auf spezifische Reize wie Druck und Hitze. Darüber hinaus können sie jedoch auch durch endogene algetische Substanzen, wie Prostaglandinen, Bradykinin, Serotonin usw., erregt werden. Letztere werden vor allem durch Entzündungsprozesse ausgeschüttet.
  - Die Erregungsschwellen sind nicht konstant. Dauer und Ausbreitung der jeweiligen Noxe verändern sie.
  - Durch eine Sensibilisierung wird die Schwelle erniedrigt, durch eine Desensibilisierung erhöht.
- Es gibt zwei Arten von Nervenfasern:
  - Schwach myelinisierte A-Delta-Fasern, die relativ schnell leiten
    - Sie werden auch als AMH-Fasern (A-Mechano-Hitze) bezeichnet, da sie durch starken Druck und Hitze aktiviert werden.
  - Nichtmyelinisierte, langsam leitende C-Fasern
    - Sie sind für diese Reize zunächst wenig empfänglich und reagieren erst nach einer gewissen Einwirkzeit. Danach leiten sie den Schmerz auch nur mit rund 1 Meter pro Sekunde.

Folglich werden drei Physiologien von Schmerz unterschieden:

- Erster Schmerz: wird durch die AMH-Fasern (niedrige Schwelle für Hitzereize, hohe Schwelle für mechanische Reize) erzeugt. Er besitzt einen stechenden Charakter, ist gut lokalisierbar und klingt schnell ab.
- Zweiter Schmerz: Hier greifen die CMH-Fasern (Chemo-Mechano-Hitze). Der Schmerz ist dumpf-brennend, schlechter lokalisierbar und klingt langsamer ab.
- Hyperalgesie: AMH-Fasern (hohe Schwelle für Hitze und niedrige Schwelle für mechanische Reize) und C-Fasern arbeiten zusammen. Sie sensibilisieren bei anhaltender und wiederholter Stimulation (wie einer Entzündung).

Insgesamt ergeben diese Phänomene (und auch andere, jeweils im Zusammenspiel mit den zuständigen Arealen) verschiedene Schmerzformen. Die relevantesten im Kontext Narbe sind wie folgt zu unterscheiden:

- **Nozizeptiver Schmerz:** Dieser entsteht über die oben beschriebenen Mechanismen.
- **Projizierter Schmerz:** Hier spielt der jeweilige Nerv bzw. sein Versorgungsgebiet eine relevante Rolle. Der Schmerz wird über das Versorgungsgebiet hinweg geleitet. Hier können auch Narben eine Irritation ausüben.
- **Übertragener Schmerz:** Charakteristisch für diesen Schmerz ist eine Problematik der inneren Organe. Über die Head-Zonen wird der Schmerz nach außen getragen.
- **Reflektorischer Schmerz:** Durch einen (durch Narben) verursachten Schmerz kommt es zu einer unangemessenen Reflexantwort, z. B. einem Hypertonus, der das Problem verschärft. Ein Teufelskreis ist möglich.
- **Psychosomatischer Schmerz:** Hier entsteht ein Schmerz, der mit einem psychischen Trauma in Verbindung steht. Narben können daran erinnern und immer wieder reaktivieren.

KAPITEL

7

Nils Bringeland und David Boeger

Narbenbefundung

7.1 **Anamnese und Inspektion** ... 78

7.2 **Fotodokumentation** ... 78

7.3 **Palpation** ... 79

7.4 **Narben-Assessments** ... 80
7.4.1 Vancouver Scar Scale ... 80
7.4.2 Visual Analogue Scale (VAS) ... 80
7.4.3 POSAS ... 80
7.4.4 Manchester Scar Scale (MSS) ... 81
7.4.5 Stony Brook Scar Evaluation Scale (SBSES) ... 81

7.5 **Gerätegestützte Narbenbefundung** ... 82
7.5.1 MyotomPro ... 82
7.5.2 Dolorimeter ... 82
7.5.3 Durometer ... 83
7.5.4 Cutometer ... 83
7.5.5 Muskuloskeletaler Ultraschall (Sonografie) ... 83

7.6 **Cibionic®-System** ... 84
7.6.1 Therapeutisches Instrument zur Befundung und zum Lösen von Narbengewebe ... 84
7.6.2 Therapieablauf mit dem Cibionic-Instrument ... 86
7.6.3 Qualitätssicherung in der Boeger-Narbentherapie ... 87

7.7 **Kinesiologie** ... 88

7.8 **Adheremeter** ... 88

7.9 **Befundbogen** ... 90

Millionen Menschen weltweit sind von pathologischen Narben betroffen. Um diese effektiv bewerten und behandeln zu können, bedarf es geeigneter quantitativer und qualitativer, subjektiver und objektiver Befundungs- und Beurteilungsinstrumente. Dieses Kapitel stellt verschiedene Befundungsmöglichkeiten, Instrumente und Skalen vor, die sich grundsätzlich zu diesem Zweck eignen.

Der Befund einer Narbe beinhaltet diverse Facetten. Für die Therapie ist es sehr günstig, wenn eine klare Problematik besteht. Dies ist z. B. der Fall, wenn ein frisches Trauma vorliegt, wie nach einer

Operation. Hier können klare Parameter benannt werden, die zur Festlegung der geeigneten Therapie führen. Es treten jedoch auch Narben oder Symptome auf, die nicht klar zu beschreiben oder miteinander in Bezug zu setzen sind. In diesen Fällen ist der Befund eine unerlässliche Basis für die Hypothesenbildung seitens der Therapeuten, die hier auch ihr Fachwissen über Faszien, Muskelketten, Schmerzphysiologie, Triggerpunkte und dergleichen einbringen.

Grundsätzlich ist es möglich, im Kontext der Narbenbefundung diverse Faktoren zu beurteilen und zu dokumentieren (Beausang et al. 1998, Fearmonti et al. 2010, Handschell et al. 2005).

7.1 Anamnese und Inspektion

Nils Bringeland

Die ersten Schritte einer jeden Behandlung sind die Anamnese und die Inspektion. Bei der Anamnese sind, neben den üblichen Aspekten, spezifische Punkte zu prüfen. Hierzu gehört u.a. der **Verletzungsmechanismus.** Während der Patient hierüber berichtet, lassen sich häufig schon erste Rückschlüsse auf die Traumaverarbeitung oder gar nicht offensichtlich verletzte Strukturen ziehen. Auch Symptome, bisherige Behandlungen sowie eine aktuelle oder während der Wundheilung erfolgte Einnahme von Medikamenten können eine Rolle spielen. In einigen Fällen suchen Patienten den Therapeuten mit unklaren, sehr offenen oder gar offensichtlich nicht zutreffenden Diagnosen auf und so mancher Patient hat bereits eine lange Odyssee hinter sich. Dies ergibt sich dann in der Anamnese, was dem Therapeuten die Gelegenheit gibt, Verletzungen (auch aus der frühesten Kindheit) abzufragen und auf der Basis seines Fachwissens seine Hypothesen zu entwickeln. Bei der **Inspektion** wird vor allem der Zustand der Wundheilung oder die Narbenform beurteilt, teilweise können erste Hypothesen in Bezug auf durch die Narbe beeinträchtigte Strukturen und Funktionen aufgestellt werden, die im weiteren Untersuchungsverlauf geprüft werden können.

7.2 Fotodokumentation

Nils Bringeland

Die Fotodokumentation ist bei frischen Traumen als das (Befund- und Dokumentations-) Mittel der Wahl anzusehen. Unter nahezu sterilen Bedingungen und ohne Körperkontakt können verschiedenste therapierelevante Faktoren dokumentiert und beurteilt werden. Für eine verwertbare Arbeitsgrundlage sollten einige Punkte berücksichtigt werden:

- Es sollte immer das gleiche Kameramodell verwendet werden, idealerweise eine Digitalkamera, die über eine Makrofunktion und einen Blitz verfügt.
- Die Aufnahmen sollten optimalerweise vor einem weißen Hintergrund, am besten mit aufgedrucktem Raster zur besseren Beurteilung, durchgeführt werden. Bei Nahaufnahmen kann zudem ein Lineal mit in den Bildbereich, ggf. sogar direkt neben die Narbe, gelegt werden.
- Die Lichtverhältnisse, der Abstand zum Wundgebiet, Ausgangsstellungen, Ebenen usw. sind so gut wie möglich zu standardisieren.
- Zu beachten ist, dass immer eine orthogonale Draufsicht eingehalten werden sollte, da sonst die Ergebnisse verfälscht werden können.
- Für Praxen, die viel mit solchen Mitteln arbeiten, empfiehlt sich ein eigener Fotodokumentationsbereich, da die Standardisierung sehr gut vorzubereiten oder herzustellen ist.

Die Bilder können am Rechner in eine Dokumentations- und Terminierungssoftware überführt und/oder dort nachträglich bearbeitet und interpretiert werden. Bei regelmäßiger Dokumentation lassen sich Heilungsverläufe sehr gut darstellen, die bei Bedarf mit anderen Therapeuten oder Ärzten besprochen werden können. Es muss hingegen bedacht werden, dass die Darstellung auf anderen Endgeräten, bei einer anderen Software, einem anderen Drucker oder gar auf Papier verändert erscheinen kann.

7.3 Palpation

Nils Bringeland

Die Palpation ist eine der wichtigsten Formen der therapeutischen Untersuchung bei Narben (➤ Abb. 7.1). Sie gibt bereits sehr früh Hinweise auf unerwünschte Spannungszustände und „Verklebungen", außerdem können Entzündungszeichen und Empfindlichkeit beurteilt werden. Bei der Palpation ist eine Prüfung in mehreren Stufen empfehlenswert:

- Zunächst sollten die Finger flächig auf/um die Narbe gelegt werden. Dies kann, je nach Ausmaß und Position der Narbe, ein- oder beidhändig durchgeführt werden. Die Finger können nun mit Hautkontakt zur Narbe hin und von der Narbe weg bzw. entlang des Narbenverlaufs bewegt werden.
  Legt man ein imaginäres Kreuz auf die Narbe und verschiebt das Gewebe entlang der Achsen, lässt sich schnell und zuverlässig eine eingeschränkte Bewegungsrichtung identifizieren, die im weiteren Verlauf behandelt werden kann. Neben dem Kreuz bzw. dessen Achsen ist in einigen Fällen auch die Prüfung von Rotationskomponenten denkbar.
- Die nächste Stufe ist der erste Gewebewiderstand: Die Finger sinken tiefer ein und die im ersten Schritt beschriebenen Verschiebungen werden durchgeführt.
- Der dritte Schritt ist lokalisationsabhängig und kann unter Umständen unterteilt werden. Hierbei werden die Finger tiefer in das betroffene Gewebe gedrückt. Bei viel Weichteilgewebe kann man so eine Tiefe 3a, 3b usw. untersuchen. Neben den bereits erwähnten Richtungen kann hier auch versucht werden, die meist stranghafte Ausrichtung des adhäsiven Narbengewebes zu palpieren, was mit ein wenig Übung auch meist gelingt. Diese kann dann, auch unter Berücksichtigung der voraussichtlich betroffenen Strukturen, dokumentiert werden.

In der Literatur wird zudem das **Barrierephänomen** beschrieben (Valouchová und Lewit 2014): Neben

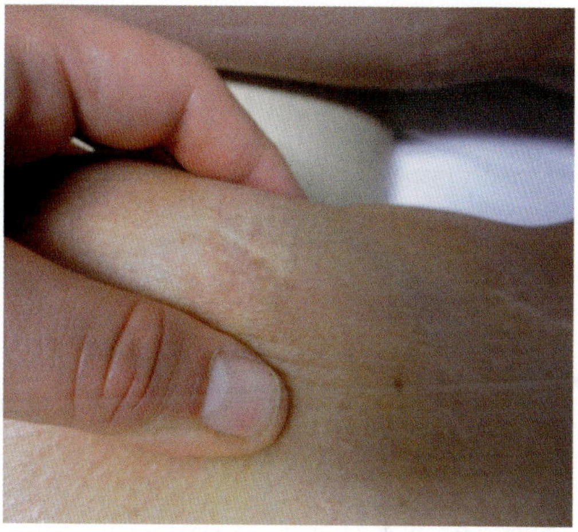

Abb. 7.1 Narbenpalpation [P311]

Hyperalgesie und Schweißneigung lässt sich bei der Verschiebung von aktiven Narben ein Punkt definieren, bei dem ein leichter Widerstand gegen eine passive Bewegung auftritt. Physiologische Barrieren wachsen langsam an und federn leicht, während pathologische Barrieren plötzlich spürbar sind und kaum federn. Oft nehmen die Patienten an dieser Stelle bei der Untersuchung auch ein leichtes, nadelstichartiges Stechen wahr.

Um die Einschränkungen etwas übergreifender beurteilen zu können, wird vonseiten der Osteopathie häufig das **Ecoute bzw. Global Listening** genutzt. Hierbei steht der Patient idealerweise aufrecht: Der Therapeut legt eine Hand auf den Kopf und eine Hand auf das Sakrum. Der Patient schließt die Augen. Die fasziale Spannung zieht den Körper in eine spezifische Richtung. Wird der Patient z. B. nach ventral gezogen, liegt die Störung ventral, wird er nach dorsal gezogen, liegt sie dort usw. Grundsätzlich lässt sich festhalten, dass die Störung umso weiter kaudal zu suchen ist, je stärker die jeweilige Bewegung ausfällt. Fällt das Ergebnis eines Global Listening mit der Lokalisation einer Narbe zusammen, ist dies als sehr guter Hinweis dafür zu sehen, dass auch tatsächlich die Narbe als Auslöser der Dysfunktion einzustufen ist (Langer und Hebgen 2013).

7.4 Narben-Assessments

Nils Bringeland

Neben der Inspektion und Palpation sind einige Assessments bekannt, die zur Beurteilung von Narbengewebe entwickelt wurden. Sie sind alle auf eine Datenerhebung ausgerichtet, die sich an bestimmten Parametern orientiert. Sie muss
- präzise,
- reproduzierbar,
- einfach zu bedienen und
- nichtinvasiv sein.

Somit wird die Beurteilung vereinfacht, standardisiert und hat einen klinischen Nutzen. Insbesondere fünf dieser Assessments sind recht verbreitet, auch wenn sie sich inhaltlich und in ihrer Komplexität zum Teil deutlich unterscheiden:
- Vancouver Scar Scale (VSS)
- Manchester Scar Scale (MSS)
- Patient and Observer Scar Assessment Scale (POSAS)
- Visual Analog Scale (VAS)
- Stony Brook Scar Evaluation Scale (SBSES)

Mithilfe dieser Bewertungsskalen werden die folgenden Faktoren bewertet:
- Erhabenheit
- Dicke
- Oberfläche
- Pigmentierung
- Vaskularisierung
- Geschmeidigkeit
- Struktur

Somit eignen sie sich, um individuelle Veränderungen zu identifizieren, gute Vergleiche zwischen mehreren Individuen sind eher nicht zu bewerkstelligen. Die Skalen werden regelmäßig in der Forschung eingesetzt und sind durchaus zur Beurteilung von kleineren, linearen Narben verwendbar; je größer die Narben sind, desto weniger sinnvoll ist jedoch ihr Einsatz. Dies ist auch vor dem Hintergrund von Interesse, dass sie keine funktionellen Aspekte beleuchten. Diese sind folglich separat zu erheben.

HINWEIS

Die Narben-Assessments können zur Beurteilung der genannten Faktoren eingesetzt werden, funktionelle Aspekte entfallen jedoch.

Für den Vergleich von mehreren Individuen untereinander sowie bei sehr großen Narben erscheinen sie in der Regel nicht sinnvoll. Für die Protokollierung des Verlaufs individueller Narben sind sie jedoch geeignet.

7.4.1 Vancouver Scar Scale

Diese Skala wurde zuerst 1990 von Sullivan beschrieben und scheint aktuell die am meisten genutzte Skala zur Beurteilung von Brandwunden zu sein (Sullivan et al. 1990). Sie beurteilt vier Kriterien:
- Vaskularisierung
- Höhe bzw. Dicke
- Geschmeidigkeit
- Pigmentierung

Die Wahrnehmung des Patienten ebenso wie Schmerz und Juckreiz werden nicht berücksichtigt.

7.4.2 Visual Analogue Scale (VAS)

Die Skala ist nicht zu verwechseln mit der visuellen Analogskala aus dem Bereich der Schmerzbeurteilung. Der Fokus der hier vorgestellten Skala liegt ausschließlich auf Narben und ist fotobasiert. Sie dient zur Beurteilung der folgenden vier Kriterien:
- Pigmentierung
- Vaskularisierung
- Akzeptanz durch den Patienten
- Komfortbeurteilung des Beobachters

Zusätzlich kann die Kontur beurteilt werden. Die einzelnen Noten werden zusammengefasst und einer Skala zugeordnet, die von 0–100 verläuft und das jeweilige Ergebnis im Bereich zwischen „sehr gut" bis „mangelhaft" zuordnet.

7.4.3 POSAS

Die **P**atient **O**bserver **S**car **A**ssessment **S**cale besteht aus zwei unterschiedlichen Beurteilungsbögen. Ein Bogen wurde für die Beurteilung durch den Patienten konzipiert, der andere Bogen wird vom Therapeuten ausgefüllt. Die POSAS beinhaltet ebenfalls unterschiedliche subjektive Beurteilungskriterien, bzw. Symptome, die größtenteils auf einer zehnstufigen Skala zu beurteilen sind. Hierzu gehören auch Schmerz und Juckreiz.

- Vonseiten des Patienten sind Schmerzen, Juckreiz, Hautfarbe, Steifigkeit, Dicke und Beurteilung der Narbe im Vergleich zu normaler Haut zu bewerten.
- Der Therapeut beurteilt Vaskularisierung, Pigmentierung, Dicke, Relief, Geschmeidigkeit und Oberfläche.

Online kann man sich freie Lizenzen organisieren und Fragebögen in diversen Sprachen herunterladen.

Obwohl die POSAS die einzige Skala ist, die die Symptome Schmerz und Juckreiz berücksichtigt, fehlt auch ihr die Beurteilung der Funktion. Auch die Beeinträchtigung der Lebensqualität durch die Symptome wird nicht erfasst.

Tab. 7.1 Visuelle Analogskala innerhalb der Manchester Scar Scale (MSS)

Sehr gut → schlecht			
Heller oder dunkler	A	**Färbung** (im Vergleich zur umgebenden Haut)	
		Perfekt	1
		Leichte Diskrepanz	2
		Deutliche Diskrepanz	3
		Starke Diskrepanz	4
	B	**Erscheinung**	
		Matt	1
		Glänzend	2
	C	**Profil**	
		Bündig mit umgebender Haut	1
		Leicht hervorstehend oder eingedrückt	2
		Hypertrophisch	3
		Keloidartig	4
	D	**Verformung**	
		Keine	1
		Leichte	2
		Mäßige	3
		Starke	4
	E	**Oberflächenstruktur**	
		Normal	1
		Palpierbare Veränderung	2
		Fest	3
		Hart	4

7.4.4 Manchester Scar Scale (MSS)

Die Manchester Scar Scale, von Beausang 1998 vorgeschlagen, unterscheidet sich insofern von der POSAS, dass sie zu den individuellen Attribut-Scores eine Gesamt-VAS hinzuaddiert (➤ Tab. 7.1). Sie ist für die Untersuchung und Beurteilung von insgesamt sechs Narbenparametern gedacht:

- Farbe
- Hautbeschaffenheit: matt/glänzend
- Beziehung zur umgebenen Haut: bündig bis keloidal
- Textur: normal bis hart
- Ränder: deutlich erkennbar oder unscharf
- Größe

Abschließend werden einzelne Ergebnisse bewertet oder mehrere Ergebnisse addiert und ein Gesamtscore bewertet. Hierbei repräsentieren höhere Werte klinisch schlechtere bzw. auffällige Narben. Diese Daten werden darüber hinaus mit Informationen zu ethnischer Zugehörigkeit, Geschichte, Ursache, Symptomen, Behandlungsansätzen usw. abgeglichen.

Insgesamt ist die MSS zur Beurteilung eines breiten Spektrums an Narben und postoperativen Wunden geeignet. Dass sie jedoch bisher wenig präsent ist, liegt möglicherweise daran, dass der Einsatz von VSS und POSAS bereits sehr verbreitet ist.

7.4.5 Stony Brook Scar Evaluation Scale (SBSES)

Diese Skala wurde 2007 von Singer et al. vorgeschlagen (Singer et al. 2007). Sie ist eine 5-Punkte-Ordinal-Skala zur Bewertung von Wunden (➤ Tab. 7.2). Hierüber wird das kosmetische Ergebnis der Wunde 5–10 Tage nach der Verletzung bzw. bis zum Zeitpunkt, an dem die Fäden gezogen werden, beurteilt. Es werden einzelne Attribute der Narbe in der Art eines binären Codes festgehalten, also mit 0 oder 1. Abschließend wird das allgemeine Erscheinungsbild mit einer Punktzahl zwischen 0 (sehr schlecht) und 5 (sehr gut) bewertet.

Es gibt erste Ansätze, diese Skala auch in der Forschung einzusetzen. Da sie jedoch zur Beurteilung von kurzfristigen Narbenergebnissen konzipiert wurde, ist das potenzielle Einsatzgebiet recht klein. Zudem ist eine Anwendbarkeit für die Bewertung pathologischer Narben begrenzt.

Tab. 7.2 Stony Brook Scar Evaluation Scale

Merkmal	Narbenkategorie	Punkte
Breite	> 2 mm	0
	< 2 mm	1
Höhe	Erhaben	0
	Flach	1
Farbe	Dunkler als die umliegende Haut	0
	Gleiche Farbe oder heller als die umliegende Haut	1
Nahtmale	Liegen vor	0
	Fehlen	1
Gesamteindruck	Schlecht	0
	Gut	1

HINWEIS
Grundsätzlich kann jedoch angemerkt werden, dass ein optimales, universelles Bewertungssystem für Narben noch nicht entwickelt wurde. Dies ist jedoch erforderlich, um Narben in Zukunft besser charakterisieren, verstehen und behandeln zu können.

7.5 Gerätegestützte Narbenbefundung

Nils Bringeland

Um die Untersuchung weiter auszugestalten, stehen diverse Geräte zur Verfügung. Sie werden von verschiedenen Herstellern angeboten und weisen unterschiedliche Funktionsmechanismen auf. Einige dieser Geräte wurden ursprünglich nicht für die Narbendiagnostik entwickelt, sie sind aber trotzdem für diesen Zweck einsetzbar. Die zur Verfügung stehenden Geräte bewerten z. B. Parameter wie Geschmeidigkeit, Festigkeit, Farbe, Perfusion, Dicke und dreidimensionale Topografie.

7.5.1 MyotomPro

Das Myotom wurde vornehmlich für die einfache und nichtinvasive Untersuchung und Beurteilung von Muskulatur entwickelt, eignet sich aber auch zur Interpretation von Bändern, Sehnen und anderem weichem biologischem Gewebe einschließlich Narben. Das Gerät misst über drei übergeordnete Mechanismen:

- Zunächst wird ein mechanischer Impuls im Sinne einer Kompression auf das zu untersuchende Gewebe gegeben.
- Daraufhin werden die resultierenden Oszillationen registriert.
- Daraus werden die verschiedenen Parameter berechnet.

Bei dem Verfahren wird die durch den Impuls entstandene Schwingungskurve des Gewebes genutzt, um die viskoelastischen Eigenschaften des zu beurteilenden Gewebes darzustellen und einzustufen. Insgesamt können drei Gruppen von Parametern unterschieden werden:

- Spannungszustand
- Biomechanische Eigenschaften
- Viskoelastische Eigenschaften

HINWEIS
Bisher ist das Gerät nur für Forschungszwecke zugänglich, die Verwendung für klinische, diagnostische oder gar therapeutische Zwecke steht aktuell noch aus.

7.5.2 Dolorimeter

Das Dolorimeter – auch unter der Bezeichnung Algometer bekannt – wurde ursprünglich zur Schmerzbeurteilung entwickelt. Bei der Anwendung wird das Dolorimeter mit einem Zylinder auf das zu beurteilende Gewebe aufgesetzt und Druck ausgeübt, bis der Patient einen Schmerz äußert. Der dafür benötigte Druck kann nun von einem Zifferblatt abgelesen und dokumentiert werden. Neben anderen Strukturen kann damit auch Narbengewebe auf seine Schmerzempfindlichkeit untersucht werden.

Dieses System wurde weiterentwickelt, u. a. durch die Deutsche Gesellschaft für Wundheilung (DGfW). Sie ließ eine Modifikation des Dolorimeters entwickeln, auf dem direkt abgelesen werden kann, wie fest in das Gewebe gedrückt werden muss, um eine bestimmte Tiefe zu erreichen. Auf diesem Weg kann die Steifigkeit von Narbengewebe recht gut beurteilt werden, wobei die Anwendung sich eher auf große, feste Narben beschränkt, da die Kontaktfläche für eine Beurteilung von feineren Narben zu groß ist.

Ein ähnliches Instrument wird zurzeit von Schleip et al. unter dem Namen Indentometer zur Beurteilung der Steifigkeit von Faszien entwickelt.

7.5.3 Durometer

Das Durometer wird zur Härtebestimmung von Materialien verwendet. Verschiedene Modelle sind für den Bereich der Materialprüfung und -forschung im Handel. Für die Beurteilung von Körpergewebe müssen jedoch spezielle Durometer, die sich für diesen Bereich eignen, verwendet werden.

Das Gerät an sich ist sehr handlich und besteht aus einem Zylinder mit einer Basis, aus der eine Kugel herausragt. Für die Messung wird das Gerät senkrecht auf den zu untersuchenden Bereich – mit der Kugel auf dem Primärgebiet – aufgesetzt. Der Kontaktdruck durch die Eigenschwere des Geräts ist ausreichend für die Untersuchung.

HINWEIS
Diese Erhebungsmethode ist schnell durchzuführen, nichtinvasiv sowie schmerz- und nebenwirkungsfrei.

7.5.4 Cutometer

Das Cutometer wird vor allem zur Beurteilung der Narbenreife und der Wirksamkeit der Behandlung von Brandnarben verwendet. In der Dermatologie wird es auch zur Bestimmung des Hautalters eingesetzt. Im Gegensatz zum Durometer, das mit Druck arbeitet, leitet das Cutometer seine Daten über die Erzeugung eines Unterdrucks ab. Für die Untersuchung wird das Gerät mit einem Saugvorsatz auf die Narbe gesetzt, die Haut wird zunächst angesaugt und dann langsam wieder losgelassen. Die hierdurch ermittelten Parameter sind:

- Festigkeit: Fähigkeit der Haut, sich dem Ansaugen zu widersetzen
- Elastizität: Fähigkeit der Haut, wieder in den ursprünglichen Zustand zurückzukehren

Der Therapeut erhält relevante Informationen über die viskoelastischen Eigenschaften der Haut bzw. des Narbengewebes.

HINWEIS
Das Gerät wird von einigen Autoren als durchaus zuverlässig eingestuft, wenn es um die Datenerhebung zur Elastizität und zu den Verlängerungseigenschaften von Narbengewebe geht.

7.5.5 Muskuloskeletaler Ultraschall (Sonografie)

Der muskuloskeletale Ultraschall ist in den Therapiefachberufen in Deutschland noch nicht sehr verbreitet. Auf dem letzten Weltkongress der Physiotherapie (WCPT) in Singapur wurden seine Wichtigkeit und die diagnostischen Möglichkeiten, die sich den therapeutischen Berufsgruppen durch die Nutzung eines solchen Geräts erschließen, klar betont.

Der Ultraschall wird mithilfe eines piezoelektrischen Kristalls in der Untersuchungssonde erzeugt. Der Kristall beginnt zu schwingen, sobald er einer elektrischen Wechselspannung ausgesetzt ist. Die Schallschwingungen werden durch den Schallkopf auf das Gewebe übertragen. Im Körper befinden sich unterschiedlich feste Strukturen, die den Schall reflektieren und zurückwerfen. Der Schallkopf fängt diese Signale auf und wertet sie aus, um daraus ein Bild des untersuchten Körperteils zu erstellen.

Beim diagnostischen Ultraschall besteht – im Vergleich zu den meisten anderen bildgebenden Verfahren – der Vorteil, dass das Narbengewebe während einer Bewegung dargestellt werden kann. Hierdurch lässt sich einerseits das Narbengewebe selbst in seiner Struktur und seinem Verlauf abbilden, andererseits lassen sich bestenfalls auch Adhäsionen, die mit anderen Strukturen bestehen, darstellen. Bei Nachuntersuchungen lässt sich zudem der Therapieerfolg eindeutig feststellen, wenn unphysiologisches Gewebe beseitigt bzw. reduziert und Bewegung wiederhergestellt werden konnte (➤ Abb. 7.2).

HINWEIS
Es braucht allerdings mehr Zeit, um die korrekte Interpretation von Ultraschallbildern zu erlernen, als es z. B. für Röntgenbilder der Fall ist. Außerdem müssen Geräte mit höherer Leistungsfähigkeit eingesetzt werden: Unter 22 MHz ist die Darstellung von Narbengewebe kaum verwertbar, es müssen eher höhere Frequenzen gewählt werden.

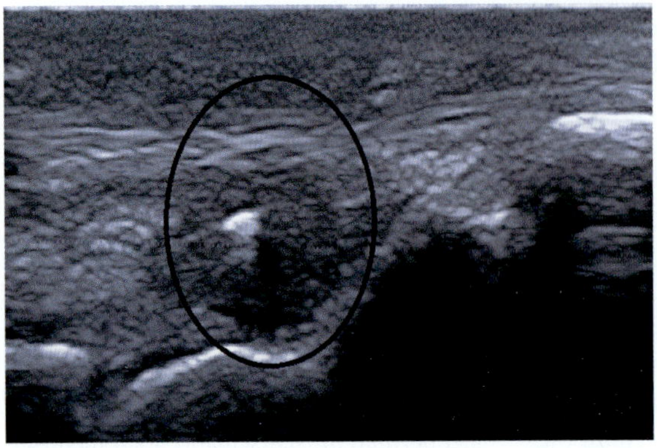

Abb. 7.2 Die Sonografie zeigt deutlich die veränderte Integrität der Sehnenfasern direkt über einer Kalzifikation, beides durch eine Schnittverletzung der Handextensoren verursacht. [P311]

7.6 Cibionic®-System

David Boeger

7.6.1 Therapeutisches Instrument zur Befundung und zum Lösen von Narbengewebe

Speziell für die Boeger-Narbentherapie wurde ein Instrument entwickelt, das die Gewebsspannung des konvexen Pols (➤ Abb. 7.3) misst und dokumentiert. Das konnte bislang in der Narbentherapie von Therapeuten nur manuell ertastet und von Patienten gefühlt werden.

Mit diesem neuen Therapiesystem ist es möglich, die Krafteinwirkung der Therapie auf das Narbengewebe zu messen und den Lösungsprozess zeitgleich zu dokumentieren. Der konstante Druck, der durch das Cibionic®-System auf das Narbengewebe gegeben wird, übertrifft die Kraft und Wirksamkeit der manuellen Therapie um ein Vielfaches. Die durch die Messungen gewonnenen Daten sind wichtig für die Interpretation von entzündungsbedingten Verklebungen und deren Therapieverlauf.

Für den Beleg der Wirksamkeit der Boeger-Narbentherapie sind folgende Punkte von großer Bedeutung:

- Den konvexen Pol der Hautfalte zu finden und ihn sicher zu komprimieren (➤ Abb. 7.3).

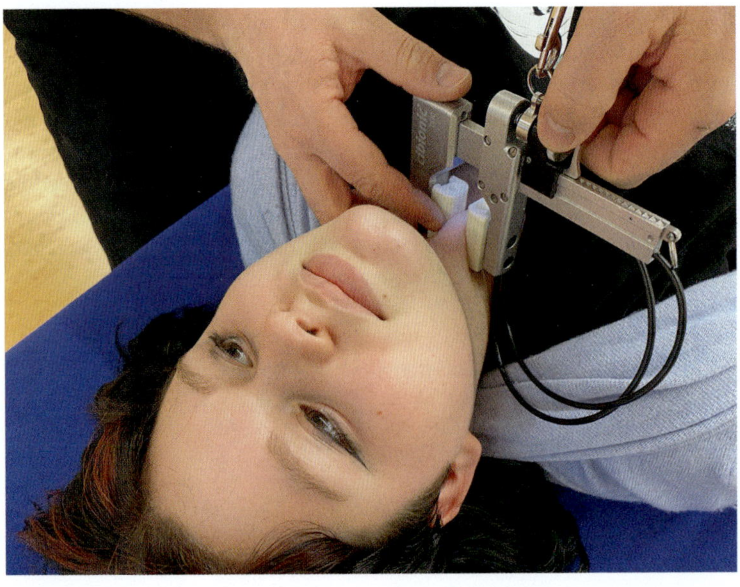

Abb. 7.3 Anlegen des Cibionic®-Therapiegeräts [P312//L293]

- Einen Druck zwischen 2.000 und 7.000 g auf die Hautfalte zu geben und ihn für 60 Sekunden konstant zu halten.
- Den Therapieverlauf in Echtzeit zu dokumentieren.

Dem Behandlungsdiagramm können folgende Informationen entnommen werden (➤ Abb. 7.4):

- Datum und Uhrzeit
- Name des Patienten
- Körperregion, die behandelt wird
- Abstand der Wangen
- Adhäsion oder Narbe
- Druck in Gramm oder Newton (Beginn/aktueller Druck/numerische Druckdifferenz/prozentuale Druckdifferenz)

Der horizontalen Zeitachse des Diagramms ist zu entnehmen, dass die Intervention mit dem Cibionic®-Instrument zur Narbenbehandlung jeweils auf 60 Sekunden festgelegt ist. Auf der **vertikalen Achse** wird der von den Wangen auf die Adhäsion erzeugte Druck in Gramm oder Newton angezeigt.

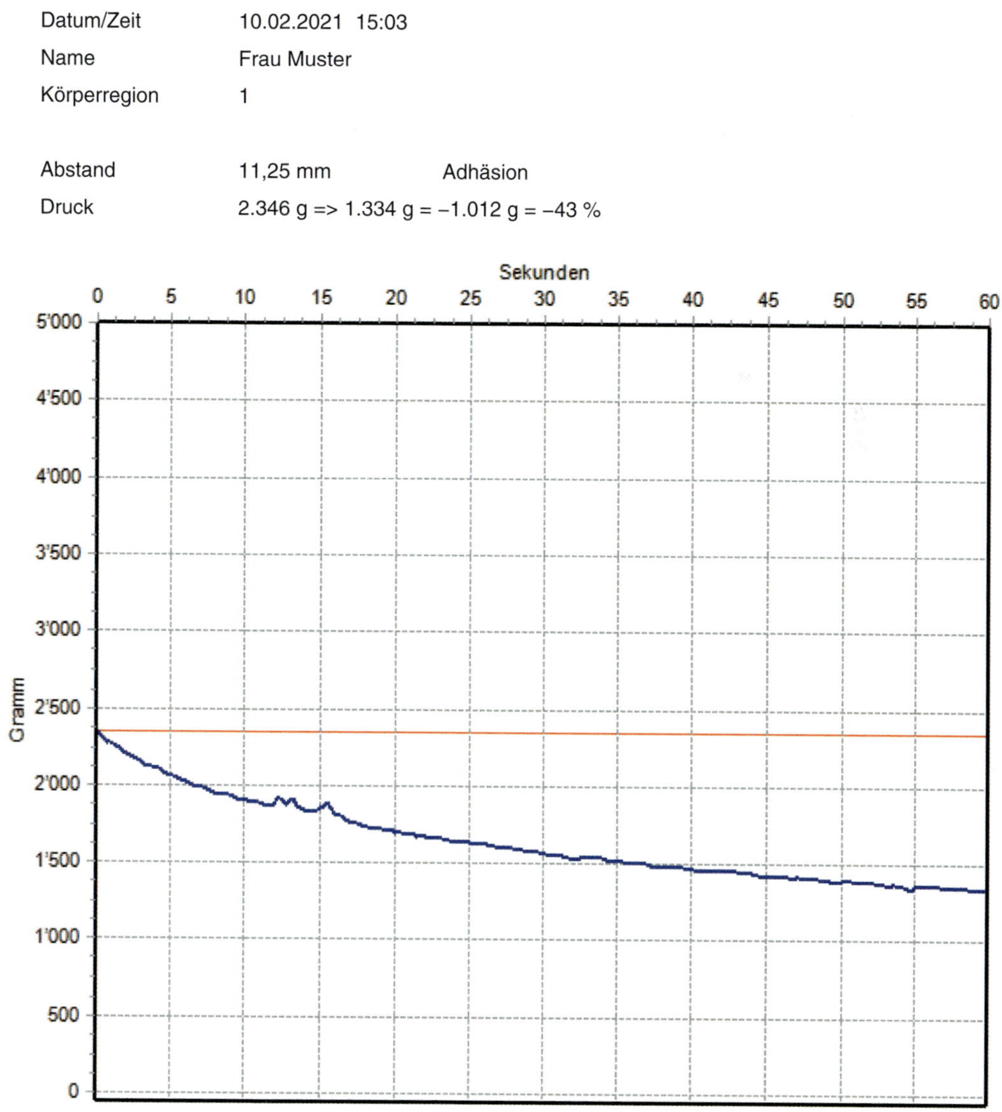

Abb. 7.4 Behandlungsdiagramm aus dem in ➤ Kap. 7.6.2 beschriebenen Beispiel einer Behandlung der Drosselgrube [P312/L923]

7.6.2 Therapieablauf mit dem Cibionic-Instrument

Die lösende Intervention mit dem Cibionic-Instrument beginnt, wenn die zu therapierende Person einen Schmerzimpuls von acht Punkten auf der Schmerzskala von 1 bis 10 Punkten (➤ Abb. 8.37) wahrnimmt. Die Reduktion des therapeutischen Schmerzes können sowohl der Therapeut als auch der Patient auf dem Display des Computers mitverfolgen. Der vom Instrument in Echtzeit gemessene Gewebsdruck sollte sich innerhalb von 60 Sekunden um mindestens 20 % reduzieren. Die Praxiserfahrungen haben gezeigt, dass diese Druckreduktion vom Patienten als positiver Impuls toleriert wird. Wenn der Druck sich nicht adäquat reduziert, bedeutet dies, dass diese Körperregion im Moment nicht für die Therapie bereit ist. Hierfür kann es zwei Gründe geben:

- Es liegt lokal eine akute oder chronische Schwellung des Gewebes vor.
- Es kann auf eine generalisierte, venöse Rückstauproblematik hinweisen, die durch einen erhöhten Sympathikotonus, Adhäsionen in der Fossa jugularis oder eine Leberproblematik ausgelöst werden. Daraus ergeben sich drei Patiententypen. Sie sind im ➤ Kap. 8.2.4 ausführlicher beschrieben.

Praxisbeispiel

In ➤ Abb. 7.5 sind drei Verlaufskurven einer Behandlung der Drosselgrube dargestellt. Die Ursache für die Adhäsionen in der Halsregion der Patientin war eine Mandeloperation, der sich die Patientin nach chronischer Entzündung der Tonsillen unterziehen musste.
Die einzelnen prominenten Ausschläge auf den Kurven sind das Resultat leichter Kopf- oder Schluckbewegungen der Testperson. Die Testperson wurde vor der Intervention mit dem Instrument mit den drei Basisbewegungen getestet. Die endgradigen Bewegungen wiesen bei allen Tests symmetrisch ein gewisses Defizit auf. Ihr Haltungsbefund in Rückenlage ergab eine Protraktionsneigung des Schultergürtels und ein Streckdefizit der Knie.
Nach der dreiminütigen Intervention mit dem Instrument verbesserten sich alle drei Testbewegungen deutlich. Die Knie lagen der Unterlage auf, der Schultergürtel bewegte sich in die Retraktion und die Patientin berührte bei der Anteversion mit den Oberarmen die Unterlage. Flexion und Abduktion der Hüftgelenke waren endgradig möglich.

In ➤ Tab. 7.3 sind die Daten aufgeführt, die durch die dreimalige Anwendung des Instruments auf die Hautfalte der Drosselgrube einer Testperson gewonnen wurden. Der Druck der Wangen des Instruments wurde erhöht, indem der Abstand zwischen den Wangen um je einen halben Millimeter verringert wurde. Der durch die Verringerung des Wangenabstands ausgelöste therapeutische Schmerz

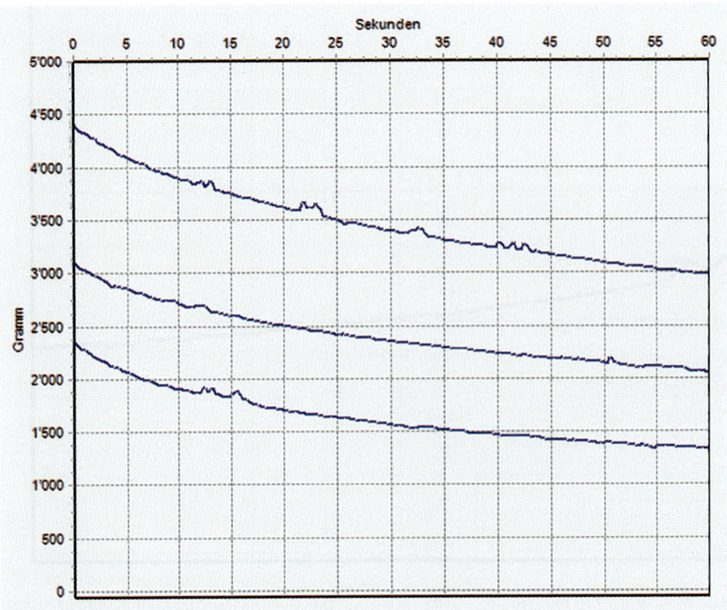

Abb. 7.5 Verlaufskurven dreier Interventionen [P312/L923]

Tab. 7.3 Zusammenfassung der Werte einer Behandlung der Drosselgrube

Körperregion	Druck auf Hautfalte	Druckreduktion	Druckerhöhung	Wangenabstand (mm)	Zeit (Sekunden)
1	2.346–1.334 g	1.012 g/43 %	–	11,25	60
1	3.094–2.052 g	1.042 g/34 %	748 g	10,70 (–0,55)	60
1	4.403–2.980 g	1.423 g/32 %	1.309 g	10,15 (–0,55)	60
Zusammenfassung	4.403–2.346 g	–	2.057 g	–1,1	180

wurde von der Testperson geäußert, wenn er auf der Schmerzskala 8 von 10 Punkten erreicht hatte. Nach 60 Sekunden Intervention reduzierte sich der therapeutische Schmerz nach Äußerung der Testperson auf nahezu Null.

7.6.3 Qualitätssicherung in der Boeger-Narbentherapie

Standards der Qualitätssicherung, wie sie im Konzept des Total Quality Managements als Standard in der Industrie definiert sind und Grundlage der DIN-Normen bilden, bestehen nach Kenntnisstand des Autors in der Narbentherapie bisher nicht. Um aussagekräftige Therapieergebnisse zu erreichen, orientiert sich die Boeger-Narbentherapie an den drei Hauptgütekriterien: Objektivität, Reliabilität und Validität.

- **Objektivität:** Hierfür bedient sich die Boeger-Therapie ausgewählter neutraler Tests und Re-Tests. Kern der Durchführungsobjektivität ist, dass das Untersuchungsergebnis vom Anwender unbeeinflusst bleibt. Die Objektivität in der Boeger-Narbentherapie ist durch folgende festgelegte Parameter gewährleistet: Vergleich des Ist- mit dem Soll-Zustand in Bezug auf Druckempfindlichkeit, Schmerz und passive Beweglichkeit.
- Die **Reliabilität** beschreibt die Verlässlichkeit oder Genauigkeit des Testergebnisses und verfügt mit dem Cibionic®-System über ein genormtes Messmittel, das die Veränderung der Gewebespannung und die Dicke der Hautfalte während einer zeitlich definierten Intervention misst und in Echtzeit protokolliert. Diese Überprüfung kann jederzeit wiederholt werden und wird dasselbe Ergebnis anzeigen, da mit der Boeger-Therapie gelöstes Narbengewebe auf Dauer gelöst bleibt. Die Langzeitwirkung der Therapieerfolge ist somit nachweisbar. Zur Überprüfung der Therapieerfolge kommen neben des Cibionic-Instruments noch folgende Tools zum Einsatz:
  - Test des Finger-Boden-Abstands
  - Drei Basisbewegungen: Streckung, Beugung, Spreizung
  - Subjektive Schmerzskala (➤ Abb. 8.37)
  - Messung der Patientenzufriedenheit mit der physiotherapeutischen Intervention erfolgt anhand einer visuellen Analogskala (VAS) und einer numerischen Rating-Skala (NRS). Auf einer Skala von 1 bis 10 teilen die Patienten mit, wie zufrieden sie mit der Zielerreichung und der Behandlung sind.
- Grundvoraussetzung für eine gute **Validität** ist das Vorhandensein von Objektivität und Reliabilität. Die vom Cibionic®-System generierten Werte werden numerisch und grafisch in einem Diagramm dargestellt (➤ Abb. 7.4). Pre-Test und Re-Test in der Boeger-Therapie sind vorgegeben. Die Untersuchungsergebnisse sind sowohl in der Durchführung, der Auswertung als auch der anschließenden Interpretation standardisiert und können daher objektiv beurteilt werden. Die Dokumentation der einzelnen Interventionen lassen sich auf einer Skala zusammengefasst darstellen.

Messkriterien des Cibionic®-Systems:

- Abstand der Wangen zueinander zum Nachweis der Reduzierung der Hautfaltendicke
- Messen des Gewebsdrucks in Gramm/Newton
- Dauer des angewendeten Gewebsdrucks in Sekunden
- Aufzeichnung des nachlassenden Gewebsdrucks, numerisch und in Prozent
- Visuelle Analogskala (VAS)
- Numerische Rating-Skala (NRS)
- Patientenbezogene Dokumentation von Tag und Uhrzeit

7

7.7 Kinesiologie

Nils Bringeland

Es gibt Situationen, in denen man als Therapeut keine klaren Befundergebnisse zu einer Narbe erhält und trotzdem das Gefühl hat, dass sie die Ursache des Patientenproblems ist. Vermutlich kennt jeder Therapeut dieses intuitive Gefühl. Eine mögliche Erklärung ist, dass Narben sehr vielschichtig in ihren Komponenten – sowohl somatisch als auch psychisch – sind. Zudem lässt sich wohl kaum leugnen, dass diese Ebenen ebenfalls einen erheblichen Einfluss aufeinander haben können. Der Therapeut steht nun vor dem Dilemma, dass er, als Therapeut, „vom Gefühl her" gern die Narbe behandeln würde, ihm jedoch entsprechende Befundpunkte fehlen, mit denen er seine Therapiewahl begründen kann.

Hier kommt die Kinesiologie ins Spiel: Sie ist eine noch recht junge Methodik und geht in ihrem Wortstamm auf die Bewegungslehre zurück. Der Begründer der Kinesiologie, George Goodheart stellte als Erster fest, dass sich die Kraftantwort bei einem Muskeltest drastisch ändern kann, wenn der Patient die Hände auf bestimmte Stellen des Körpers legt. Hieraus entwickelte die Kinesiologie die Grundannahme, dass bei einer wie auch immer gearteten Störung des Geistes oder des Körpers die Bewegung in irgendeiner Form eingeschränkt sein muss. Die Grundlage hierfür wird in einer körpereigenen, energetischen Feedback-Schleife gesehen. Der menschliche Körper „weiß" der kinesiologischen Idee zufolge am besten selbst, was ihm guttut bzw. was ihn stört. Dies bezieht sich auf alle Aspekte, die das Individuum ausmachen, seien es psychische (mentale, emotionale), biochemische oder strukturelle Anteile der Gesundheit.

Um Defizite festzustellen, nutzt der Therapeut verschiedene Muskeltests, sogenannte Challenges. Sie stellen eine diagnostische Provokation dar. Eine **Challenge** kann z. B. wie folgt ablaufen:

- Ein Patient hat eine alte Blinddarmnarbe, die im Verdacht steht, Probleme auszulösen. Der Therapeut bittet den Patienten, sich auf den Rücken zu legen. Nun überprüft er die Kraft der Hüftbeuger: Der Patient beugt das Bein bei 90° in Knie und Hüfte, der Therapeut drückt in die Hüftextension und prüft, ab wann der Patient nachlässt. Das Ergebnis wird als Ausgangswert festgelegt (➤ Abb. 7.6a).
- Dann reibt der Therapeut den zugehörigen Sedierungspunkt mit moderatem Druck für einige Sekunden. Dieser Punkt liegt auf Höhe der distalen Trizepsinsertion. Im Anschluss drückt der Therapeut das Bein erneut in die Extension. Lässt es sich deutlich leichter herunterdrücken, ist das Testprozedere für eine Befundung anwendbar.
- Im nächsten Schritt legt der Patient eine Hand auf seine Narbe und der Therapeut testet erneut die Kraft der Flexoren (die Körperseite spielt keine Rolle) (➤ Abb. 7.6b). Sieht der Körper die Narbe als Störfeld an, verliert der Patient zum Teil massiv an Kraft. Die Intensität des Kraftverlusts kann als Indikator für das Ausmaß der Störung angesehen werden. Ist der Test positiv, ist eine Behandlungsindikation gegeben.

Auch wenn der wissenschaftliche Nachweis noch aussteht, zeigt sich das Verfahren in der Praxis erstaunlich effektiv. Ein möglicher Erklärungsansatz wäre, dass die Hände der Patienten wie eine Art Detektor fungieren. Störungen, wie Narben sie darstellen können, sind im Körperbild – wenn auch oft unbewusst – präsent und die Hände „erinnern" uns an die Präsenz der Störfelder. In diesem Moment richtet der Körper möglicherweise seine Aufmerksamkeit auf das Störfeld und die Koordinationsfähigkeit zur Kontrolle des jeweiligen Muskels fehlt. Die tieferen wissenschaftlichen Grundlagen hierzu stehen jedoch noch aus. Dies wäre vergleichbar mit dem eigenen Mobiltelefon: Wenn ich zu viele Apps offen habe, werden sie langsamer, fangen vielleicht an zu ruckeln, haken oder Ähnliches. Geht also durch die Aufmerksamkeit unseres zentralen Nervensystems (ZNS) für die Narbe Rechnerleistung verloren, fehlt diese für eine adäquate Steuerung der zu testenden Muskulatur. Somit kommt es zu einem Kraftverlust.

7.8 Adheremeter

Nils Bringeland

Das Adheremeter ist für funktionell arbeitende Therapeuten vermutlich das aktuell wichtigste Instrument. Es wird eingesetzt, um den Adhäsionsgrad einer Narbe zu bestimmen. Es sollte jedoch mindestens die Reepithelisierung abgeschlossen sein, idealerweise werden jedoch abgeheilte Narben beurteilt.

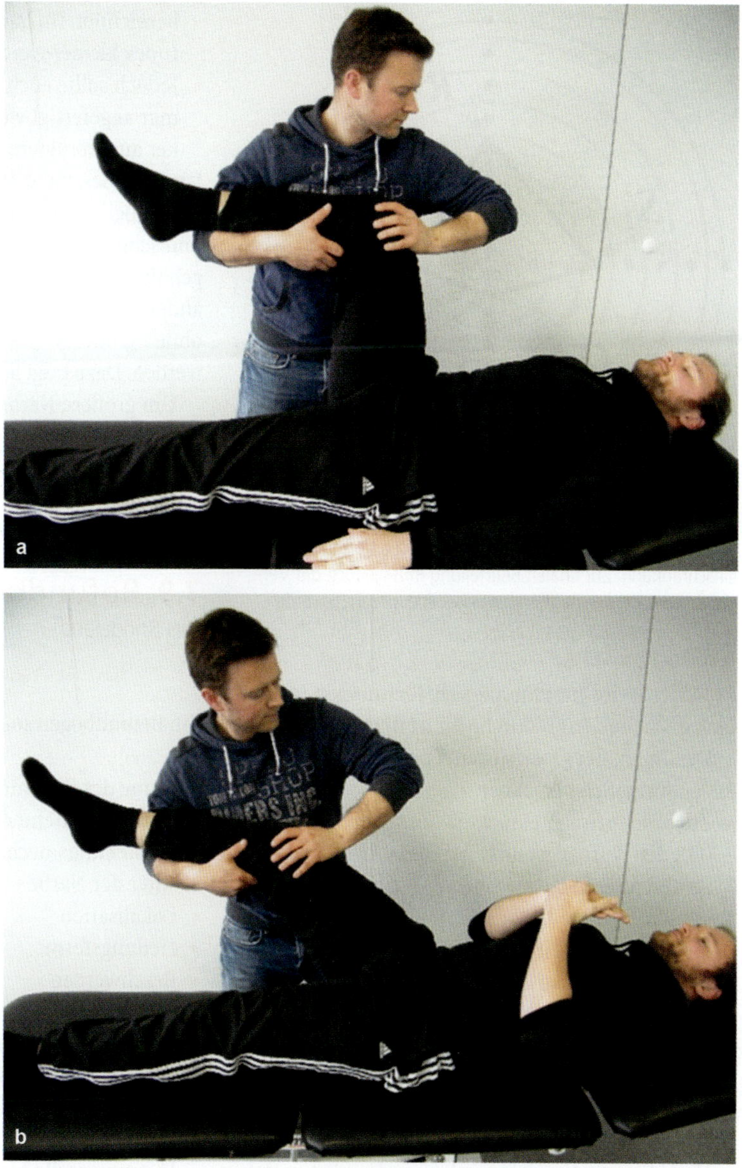

Abb. 7.6 Kinesiologischer Muskeltest (Challenge) [P311]

Es handelt sich hierbei um eine Grafik, die von Ferriero et al. (2010) entwickelt wurde (➤ Abb. 7.7). Das Assessment wurde von dem Team konzipiert und zeitnahe validiert, d. h. auf seine Aussagekraft hin überprüft (und bestätigt). Die Vorlage kann kostenfrei unter adheremeter.appspot.com oder narbentherapie.de heruntergeladen werden. Diese Vorlage wird auf einer Folie ausgedruckt und ausgeschnitten.

Um die Mobilität einer Narbe zu beurteilen, wird entweder gezielt ein Bereich auf einer punktförmigen Narbe festgehalten oder es wird mit einem Stift ein Punkt auf einer Narbe gemacht. Das Tool kann nun mit der einen Hand über der Narbe gehalten werden und bleibt an diesem Ort, während ein Finger der anderen Hand in eine „Bucht" auf die Haut gelegt wird. Mit moderatem Druck wird die Narbe vom zentralen Markierungspunkt auf der Grafik weggezogen, bis das Gewebe sich nicht mehr verschieben lässt. Der jeweilige Verschiebungsgrad lässt sich an der ringförmigen Skala ablesen. Das

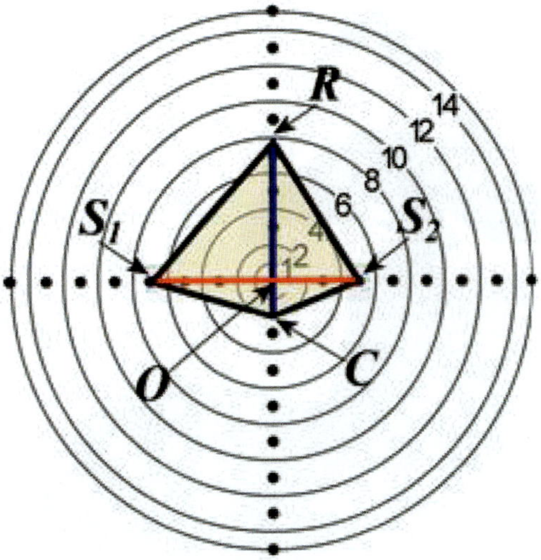

Abb. 7.7 Die Abbildung zeigt eine mögliche Verschiebungseinschränkung. Zur finalen Beurteilung muss jedoch der Vergleichswert der kontralateralen Seite hinzugezogen werden. [P311]

Procedere wird nun für alle vier Richtungen (proximal, distal, bilateral) durchgeführt und notiert.

Der Index der Oberflächenverschieblichkeit wird folgendermaßen berechnet:

- Zunächst betrachtet man das Zentrum der Grafik (O), den Ausgangspunkt der Messung. S_1 und S_2 repräsentieren die jeweiligen Maximalpunkte der Verschieblichkeit. Die beiden Punkte werden addiert ($S_1 + S_2$). Mit der Ausrichtung proximal und distal wird ebenso verfahren (P + D). Die beiden Werte werden dann miteinander multipliziert und durch zwei geteilt, um die Fläche zu erhalten: Also lautet die Formel $((S_1 + S_2) \times (P + D)) : 2 =$ Fläche. Diese Fläche ist identisch mit dem Index für die Oberflächenverschieblichkeit.
- Nachdem die Narbe befundet wurde, wird an der gegenüberliegenden Körperseite der gleiche Körperanschnitt auf die gleiche Weise untersucht; die Werte werden auch hier notiert. Auch für die nicht betroffene Seite wird der Oberflächenverschieblichkeits-Index berechnet.
- Abschließend wird der Oberflächenverschieblichkeits-Index der betroffenen Seite von dem Index der nicht betroffenen Seite abgezogen. Das Ergebnis stellt die Differenz der beiden Flächen dar und zeigt somit den Grad der Adhäsion an. Dieses Ergebnis wird auch als „Adhäsions-Index“ bezeichnet. Im Laufe der Therapie sollte dieser Index kleiner werden.
- Jedoch sollte auch die grafische Darstellung immer angefertigt werden, da hier schnell die stärker ausgeprägten Adhäsionen sichtbar werden.

Dieses Assessment stellt eine wertvolle Dokumentationsmöglichkeit für Therapeuten dar, da sie valide und schnell durchführbar ist. Veränderungen der Ergebnisse können sowohl vom Patienten als auch von anderen an der Therapie beteiligten Fachkräften auch ohne größeres Hintergrundwissen nachvollzogen werden. Dazu trägt auch die grafische Darstellung bei.

Um größere Narben in ihrer Mobilität zu beurteilen, kann zudem das **modifizierte Adheremeter** genutzt werden.

7.9 Befundbogen

Nils Bringeland

Ein Befundbogen sollte die folgenden Punkte enthalten:

- Name des Patienten
- Datum der Befunderhebung
- Entstehungsmechanismus
- Alter der Narbe
- Lokalisation
- Heilungsform
- Beschwerden
- Mögliche betroffene Strukturen
- Einschränkungen in der Verschieblichkeit (z. B. gemessen über das Adheremeter)
- Bewegungsausmaß (bei Gelenken)
- Skala und Score
- Instrumentelle Messung
- Fotodokumentation
- Geplante therapeutische Interventionen

Auch die kinesiologische oder die energetische Testung kann miteinbezogen werden.

Diese Punkte müssen nicht vollständig ausgefüllt werden. Der Therapeut legt für sich die aus seiner Sicht relevanten Assessments fest und orientiert sich daran. Im Laufe der Therapie muss er entscheiden, ob er andere Assessments ergänzen möchte. Eine Vorlage kann unter www.narbentherapie.de kostenlos heruntergeladen werden.

KAPITEL

8 Narbenbehandlung

8.1 **Narbenmassage** ... 92
8.1.1 Wirkprinzipien der Massage ... 93
8.1.2 Intensität der Anwendungen ... 95
8.1.3 Die junge Narbe ... 95
8.1.4 Die abgeheilte Narbe ... 96
8.1.5 Techniken ... 97

8.2 **Boeger-Narbentherapie** ... 100
8.2.1 Die fünf Prinzipien der Boeger-Narbentherapie ... 100
8.2.2 Diagnostizieren im komplexen Fasziensystem ... 107
8.2.3 Diagnostik in der Boeger-Narbentherapie ... 108
8.2.4 Interpretation der drei Basisbewegungen ... 112
8.2.5 Therapie ... 122
8.2.6 iXpending® – das fasziale Trainingskonzept mit dem physiologischen Haltungstraining ... 131

8.3 **Narben und Emotionen** ... 132
8.3.1 REMovement in der Physiotherapie ... 132
8.3.2 Wenn Wunden nicht heilen wollen ... 134
8.3.3 Anleitung zum Self-REMovement ... 136
8.3.4 Fazit ... 137

8.4 **Manuelle Narbenmobilisation** ... 138
8.4.1 Mobilisation in den frühen Phasen ... 138

8.5 **Mobilisation abdominaler Narben** ... 144
8.5.1 Technik zur abdominalen Mobilisation ... 145

8.6 **Intraorale Behandlung** ... 147

8.7 **Honigtherapie (MELT-Therapie)** ... 148
8.7.1 Hintergrund ... 149
8.7.2 Medizinischer Honig ... 150
8.7.3 Anwendung ... 152

8.8 **Schröpfen** ... 153
8.8.1 Historie ... 153
8.8.2 Wirkungsweise ... 154
8.8.3 Anwendung ... 155

8.9 **Medical Flossing** 157

8.10 **Forced Release/Faszienmanipulation** 160
8.10.1 Anwendung der Faszienmanipulation/des Forced Release 161

8.11 **Energetische Narbenbehandlung in der Alternativmedizin** 167
8.11.1 Traditionelle Chinesische Medizin (TCM) 167
8.11.2 Neuraltherapie 169
8.11.3 Homöopathie 170
8.11.4 Phytotherapie 171

8.12 **Die Bedeutung der Lymphdrainage in der Narbenbehandlung** 172
8.12.1 Anatomie des Lymphgefäßsystems 172
8.12.2 Störung des Lymphgefäßsystems 173
8.12.3 Anwendung der manuellen Lymphdrainage 174

8.13 **Geräte- und instrumentengestützte Maßnahmen** 175
8.13.1 Narbentapes 175
8.13.2 Narbenstift 176
8.13.3 Roller und Bürsten 178
8.13.4 Ultraschall 179
8.13.5 Infrarotlicht 179
8.13.6 Elektrotherapie 180

8.14 **Physiotherapie bei Verbrennungswunden** 180
8.14.1 Physiotherapie in der frühen posttraumatischen Phase 180
8.14.2 Physiotherapie in der präoperativen Phase 181
8.14.3 Physiotherapie in der frühen postoperativen Phase 182
8.14.4 Physiotherapie in der späten postoperativen Phase 183
8.14.5 Physiotherapie Rehabilitationsphase 183

8.1 Narbenmassage

Nils Bringeland

Die Narbenmassage ist wohl die bekannteste Form der Narbenbehandlung. Es gibt zahlreiche Varianten, die je nach Stand der Wundheilung, Narbenform, Empfindlichkeit usw. sehr unterschiedlich in der Durchführung sein können. Die Variabilität der Anwendungen reicht von leichtesten Berührungen bis zu intensiven Mobilisationen (Pollok 2015). Es gilt, sich permanent am Zustand des Gewebes zu orientieren. Bei einer frischen Wunde sollte nur mit leichten Techniken gearbeitet werden, während eine heilende Narbe für ihre zukünftige Funktion vorbereitet wird. Bei abgeheilten funktionsgestörten Narben sind teilweise kräftigere, mobilitätsfördernde Techniken notwendig. Insbesondere für diese Narbenform konnten in den letzten Jahren zunehmend Nachweise zur Effektivität der Narbenmassage erbracht werden. Besondere Gebiete der Narbenbehandlung, die in der Vergangenheit zunehmend Aufmerksamkeit bekommen haben und bei denen die Wichtigkeit der Behandlung vermehrt an Popularität gewinnt, sind z. B. Brandwunden und Brustamputationen (Ritter-Demuth 2007, Josenhans 2007).

Bereits im 16. Jahrhundert wurde von dem Chirurgen Ambroise Paré erkannt, dass für Patienten, die eine Massage erhielten, ein geringeres Risiko für Wundheilungsstörungen bestand und sie darüber hinaus bessere Wundheilungsergebnisse aufwiesen. Aufgrund seiner frühen Beschreibungen tragen viele Techniken aus der klassischen Massage französische Bezeichnungen. Mittlerweile sind die zugrunde liegenden Prozesse recht gut erforscht und untermauern die Wichtigkeit einer frühzeitigen Behandlung im Laufe einer Wundheilung (Kolster 2016).

8.1.1 Wirkprinzipien der Massage

Die Massage kann durch die Breite der möglichen Interventionen grundsätzlich verschiedenste Effekte erzielen. Für alle Techniken werden jedoch die folgenden Wirkprinzipien angenommen, wobei berücksichtigt werden muss, dass es untrennbare Überschneidungen gibt, wie z. B. bei den biochemischen und psychologischen Effekten (Kolster 2016, Costa 2004).

Mechanische Effekte

Der wohl naheliegendste Effekt ist der **Mobilisationseffekt.** Durch die manuelle Intervention kommt es zur Verschiebung von Gewebeanteilen und -schichten. Je nach Intensität der Anwendung werden außerdem Verklebungen – oder Crosslinks (also bindegewebige Strukturen, die eine physiologische Mobilität verhindern) – gelöst. Dies geschieht durch die sogenannte Kollagenase, die von Fibroblasten und Makrophagen initiiert wird.

Bei einer Massage mit geringer mechanischer Intensität kommt es vor allem zu einer Ausstreichung des Gewebes, wodurch die Durchblutung und der Lymphfluss angeregt werden. Diese Prozesse werden dadurch unterstützt, dass durch den Einfluss des vegetativen Systems zusätzliche Kapillaren geöffnet werden können, was wiederum zu einer Vergrößerung der Gesamtkapillaroberfläche führt. Ergänzend wird durch den angeregten Lymphfluss der Interstitialraum verkleinert, wodurch sich die Diffusionswege für Sauerstoff und Nährstoffe verkürzen. Aufgrund der darauffolgenden erhöhten Stoffwechselaktivität entstehen vermehrt Stoffwechselendprodukte, die jedoch durch die verbesserte Transportsituation umgehend abtransportiert und ausgeschieden werden können. Die Folge ist – insbesondere bei darauf abzielenden Techniken wie der manuellen Lymphdrainage – ein höheres Harnvolumen.

Zudem liegt in einem jungen Wundgebiet sehr häufig ein muskulärer sowie ein faszialer Hypertonus vor. Die daraus resultierende Spannung kann eine vermehrte mechanische Belastung des sich ausbildenden Gewebes darstellen, wodurch wiederum unphysiologische Narbenentwicklungen auftreten können. Dieses Risiko kann durch angepasste Massagetechniken, die auf eine Tonusreduktion abzielen, reduziert werden.

Biochemische Effekte

Aufgrund der erhöhten Stoffwechselrate während der ersten Wundheilungsphasen und einer vorübergehend durch Schädigung reduzierten Fähigkeit des Körpers, die resultierenden Stoffwechselendprodukte abzutransportieren, driftet das Milieu zunehmend in einen sauren Bereich ab. Durch die mechanische Stimulation der Abtransportsituation können die sauren Stoffwechselendprodukte beseitigt werden und die stattfindenden biochemischen Prozesse ungestört ablaufen.

Werden mechanisch intensivere Techniken verwendet, wird die Produktion von Entzündungsmediatoren und verschiedenen Proteinen stimuliert. Dies trifft insbesondere für **Irritationstechniken wie Friktionen** zu, bei denen es zu beabsichtigten minimalen Verletzungen des Gewebes kommt. Durch die Zerstörung von Zellen und Gewebe werden diverse Substanzen wie z. B. Phospholipase A_2 freigesetzt, die wiederum Mastzellen stimulieren. Diese Zellen haben u. a. die Aufgabe, Arachidonsäure zu produzieren, die das Ausgangsmaterial für einige Entzündungsmediatoren (wie z. B. Prostaglandin H_2 und Leukotriene) darstellt.

Neben den erwähnten Prozessen kann der Therapeut durch Massageanwendungen gezielt die **Freisetzung von Endorphinen** unterstützen. Diese opiatähnlichen Substanzen (Opioidpeptide) sorgen durch eine Kopplung an eigene Rezeptoren für eine Unterdrückung von Schmerzreizen. Ihnen wird sogar eine stimmungshebende Wirkung nachgesagt, der wissenschaftliche Nachweis steht aber bisher aus. Dieser Effekt ist jedoch dem Serotonin zuzuschreiben, das ebenfalls durch eine Massage vermehrt produziert wird. Es wirkt motivationsfördernd, angstreduzierend und antidepressiv.

PRAXISTIPP

Insbesondere Patienten, die nach einer Operation oder nach Frakturen stationär behandelt werden und durch ihre aktuelle Situation Stresshormone wie Adrenalin ausschütten, provozieren hierdurch eine durch Myofibroblasten ausgelöste übermäßige Wundkontraktion. Dieser Effekt kann durch Prostaglandin gegenreguliert werden: Die Myofibroblasten entspannen sich.
Liegt jedoch eine größere Verletzung vor, werden häufig von ärztlicher Seite nichtsteroidale Antiphlogistika, wie Ibuprofen oder Diclofenac, zur Schmerzsenkung gegeben. Diese Substanzen reduzieren die Prostaglandingenese und erhöhen somit das Risiko einer Narbenkontraktur. Diesem Effekt kann durch Massage entgegengesteuert werden.

Werden mechanisch intensivere Techniken, wie Hautrollungen oder Friktionen, verwendet, wird eine lokale Produktion von **Histamin** angeregt. Dieser Entzündungsmediator provoziert eine kurzfristige Entzündungsreaktion, die durch Erwärmung, Rötung, Schwellung und Juckreiz gekennzeichnet ist. Diese Reaktion hält etwa 30 Minuten an.

Reflektorische Effekte

Durch die Anwendung von Massage können aufgrund reflektorischer Effekte einige positive Wirkungen erzielt werden. So werden z. B. Mechanorezeptoren stimuliert. Da ihre Fasern stark myelinisiert sind, werden die entsprechenden Afferenzen bzw. Informationen schnell an das zentrale Nervensystem geleitet. In der Folge werden nozizeptive Afferenzen überlagert und können schlechter in das Bewusstsein durchdringen. Im gleichen Zuge wird durch den sensorischen Input der Sympathikus gehemmt und es kommt zu einer lokalen Durchblutungssteigerung sowie einer Tonusregulation im Sinne einer Entspannung. Dies trifft nicht nur auf die behandelten Areale zu, sondern ebenso auf die zugeordneten Reflexgebiete, wie sie z. B. aus der Bindegewebsmassage oder im Kontext der Head-Zonen (> Abb. 8.1) bekannt sind. Folglich können Narben, die sich in Bindegewebszonen befinden, einen Einfluss auf die zugeordneten Organe haben.

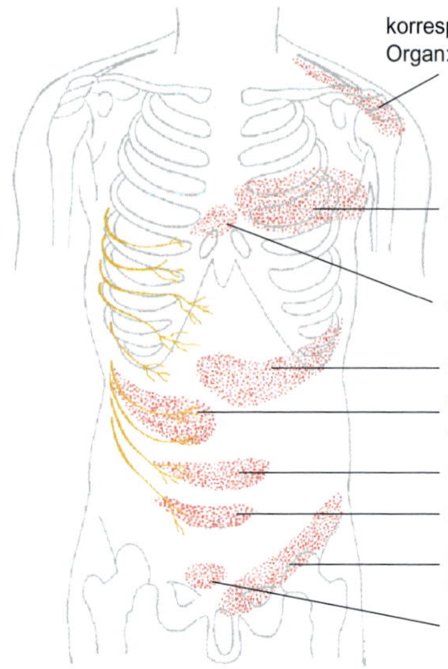

Abb. 8.1 Ausgewählte Head-Zonen, die durch Narben beeinflusst werden können [L190]

Psychologische und immunmodulierende Effekte

Ein sehr bekannter Effekt der Massage ist die Entspannung. Dass diese emotionale Ausprägung jedoch das Ergebnis eines biochemischen Zustands ist, ist heutzutage unstrittig. Die Beschreibung „psychosomatischer Leiden" kann somit hinterfragt werden, da der Körper konsequent auf biochemisch basierte Emotionen reagiert. Da durch die Massage z. B. unser Bedürfnis nach Berührung gestillt wird und Substanzen wie **Serotonin** vermehrt ausgeschüttet werden, sind wir entspannt und fühlen uns gut. Dies ist auch der Aktivierung des limbischen Systems zu verdanken, das seinerseits den Hypothalamus anregt und somit die Ausschüttung von **Oxytocin** begünstigt. Dieses Hormon kann den Blutdruck und die Ausschüttung von Stresshormonen wie Kortisol senken. Zudem wird das Schmerzempfinden (durch die oben beschriebene Endorphinausschüttung) reduziert und die Wundheilung sowie die Immunlage verbessert.

Dieser Effekt kann durch mehrere Aspekte erklärt werden:

- Die Mikrozirkulation im Gewebe verbessert sich, wodurch auch Immunzellen wie Monozyten und Leukozyten vermehrt in das Gewebe einwandern.

- Ferner können die Fibroblasten effektiver Kollagen synthetisieren, wodurch sich die Wundheilungssituation verbessert.

8.1.2 Intensität der Anwendungen

Die Beschreibung der folgenden Interventionen erfolgt anhand der Skala von Fourie und Robb (Fourie und Robb 2009, Fourie 2014). Sie ist in zehn verschiedene Intensitäten der Kraftaufwendung, aufgeteilt in vier Bereiche, unterteilt:
- **Grad 1–3:** Diese Stufen beschreiben sehr leichte Anwendungen. Der Therapeut hat hier gerade den Hautkontakt hergestellt oder geht minimal darüber hinaus. Bewegungen finden gegen kaum wahrnehmbaren Widerstand statt und für den Patienten ist es nicht unangenehm.
- **Grad 4–6:** Diese Stufen beschreiben mittlere bis festere Berührungen. Sie entsprechen dem üblichen Kraftaufwand bei klassischen Massagen, wobei es zwar manchmal für den Patienten etwas unangenehmer wird, eine Schädigung jedoch ausbleibt.
- **Grad 7–8:** Bei diesen Stufen ist der Druck recht fest und geht in die Tiefe. Der Patient empfindet die Behandlung oft als unangenehm, aber erträglich. Diese Intensität wird z. B. für die Behandlung von Triggerpunkten verwendet. Als Begleitphänomen können Hämatome auftreten.
- **Grad 9–10:** Die Druckintensität bei diesen Stufen ist sehr hoch und wird vom Patienten in der Regel als unangenehm bis schmerzhaft erlebt. Es kommt oft zu beabsichtigten (Re-)Traumatisierungen, um unfunktionelles Gewebe zu beseitigen und z. B. eine Funktion wieder zu ermöglichen oder eine gezielte Entzündungsreaktion zu provozieren.

8.1.3 Die junge Narbe

Bei einer frischen Narbe wird häufig aus Gründen der Infektionsvermeidung, übertriebener Vorsicht oder schlicht aus dem Gedanken heraus, es habe ohnehin noch keine Relevanz, keine gezielte Behandlung durchgeführt. Es sind jedoch auch **wundheilungsbezogene Symptome** zu berücksichtigen, die schon sehr früh durch eine Narbenmassage beeinflusst werden können. Hier sind u. a. Schwellung, Schmerz und muskulärer sowie faszialer Hypertonus zu nennen.

Die Wirkung der Massage kann wie folgt beschrieben werden:
- Durch den mechanischen Impuls der Intervention wird die im Gewebe befindliche Flüssigkeit mobilisiert und ihr Abtransport erleichtert.
- Zudem wird der erhöhte Gewebetonus reduziert, der sich auch auf die Ernährungs- und Stoffwechselmöglichkeit des Gewebes sowie den Spannungszustand auswirkt.

In den ersten Wochen sind vor allem sanfte Techniken indiziert, in Bezug auf die Skala in ➤ Kap. 8.1.2 wird zunächst im Bereich von Grad 1–3 gearbeitet. Hier muss neben der möglichen Überlastung des Gewebes bedacht werden, dass die Patienten oft ängstlich sind und weder selbst an der Narbe arbeiten bzw. diese überhaupt berühren noch eine andere Person unbefangen das Wundgebiet anfassen lassen. Daher sollte der Therapeut den Patienten vor der Behandlung über die Ziele und Hintergründe der Therapie aufklären. Für die Behandlung kann z. B. die im Folgenden beschriebene Technik angewendet werden.

Victory-Technik

Diese Technik eignet sich insbesondere für die Behandlung sehr junger Narben in den ersten postoperativen Tagen. Da hier noch kein Wundverschluss stattgefunden hat, ist die Absprache mit dem behandelnden Arzt obligat. Ist dies nicht möglich, kann sie als Variante auch auf dem Verbandsmaterial durchgeführt werden.
- Bei der Victory-Technik (➤ Abb. 8.2) wird die junge Narbe durch den Zeige- und Mittelfinger mechanisch gesichert, wodurch es zu einer leichten Kompression auf das der Wunde umliegende Gebiet kommt. Dadurch können sowohl eine leichte Schmerzlinderung als auch eine geringe Entstauung erreicht werden.
- Zeige- und Mittelfinger der Therapeutenhand werden hierfür beidseits der – in der Regel länglichen – zu behandelnden jungen Narbe angelegt, wobei die anderen Finger – je nach zu behandelndem Gebiet – locker auf dem nicht betroffenen Gebiet abgelegt werden.

8

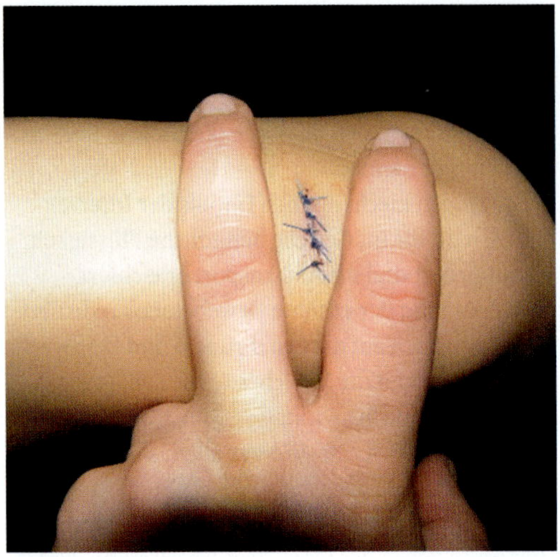

Abb. 8.2 Victory-Technik: Durch diese Form der Anlage kann vor allem junges Narbengewebe gut gegen übermäßige mechanische Reize gesichert werden. [P311]

- Der Fokus der Anwendung bleibt auf Zeige- und Mittelfinger, die nun zunächst intermittierend einen leichten Druck in das Gewebe geben. Dieser Druck geht bis zum ersten Gewebewiderstand und löst sich dann, wobei jedoch immer der Hautkontakt erhalten bleibt. Das Tempo für einen Impuls orientiert sich an 0,5 Hertz, also 1 Sekunde Druck aufbauen, 1 Sekunde lösen. Dieses Tempo hat sich als sehr effektiv erwiesen und sollte in den ersten Tagen nicht deutlich überschritten werden.
- Nach einigen Wiederholungen sollte das Gewebe leicht im Tonus nachlassen. Ist dies der Fall, kann die durch den Griff gesicherte Narbe leicht mobilisiert werden. Hierfür kann man gedanklich entweder ein Kreuz auf die Narbe legen oder dieses an der Körperlängsachse ausrichten. Entlang dieses Kompasses kann die Narbe nun z. B. nach proximal, distal und bilateral mobilisiert werden, wobei jedoch der erste Widerstand auch hier nicht überschritten werden sollte. Die Bewegungen sind möglicherweise kaum zu sehen, eine Torsion ist noch zu vermeiden (➤ Abb. 8.3).

Mit dieser einhändigen Technik können Narben über Fingerlänge nicht sehr gut behandelt werden und das Risiko einer unbeabsichtigten Überlastung des sich entwickelnden Gewebes, z. B. durch Torsionskräfte, steigt. Für die Behandlung längerer Narben sollte daher die zweite Hand hinzugenommen werden, wobei jedoch auf eine saubere Behandlung geachtet werden muss.

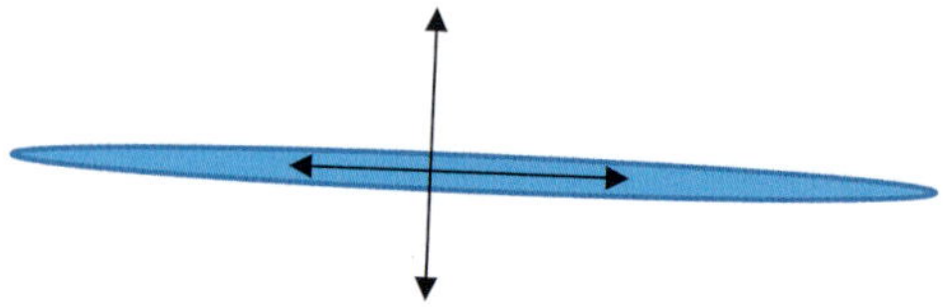

Abb. 8.3 Victory-Technik: Diese Bewegungsrichtungen können bereits recht früh in schwacher bzw. moderater Intensität ausgeübt werden, um die Narbe in ihrer Heilung zu unterstützen. [P311]

Ergänzend oder alternativ kann auch entweder mit einem Finger oder der ganzen Hand ein flächiger leichter Druck auf die Wunde ausgeübt werden. Diese Technik wird in manchen Fällen vom Patienten als „sicherer" erlebt; in diesem Fall sollte sie bevorzugt werden. Auch hier sind die oben angeführten Behandlungsprinzipien anzuwenden.

Im Zuge der fortlaufenden Wundheilung können die Techniken an Intensität gewinnen. Gegen Ende der Proliferation kann überlegt werden, unter Umständen in den Grad 4 überzugehen. Die folgenden Technikbeispiele können mit leichter mechanischer Komponente begonnen werden und im weiteren Wundheilungsverlauf ausgebaut werden.

8

8.1.4 Die abgeheilte Narbe

Nicht selten sind abgeheilte Narben die Ursache von Beschwerden, wobei diese eine breite mögliche Varianz zeigen können. Um diese Narben zu beurteilen, sollte zunächst eine Befundung durchgeführt werden (➤ Kap. 7). Danach sollte eine angemessen dosierte Intervention zum Einsatz kommen. Auf der Skala von Fourie und Robb (➤ Kap. 8.1.2) sind die Grade von 4–10 denkbar, abhängig vom Zustand des Gewebes, von der Schmerzirritation und von Begleitfaktoren wie der Einnahme von Marcumar. Die höheren Grade sind jedoch nicht zwangsläufig notwendig, um Narbengewebe zu verändern. Hier ist es eventuell viel wichtiger, dass es zu einer regelmäßigen Intervention kommt, auf die das Narbengewebe reagieren kann. Dies legen u. a. die Untersuchungen von Chapelle und Bove nahe, die innerhalb kurzer Zeit abdominale Narben (im Tierversuch) durch regelmäßige Massage beseitigen konnten (Chapelle und Bove 2012). Auch moderate Dehnungsimpulse scheinen einen positiven Effekt auf den Gewebeumbau bzw. -aufbau zu haben (Cao et al. 2015, Hardy und Woodall 1998). Aktuell kann davon ausgegangen werden, dass die regelmäßige Behandlung einen Einfluss auf das Kollagengewebe bzw. den Faszienapparat hat. Diese Annahme wird u. a. durch die Untersuchungen von Schleip et al. (2008) unterstützt.

Sollte sich die Behandlung im Rahmen der niedrigeren Grade jedoch nicht als ausreichend effektiv erweisen, sind die höheren Grade der Intensität zu wählen. Hierdurch können physiologische Entzündungsreaktionen provoziert werden, die wiederum Fibroblasten und Makrophagen zur Unterstützung der Kollagenase anregen. Dies ermöglicht den Abbau unphysiologischer kollagener Strukturen (Pollok 2015, Kolster 2016).

8.1.5 Techniken

In diesem Abschnitt werden einige Techniken zur Narbenmassage gezeigt und beschrieben. Dabei handelt es sich lediglich um Anregungen und es steht jedem frei, eigene Ideen und Techniken einzubringen. Als Grundlage dienen jedoch immer die in diesem Kapitel angeführten Hintergrundinformationen.

Um eine Narbenmassage zu beginnen, bietet sich das **Gleiten** an. Dabei kann mit einer Hand (➤ Abb. 8.4a) oder mit beiden Händen (➤ Abb. 8.4b) im Narbenverlauf gearbeitet werden. Es empfiehlt sich grundsätzlich die Anwendung eines Gleitmittels, wie z. B. Öl.

- Zunächst werden die behandelnden Finger beidseits der Narbe mit einem leichten Druck entlang geschoben; der Rückweg findet lediglich mit Hautkontakt statt. Bei den weiteren Wiederholungen wird der Druck langsam aufgebaut, um einerseits Informationen über den Gewebezustand zu bekommen und andererseits die Reaktion des Patienten berücksichtigen zu können.
- Der Druck sollte zunächst nur so weit aufgebaut werden, dass die Fingernägel des Therapeuten noch nicht weiß werden bzw. gut durchblutet sind. Eine höhere Dosierung sollte erst nach frühestens drei bis vier Behandlungen erfolgen, wenn sich keine Änderung eingestellt hat.

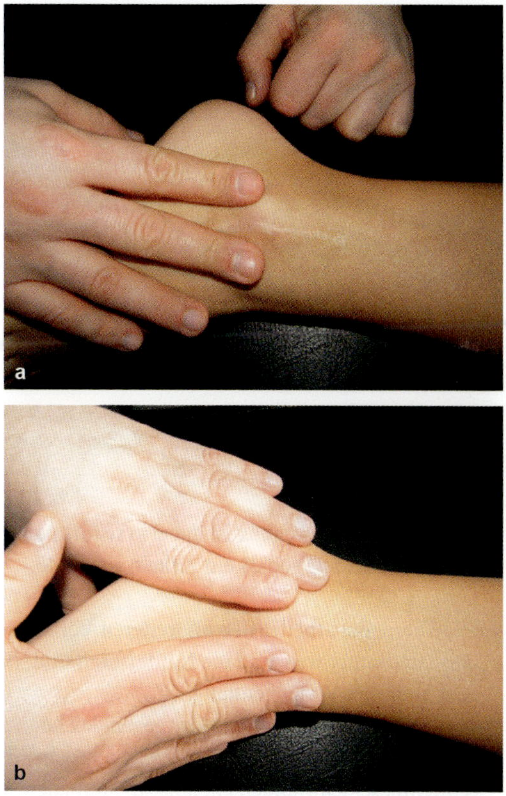

Abb. 8.4 Narbenmassage: Gleiten mit einer Hand (**a**) oder mit beiden Händen (**b**) im Narbenverlauf [P311]

Das **flächige Verschieben** des Narbengewebes senkrecht zum Verlauf ist ebenfalls eine effektive, meist angenehme Technik (➤ Abb. 8.5).

- Es wird mit beiden Händen gearbeitet, die sehr flächig auf die Narbe gelegt werden. Mit leichtem Druck wird das Gewebe quer zum Narbenverlauf verschoben. Bei der Applikation sollen keine Schmerzen auftreten.
- Nachdem die Hände einige Zentimeter über die Haut geglitten sind, gehen sie in die andere Richtung zurück.
- Bei der Ausführung muss darauf geachtet werden, dass permanent ein flächiger Kontakt besteht. Ein häufiger Fehler ist das Abheben der Fingerspitzen.

Wird diese Technik gut toleriert, bietet sich das **Zirkeln** an.

- Es wird mit den Fingerspitzen der behandelnden Hand (➤ Abb. 8.6a) – oder ggf. mit beiden Händen gegengleich (➤ Abb. 8.6b) – zur Narbe hin

8

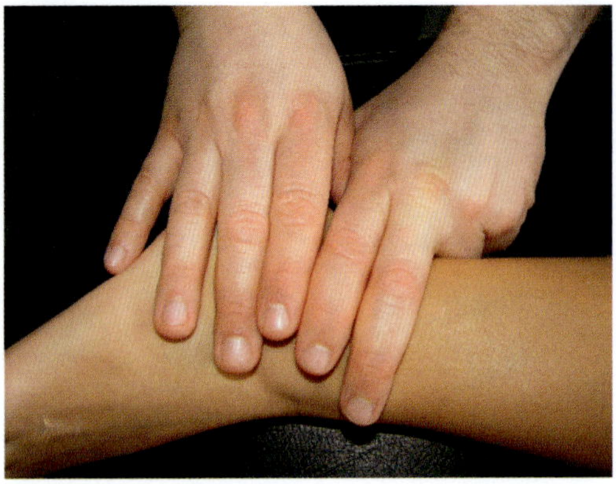

Abb. 8.5 Narbenmassage: Ein flächiges Verschieben der Narbe unterstützt die spätere Funktionalität des Narbengewebes. [P311]

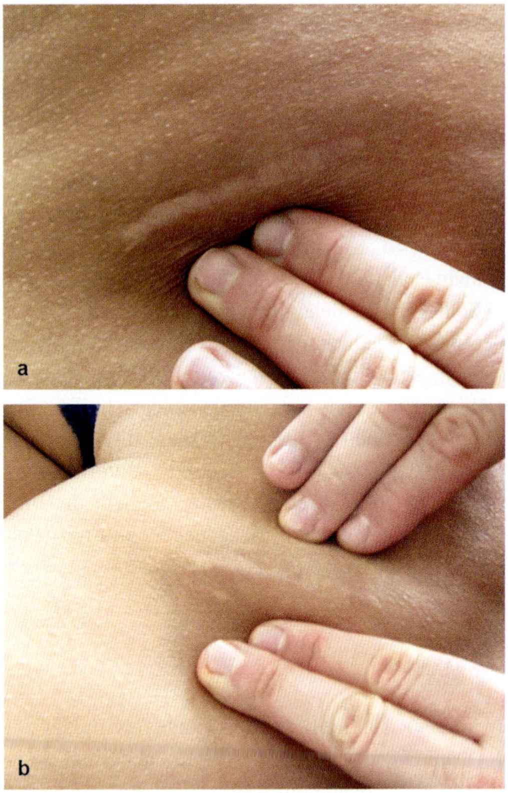

Abb. 8.6 Narbenmassage: Das Zirkeln kann ein- oder beidhändig – je nach Bedarf, Größe, Lokalisation und Reifestadium der Narbe – durchgeführt werden. [P311]

gearbeitet. Die Bewegung ist dabei kreisförmig in radialer Richtung, sodass ein Zirkeln zustande kommt.

- Der Therapeut arbeitet sich im weiteren Verlauf langsam immer weiter an die Narbe heran und geht an ihrem Verlauf entlang.
- Eine mögliche Steigerung ist das gegengleiche Kreisen mit zwei Händen. Dabei wird abwechselnd mit beiden Händen ein langsam aufbauender Druck mit einem kreisförmigen Impuls in das Narbengewebe gegeben. Während die eine Hand Druck aufbaut, lässt die andere Hand in gleichem Maße nach.

Um den Umbau des Gewebes voranzutreiben und die Verschieblichkeit der Gewebeschichten zu fördern, ist der **„Eisbrecher"** gut geeignet (➤ Abb. 8.7).

- Die behandelnde Hand wird mit ausgestreckten, aber distal leicht flektierten Fingern auf die Haut gelegt.
- Dann wird ein Druck in das Gewebe gegeben und die Hand wird mit dem Mittelfinger voran durch das Gewebe entlang des Narbenverlaufs geführt.
- Der Druck bei dieser Technik darf höher dosiert werden; die Fingernägel dürfen an der Spitze etwas weiß werden.

Insbesondere bei lokaleren Mobilitätseinschränkungen ist eine Art **„Löffeltechnik"** zu verwenden (➤ Abb. 8.8).

- Mittel- und Zeigefinger werden aufeinandergelegt und leicht flektiert. Dadurch kann der palmare behandelnde Finger gut gestützt werden. Diese Stabilisation ist sehr günstig, da die Technik auf diese Weise auch länger in tieferen Gewebeschichten eingesetzt werden kann.
- Bei der Durchführung wird mit den Fingerspitzen ein fester Druck in das Gewebe gegeben und „gelöffelt", d. h. es wird ein Druck aufgebaut, während die Finger weiter flektieren und sich durch das Gewebe schieben. An der tiefsten Stelle nimmt der Druck ab und die Finger können mit Hautkontakt zurückgeführt werden.
- Auf diese Weise kann entweder ein Bereich der Narbe behandelt werden oder die Narbe wird in dieser Art stückweise durchbehandelt.

Ebenfalls zur Mobilisation der Schichten, vor allem gegen Ende einer Narbenmassage, sind die oberflächliche und die tiefe Mobilisation geeignet.

- Bei der **oberflächlichen Mobilisation** werden vor allem die oberen Anteile der Narbe intensiv behandelt, um bindegewebige Vernetzungen aufzubrechen und die Schichten so zu lösen. Hierbei wird

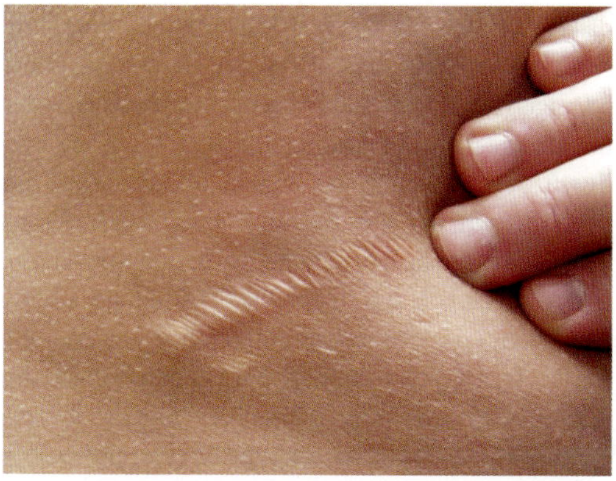

Abb. 8.7 Narbenmassage: Die Eisbrecher-Technik bietet sich z. B. an, wenn auch das umliegende Gewebe aufgequollen oder in seiner Mobilität eingeschränkt ist. [P311]

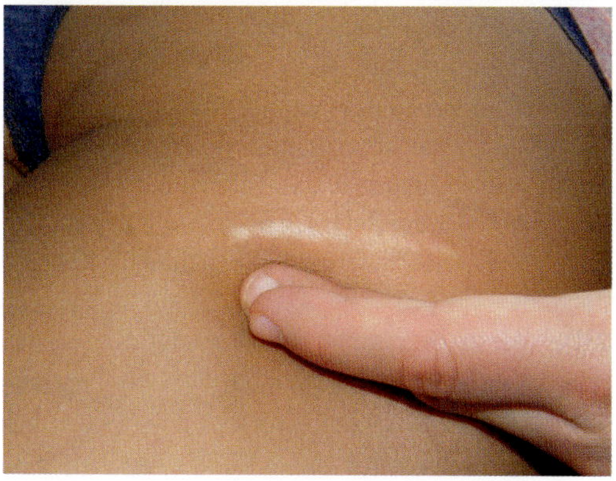

Abb. 8.8 Narbenmassage: Der Einsatz der Löffeltechnik ist vor allem bei lokalen bis hin zu stranghaft veränderten Abschnitten innerhalb einer Narbe zu empfehlen. [P311]

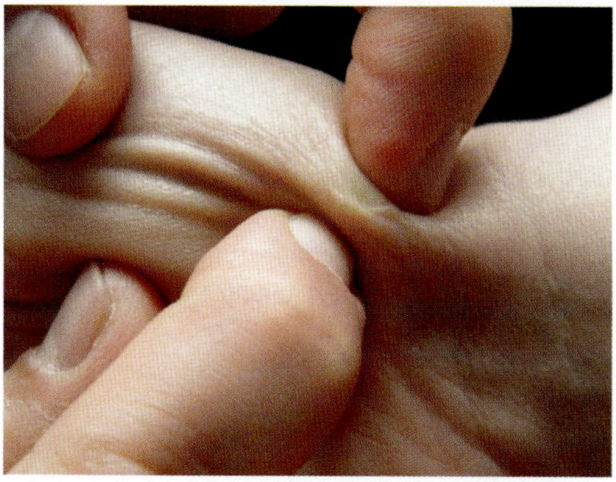

Abb. 8.9 Narbenmassage: Befinden sich die Veränderungen – ggf. sogar Einziehungen – auch oder vor allem in den oberen Gewebeschichten, kann die Zangentechnik sehr gut angewandt werden. [P311]

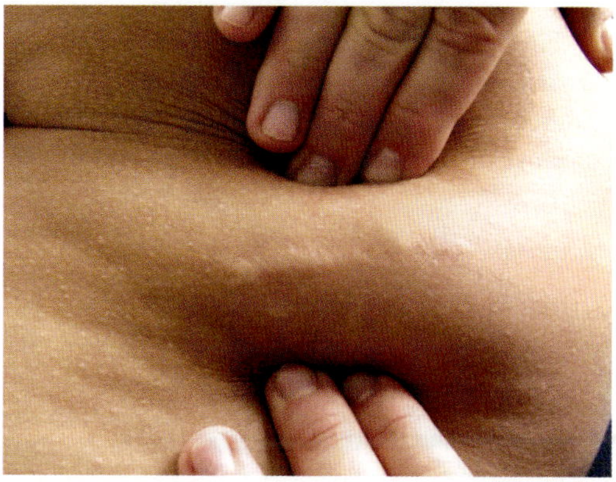

Abb. 8.10 Narbenmassage: Bei tiefer sitzenden Veränderungen sollte eine tiefe Mobilisation durchgeführt werden. [P311]

mit dem Zangengriff, also Daumen und Zeigefinger, gearbeitet, wobei die Narbe abschnittsweise mit guter Intensität durchbewegt wird (➤ Abb. 8.9).

- Bei der **tiefen Mobilisation** werden ebenfalls beide Hände eingesetzt. Die Finger gehen leicht flektiert tief in das Weichteilgewebe und das Narbengewebe wird unter ständiger Bewegung bzw. „Zuschieben" durch die beiden Hände mobilisiert und gelöst (➤ Abb. 8.10).

Fallbeispiel

Zugang

Eine Patientin kam mit der Diagnose Epikondylitis im linken Ellenbogen in die Praxis. Bereits bei der Anamnese wurde deutlich, dass die Beschwerden sich bereits auf Schulter und Halswirbelsäule ausgedehnt hatten. Sie berichtete, dass sie in diesen Bereichen noch nie ernsthafte Beschwerden hatte. Die Schmerzen traten einige Wochen nach einem stationären Aufenthalt wegen einer unfallbedingten Schnittwunde am rechten Arm auf. Diese Seite war jedoch völlig frei von Symptomen. Auf die Frage, ob der linke Arm bei dem Unfall ebenfalls in Mitleidenschaft gezogen wurde, gab die Patientin an, dass dies nicht der Fall sei. Sie habe dort lediglich einen Zugang für eine Infusion bekommen, bei der die Schwesternschülerin sich einmal „verstochen" habe, wodurch sich ein starkes Hämatom bildete. Die Palpation im beschriebenen Hämatombereich brachte deutliche Adhäsionen zum Vorschein, es „knisterte" förmlich unter den Fingern.

8

Eine intensive Narbenmassage, ergänzt um Friktionen, brachte eine schnelle Besserung der Gewebeverschieblichkeit. Die Patientin war nach vier Behandlungen symptomfrei.

8.2 Boeger-Narbentherapie

David Boeger

8.2.1 Die fünf Prinzipien der Boeger-Narbentherapie

Die fünf Prinzipien der Boeger-Therapie stellen nach Ansicht des Autors Gesetzmäßigkeiten dar, mit deren Hilfe es möglich ist, die Reaktionen von Körperstrukturen auf Störungen zu verstehen und zu lösen. Sie sind als Leitfaden für die Therapie gedacht. Primäre Schmerzursachen können dadurch leichter erkannt und erfolgreich behandelt werden.

Die fünf Prinzipien werden in diesem Kapitel ausführlich beschrieben.

1. Der flüssige Gedanke
2. Faszien sind nicht dehnbar
3. Druck erzeugt Schmerz
4. Reaktions- und Läsionsketten
5. Die Lifttechnik

1. Der flüssige Gedanke

Um sich die Dimension des Flüssigkeitsanteils des Körpers vor Augen zu führen, ist es hilfreich, einen mumifizierten Körper wie z. B. den Ötzi zu untersuchen. Man geht davon aus, dass seine Körpergröße im lebenden Zustand 160 cm betrug. Das Körpergewicht wird auf 50 kg geschätzt. Als man ihn fand, wog der mumifizierte Körper nur noch 13 kg und seine Körpergröße schrumpfte auf 154 cm. Man kann sagen, dass sich das Körpergewicht durch den maximalen Flüssigkeitsverlust, der mit der Mumifizierung einherging, um 78 % reduzierte.

Die erste Grundaussage wird ausführlich in ➤ Kap. 4.3 über das venöse System und seine Bedeutung für die Faszien beschrieben.

Der Mensch ist zu rund 80 % flüssig. In 60 Sekunden diffundieren zirka 50 Liter Flüssigkeiten durch das Fasziengewebe. Diese Zirkulation wird durch die Aktivität von Herz, Zwerchfell und der Muskelpumpe angetrieben. Das Herz braucht nur **eine Minute,** um das gesamte Blutvolumen von 5 Litern einmal durch den Körper zu befördern. Dabei fließen die Flüssigkeiten, um vom Herzen mit 100.000 Schlägen pro Tag bis in die Körperperipherie und wieder zurück zu gelangen, durch ein 300.000 km langes Röhrensystem von Arterien, Kapillaren und Venen.

Das formgebende Organ Fasziengewebe ist die Umhüllung dieser Flüssigkeiten. Adhäsionen im faszialen System komprimieren die Venen, behindern die Zirkulation der Flüssigkeiten und führen zu Stauungen innerhalb der Faszien. Die Kompression des venösen Schenkels im Blutkreislauf führt zu einem Rückstau ins Kapillarbett der Faszie und staut das nachfließende arterielle Blut.

Dies kann strukturell durch Adhäsionen oder durch haltungsbedingte Kompressionen des venösen Systems, wie dem Sitzen, erfolgen. Die daraus resultierende Stauung in den Faszien lässt eine Verformung weder durch Druck noch durch Zug zu. Die lokale und weiterlaufende Beweglichkeit ist beeinträchtigt.

Der Autor bezeichnet das Dekomprimieren des venösen Schenkels des Blutkreislaufs als **Fasziendrainage.** Das Lösen der zentralen Adhäsionen hat sowohl unmittelbare als auch langfristig entstauende Effekte für das gesamte Fasziengewebe.

2. Faszien sind nicht dehnbar

Die venöse Entstauung einer Faszie durch Zug oder Druck führt zu deren Verschlankung und damit zur Verlängerung, was allgemein als Dehnung interpretiert wird. Der M. rectus abdominis war der erste Muskel, an dem der Autor seine Hypothese bestätigt fand, dass eine Muskelverlängerung nicht durch die Dehnung seiner Struktur, sondern durch seine venöse Entstauung erfolgt.

Die Verschlankung einer Muskelfaszie kann sowohl durch Druck als auch durch Zugkräfte erfolgen. Das durch die auf die Faszie wirkenden Kräfte komprimierte Blut kann nur in den venösen Schenkel des Blutkreislaufs fließen. Der arterielle Schenkel lässt keinen Rückfluss zu, da er unter einem ständig vom Herzen aufgebauten Druck steht. Zur Untermauerung seiner These verlängerte der Autor bei einer Testperson in Rückenlage den geraden Bauchmuskel, indem er eine maximale passive Streckung der oberen Extremität zusammen mit einer Positionierung eines Lendenkissens bei der Testperson vornahm. Dann löste er manuell die bei der Testperson vorhandenen Adhäsionen in der Drosselgrube. Der Re-Test ergab sowohl eine signifikante Verbesserung der Streckfähigkeit der Arme als auch der Lendenregion.

3. Druck erzeugt Schmerz

Bei Schmerz handelt es sich um eine komplexe Wahrnehmung der Sinne. Nozirezeptoren des peripheren Nervensystems lösen diese Sinnesempfindungen aus. Im zentralen Nervensystem kommt es zu einer Interpretation und Verarbeitung. Jede Verletzung von Körpergewebe hat eine Entzündung und damit eine Schwellung zur Folge, eine Ausdehnung, die zu einer Verdrängung oder Beeinträchtigung der Nachbarorgane führt. Dieser raumfordernde Prozess wird von peripheren Druckrezeptoren, den C- und Aδ-Fasern, nach zentral zum Gehirn gemeldet und als Schmerz wahrgenommen. Der Autor schlussfolgert darauf, dass Druck im Gewebe Schmerz erzeugt.

Fünf Ursachen für Schmerz:

1. Lokale traumatische Verletzung von Körpergewebe
2. Überlastungsbedingter Niedergang von Körpergewebe
3. Stauungsproblematik im Kreislaufsystem
4. Krankheitsbedingte Entzündungen
5. Kontraktionsschmerz

1. Lokale traumatische Verletzung von Körpergewebe

Der Schmerz wurde durch ein zeitlich genau definierbares Ereignis ausgelöst. Er erfolgte unmittelbar nach einem physischen traumatisierenden Ereignis, wie z. B. Sturz, Verbrennung, Unfall. Die Verletzung von Körpergewebe leitet einen Entzündungsprozess ein. Die mit der lokalen Verletzung von Körpergewebe einhergehende Schwellung erzeugt Druck im Gewebe, der als Schmerz wahrgenommen wird. Die Heilung erfolgt durch die Produktion von Ersatzgewebe, das als unspezifisches Narbengewebe einen Verschluss des Gewebedefekts darstellt. Dies kann zu einer Stauung der Blutzirkulation führen, was wiederum den Druck innerhalb der betroffenen Faszienräume erhöhen kann.

2. Überlastungsbedingter Niedergang von Körpergewebe

Die zwanghafte Entlastung einer Körperregion hat immer die Überbelastung einer anderen, primär gesunden Körperregion zur Folge. Das bewirkt, dass die überlastete Körperregion ihrerseits einen frühzeitigen Verschleiß erfährt. Dies trifft z. B. auf Patienten mit einem Bandscheibenvorfall zu. Durch die unphysiologische Körperhaltung reißt bei diesen Patienten der Anulus fibrosum, der Faserring, der Bandscheibe ein. Die entzündungsbedingte Schwellung erzeugt Schmerz und kann durch die Kompression eines Nerven zu Lähmungen führen. Dasselbe Phänomen ist auch bei vielen Gelenkbeschwerden wie Arthrose oder Impingement (Engpass-Syndrom) zu beobachten.

Die hieraus entstehenden Schmerzen sind häufig an kein konkretes Ereignis gebunden. Sie kommen und gehen je nach Belastung. Sie können aber auch unabhängig ohne ersichtlichen Auslöser auftreten. Wird diese Region operativ versorgt durch Ersatzgelenke, Umstellungsoperationen, Versteifung der Wirbelsäule oder Ähnlichem, kommt es häufig subjektiv zu keiner größeren Verbesserung der Schmerzsituation, da die fehlhaltungsbedingten, unphysiologischen Belastungen fortbestehen.

3. Stauungsproblematik im Kreislaufsystem

Wie in ➤ Kap. 4.3 beschrieben, kann das venös-lymphatische System durch Reaktions- oder Läsionsketten eingeschränkt sein und Stauungsproblematiken im Kreislaufsystem verursachen. Diesem Thema ist in der Folge ein eigener Abschnitt gewidmet.

Der Druck – und damit der Schmerz, der durch eine Stauungsproblematik im Kreislaufsystem ausgelöst wird –, hat einen besonderen Charakter. Es handelt sich hierbei um einen, durch den reduzierten venösen Abfluss verursachten, ischämischen Schmerz. Dieser Schmerzzustand unterscheidet sich von anderen Schmerzen dadurch, dass Schmerzmittel hierbei nur eine geringe Wirkung zeigen (Koller 2017). Der nicht nachlassende Schmerz schützt die Person vor körperlichen Aktivitäten und verhindert dadurch eine Erhöhung des Sauerstoffbedarfs im Gewebe, der ohnehin nicht gedeckt werden kann. Durch eine gesteigerte Aktivität würde sich der Sauerstoffbedarf weiter erhöhen. Dieser Mehrbedarf an Sauerstoff könnte aber durch die venöse Rückstauproblematik nicht erfüllt werden. Dadurch würde die Ischämie zu einer Nekrotisierung von Körperzellen führen und damit zum Absterben ganzer Körperregionen. Die durch die Nekrotisierung freigesetzten Körpergifte würden sich über den Blutkreislauf in den restlichen Körper verteilen und das Leben des gesamten Organismus gefährden.

Stauungen im Kreislaufsystem können auch durch einen erhöhten Sympathikotonus verursacht werden. Diese generalisierte Spannungsproblematik erfolgt nicht aufgrund einer Entzündung oder mechanischen Kompression der Venen, sondern wird durch Stresshormone ausgelöst. Die Vasokonstruktion aller Blutgefäße versetzt den Körper in einen Flucht- oder Angriffsmodus. Wenn diese Anspannungen über längere Zeit bestehen und nicht in körperliche Aktivität umgesetzt werden, wird sich dieser Druck verstärken und als Schmerz wahrgenommen. Diese Schmerzen haben einen eher unspezifischen Charakter und können gut durch allgemeine Entspannungstechniken reduziert werden.

4. Krankheitsbedingte Entzündungen

Die Ursachen für krankheitsbedingte Entzündungen sind vielfältig. Sie reichen von Allergien bis Tumorerkrankungen. Allen gemeinsam ist der durch Entzündungen entstehende raumfordernde Prozess und der dadurch ausgelöste Schmerz.

5. Kontraktionsschmerz

Zu den vier, durch Druck innerhalb der Faszien ausgelösten Schmerzursachen muss der Kontraktionsschmerz hinzugefügt werden.

Der Kontraktionsschmerz wird, wie alle anderen Schmerzen auch, durch Druckrezeptoren ausgelöst. Das Besondere am Kontraktionsschmerz ist, dass er, im Gegensatz zu den anderen vier Schmerzursachen, **räumlich nicht dort auftritt, wo er ausgelöst wird.** Ursache und Wirkung sind beim Kontraktionsschmerz nicht identisch, weil er durch einen **Reflex** ausgelöst wird. Dieser Reflex ist ein Selbstschutz des Körpers, der den Patienten in eine Schonhaltung zwingt. Dadurch wird verhindert, dass ein bereits bestehender Gewebsschaden durch eine Muskelkontraktion noch größer wird. Dieser Reflex wurde von Dr. Alois Brügger beschrieben (Brügger 1977). Brügger definierte den Kontraktionsschmerz als „*komplexe, somatomotorische, mit neurovegetativen Reflexen gekoppelte, im Hirnstamm verarbeitete Mechanismen, die der Schonhaltung schmerzhafter Gewebe dienen*". Er gab diesem Reflexbogen den Namen **nozizeptiver somatomotorischer Blockierungseffekt** (NSB).

Brügger legte mit seinem Lebenswerk einen Grundstein zum Verständnis der primären Ursache von Krankheiten und Schmerzen der Patienten. Die Therapie des Kontraktionsschmerzes besteht darin, dass der Therapeut die primäre Ursache des Schmerzes findet und behandelt. Da dieser, wie bei den anderen vier Schmerzursachen auch, durch die Aktivierung von Druckrezeptoren ausgelöst wird, muss sich der Therapeut fragen, welche Körperregion durch die Schonhaltung entlastet wird. Entlastung bedeutet immer eine Annäherung von Körpergewebe, was zu einer Druckentlastung und damit Schmerzreduktion dieser Region führt. Diese befindet sich in der Regel auf der antagonistischen Seite der Muskulatur, die unter dem Kontraktionsschmerz leidet.

4. Reaktions- und Läsionsketten

Narben und entzündungsbedingte Verklebungen im Fasziensystem sind die Ursache von Läsionsketten. Aber auch lang anhaltende Reaktionsketten führen zu einem strukturellen Gewebsschaden und bilden damit den Anfang einer Läsionskette. Die Kenntnis und Unterscheidung dieser beiden Ketten zählt zu den fünf Prinzipien der Boeger-Therapie.

Begriffserklärung Kettenreaktion

Reaktion kommt vom lateinischen Wort reactio und bedeutet Rückhandlung.
Kettenreaktionen entstehen durch die Übertragung eines Impulses, von einem Glied ausgehend auf weitere unmittelbare und mittelbare Glieder eines Systems. Die Weitergabe des Impulses wird bildhaft als eine Kette dargestellt. Diese Reaktion kann durch eine mechanische Bewegung, einen Druck, ein Aktionspotenzial, eine chemische Reaktion oder eine hormonelle Funktion ausgelöst werden. Das Bild einer Kette gibt vereinfacht die lineare Weiterleitung eines Impulses wieder. Tatsächlich wirken Reaktions- oder Läsionsketten im Organsystem multidirektional. Am besten lässt sich diese Übertragung mit dem Bild einer Schallwelle darstellen (➤ Abb. 8.11).

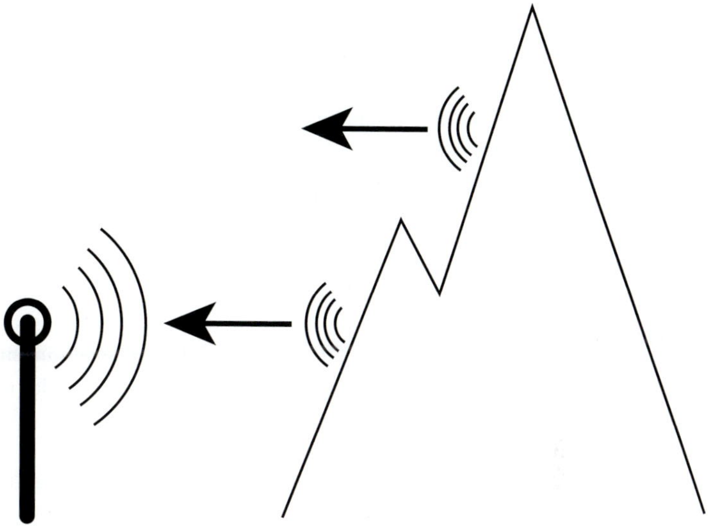

Abb. 8.11 Schallwelle [P312/L923]

Läsionsketten

Läsionsketten können sich durch verschiedene Faktoren entwickeln. Am Anfang einer solchen Kette steht immer eine entzündliche Veränderung des Fasziengewebes. Diese Veränderungen werden als Adhäsionen, als Verklebungen bezeichnet. Ihre Struktur ist immer atypisch, d.h., sie verbindet strukturell Faszien miteinander, die im gesunden Zustand räumlichen Kontakt aufweisen, im Sinne von aneinander gleiten.

Auswirkungen von Adhäsionen auf das Achsenorgan Wirbelsäule

Die Bandscheiben unterliegen wie keine andere Struktur des Bewegungsapparats den sekundären Auswirkungen von Läsionsketten. Der Läsionspunkt überträgt seine Spannung über das strukturelle und das funktionelle Kettenmodell auf das Gesamtsystem. Die Wirbelsäule ist Fixpunkt aller physiologischen Bewegungen. Von ihr nehmen die Bewegungen der Extremitäten ihren Anfang. Mit geringen Rotationsbewegungen um die eigene Achse ist sie das mobile Achsenorgan, von dem alle Muskelketten ausgehen. Infolgedessen kommen aber auch alle unphysiologischen Impulse auf gleichem Weg bei ihr an. Eine Bandscheibenproblematik ist in den meisten Fällen als eine sekundäre Reaktion des Körpers auf eine länger anhaltende unphysiologische Haltung zu betrachten und führt bereits nach wenigen Wochen zu einer strukturellen Gewebsveränderung in dieser Region, die sich aber erst nach längerer Präsenz der Fehlhaltung manifestiert. Grundsätzlich kann jedes verletzte Glied der Läsionskette einen primären Charakter haben und damit die Ursache für die Schmerzsignale des Patienten darstellen.

Der primäre Impuls kann durch jede Form von Traumatisierung des Gewebes entstehen, aber auch durch andere Faktoren, wie Stress oder Krankheiten, ausgelöst werden. Als Spannung übertragende Struktur wird das Fasziengewebe definiert. Muskelketten sind eine der möglichen Bahnen, über die sich die Läsionsketten manifestieren können. Sowohl die Körperregion, in der sich die Läsionskette bemerkbar macht, als auch der zeitliche Rahmen ist sehr individuell. Häufig ist das Zusammenspiel mehrerer Läsionsketten zu beobachten. Auch eine abnehmende Kompensationsfähigkeit des Körpers, die mit dem Alterungsprozess einhergeht, ist ein Faktor, der berücksichtigt werden muss.

Läsionsketten können langfristig zu überlastungsbedingter Degeneration der Bandscheiben und anderer Körperstrukturen führen. Mit dem fortschreitenden Grad der reaktiv erfolgenden Degeneration bilden sich immer neue Läsionsketten. Ein Teufelskreis entsteht. Eine präventive Intervention bezüglich der Diagnostik und Therapie von Läsionsketten könnte dies verhindern.

8

Der therapeutische Weg, auf die Läsionsketten bezogen, ist abhängig von der persönlichen Ätiologie des Patienten und damit einmalig. Einzig das Ziel der Therapie und die sich aus den anatomischen Verhältnissen ableitenden Reihenfolge der zu gehenden therapeutischen Schritte kann festgelegt werden. Hier gilt der Leitsatz „herznah geht vor herzfern".

Asymmetrien durch Läsionsketten

Faszienketten sind immer paarig angelegt, eine für jede Körperseite. Läsionsketten erzeugen Asymmetrien und verstärken oder schwächen einseitig die Muskelketten, oder sie kreieren durch Adhäsionen unphysiologische neue Ketten. Asymmetrische Spannungen werden kompensatorisch ausgeglichen. Dies führt bereits nach wenigen Tagen zu einer strukturellen Veränderung der von der Überlastung betroffenen und bis dahin gesunden Gewebsstrukturen.

Die drei Basisbewegungen (➤ Kap. 8.24) sind eine sehr effektive Art, Läsionsketten zu diagnostizieren. In der Therapie zeigen sie Bewegungsasymmetrien auf und können als Test und Re-Test verwendet werden. Sie dienen auch der Wahrnehmungsschulung des Patienten in Bezug auf die Komplexität der Bewegungs- und Haltungsmuster seines Körpers.

Die verschiedenen in der Literatur beschriebenen Muskelkettenmodelle berücksichtigen die individuellen, durch Läsionsketten verursachten Asymmetrien nicht, da sie auf der Hypothese intakter Gewebsstrukturen basieren. Diese sind aber bei den Patienten aufgrund verletzungs- oder krankheitsbedingter Adhäsionen im Fasziengewebe in der Regel nicht vorzufinden (Paoletti 2011, Meert 2017).

Wie auf der ➤ Abb. 4.8 zu sehen ist, kann die Statik der Wirbelsäule von allen sichtbaren und unsichtbaren Adhäsionen des Fasziengewebes negativ beeinflusst werden.

Reaktionskettenmodell nach Boeger

Nach der Beschreibung der Läsionsketten fügt der Autor hier ein weiteres praxisrelevantes Kettenmodell hinzu. Er bezeichnet dieses Modell als **Reaktionskette.**

Unter Reaktionsketten versteht der Autor eine, sich von einem definierten Glied unwillkürlich fortsetzende Weiterleitung von Spannungsimpulsen auf körperlicher Ebene. Hierbei setzt sich die Reaktionskette nicht nur über gleichartige Strukturen – wie z. B. die Muskelketten – fort. Sie überträgt sich ebenfalls auf alle Strukturen, mit denen das auslösende Glied direkten räumlichen Kontakt hat. Über diese Strukturen werden wiederum neue Reaktionsketten angestoßen. So entstehen Organsystem übergreifende Kombinationen von Reaktionsketten, die sich in unterschiedlichsten Symptomen äußern können.

Bei Reaktionsketten handelt es sich um weitergeleitete Spannungen, die zu einer venösen Stauung einzelner Glieder oder Systeme des Fasziengewebes führen.

Reaktionsketten folgen dem Volumen

Zum Verständnis der Reaktionsketten ist es nötig, sich die Tatsache noch einmal vor Augen zu führen, dass der Körper zu etwa 80 % aus zellulär gebundenen oder freien Flüssigkeiten besteht und dass das Fasziengewebe, als formgebendes Organ, die Zirkulation dieser flüssigen Körpermasse gewährleistet. Jeder venöse Stau innerhalb der Faszien wirkt sich raumfordernd aus. Dieser Zustand führt zu einer Veränderung der Körperhaltung. Bis auf die autochthone Rückenmuskulatur befinden sich alle Organe vor der Wirbelsäule. Das bedeutet, dass die Schonhaltungen, in die die Reaktionskette den Menschen zwingt, immer nach ventral und/oder lateral tendiert (➤ Abb. 8.12). Da Reaktionsketten die Folge von Stauungen sind, folgt die Körperhaltung immer der Region mit dem größten Volumen. Die Entlastung dieser Region geht immer zulasten von gesundem Körpergewebe, das dann seinerseits nach einer Weile überlastungsbedingte Schmerzsymptome entwickeln wird.

Aktive Reaktionsketten

Aktive Reaktionsketten führen durch eine momentane venöse Stauungsproblematik zu einer Veränderung der Körperstatik. Hierbei kann es sich um einen zeitlich begrenzten Zustand handeln. Diese vorübergehenden Umstände können eine zentrale und damit generalisierende Ursache haben oder peripher, lokal bedingt sein.

Reaktionsketten unterscheiden sich von den Läsionsketten dadurch, dass sie keine strukturelle Ursache aufweisen und nicht durch Adhäsionen entstehen.

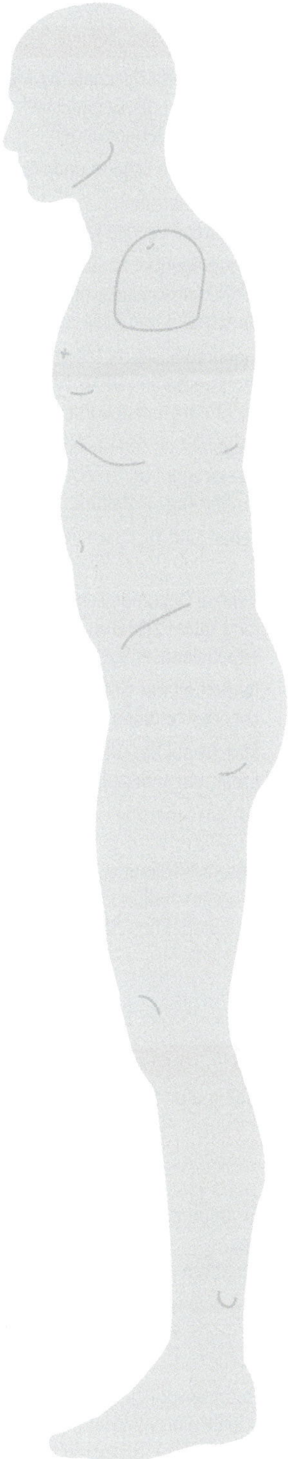

Abb. 8.12 Gebeugter Mann [P312/L923]

Da es sich im Falle einer Reaktionskette um einen reaktiven Schaden handelt, muss sich die Therapie auf den jeweiligen auslösenden Faktor konzentrieren. Reaktionsketten können bei guter Anleitung durchaus selbstständig von der betroffenen Person positiv beeinflusst werden.

Voraussetzung zur Therapierbarkeit von Läsionsketten ist das Auflösen der Reaktionsketten

Eine inaktive Reaktionskette kann während der Therapie aktiv werden. Dadurch kann es zu einer Stagnation oder gar zu einem scheinbaren Rückschritt in der Therapie kommen. Wenn der stetige Erfolg der Therapie jäh unterbrochen wird, muss der Therapeut seinen diagnostischen Fokus auf etwaige aktivierte Reaktionsketten lenken. Die venösen Stauungsproblematiken, die durch aktive Reaktionsketten verursacht werden, verfälschen die Diagnostik der Läsionsketten und verhindern durch die von ihr ausgelösten sekundären venösen Stauungsproblematiken deren Lösung. Alle Reaktionsketten mit einer generalisierten Wirkung müssen daher als erstes behandelt werden, da sie den therapeutischen Zugang zu allen anderen primären Gliedern von Läsionsketten verhindern.

Reaktions- und Läsionsketten in der Gegenüberstellung

Die Ketten bedingen einander häufig. Eine langfristig aktive Reaktionskette kann zu einem strukturellen Schaden und somit zu einer Läsionskette führen. Eine Läsionskette verändert langfristig die Körperhaltung des Patienten und kann dadurch zu Reaktionsketten führen. Der Körper reagiert auf Läsions- oder Reaktionsketten meist mit generalisiertem Schmerz oder diffusen Beschwerdebildern (➤ Tab. 8.1, ➤ Tab. 8.2, ➤ Tab. 8.3).

Tab. 8.1 Gegenüberstellung: Läsions- und Reaktionsketten

Läsionsketten	Reaktionsketten
Strukturell	Nicht strukturell
Daueraktiv	Bedingt aktiv
Therapeutischer Handlungsbedarf	Eigenmobilisation, therapeutische Behandlung
Langfristige Lösung	Zeitlich begrenzte Lösung

Tab. 8.2 Auf körperlicher Ebene ausgelöste Reaktionsketten

Auslöser	Problem	Lösung
Lang sitzende Tätigkeit	Venöse Stauung der unteren Extremität	Stehtisch mit dynamischer Matte Entstauung der Beinmuskelfaszien durch gehaltene Dehnübungen
Lang stehende Tätigkeiten	Fehlende Muskelpumpe	Dynamische Schuhe und Matten
Einseitige sportliche Aktivitäten	Beugedominanz Stauung der überforderten Muskulatur	Ausgleichstraining Gehaltene venöse Entstauungsübungen
Ernährung	Verstopfungen Durchfall	Organeigenbehandlung mit iXpending® Ernährungsumstellung Stressreduktion REMovement
Sodbrennen	Beschwerden linke Schulter	Eigenmobilisation Magen Stressreduktion REMovement Ernährungsumstellung
Gereizte Leber	Beschwerden rechte Schulter	Eigenmobilisation Leber Stressreduktion REMovement Ernährungsumstellung
Menstruation	Zyklusbedingt mehr Aktivität von Körperzellen	Leber- und Dickdarmeigenmobilisation
Schwangerschaft	Venöse Stauung der Bauchdecke und Unterschenkelregion	Venöse Dekompression mit Eigenbehandlung oder Partnerübung Tapen venöser Schlüsselpunkte
Medikamente	Belastung der Leber Venöser Stau in die Körperfaszien	Reduktion der Giftstoffe Leberbehandlung iXpending®
Schlafmangel	Ungenügende Regeneration Leberbelastung Verdauungsprobleme Immunschwäche	Stressreduktion REMovement Ernährungsumstellung
Allergien	Entzündungsprozesse Leberbelastung	Desensibilisierung Leberbehandlung iXpending® Stressreduktion REMovement

iXpending® ➤ Kap. 8.2.6, REMovement ➤ Kap. 8.3.1

8

Tab. 8.3 Auf materieller Ebene ausgelöste Reaktionsketten

Transitorische Störfaktoren	Problem	Lösung
Röcke, Hüfthosen Schuhe (hoher Absatz oder Flipflops) Mobiltelefon in der Gesäßtasche	Körperliche Fehlhaltung	Haltung und arbeitsgerechte Kleidung
Tische	Fehlende Beinfreiheit Arbeitsfläche zu niedrig	Ergonomische Gestaltung des Arbeitsplatzes Stehtisch
Stühle	Nicht höhenverstellbar Armlehnen schränken die Beinfreiheit ein Nicht drehbar	Ergonomische Stühle
Monotone Arbeit	Lokale körperliche Überbelastung	Rotationsprinzip Arbeitsplatzwechsel
Handtaschen	Fehlender Armschwung beim Laufen Hochgezogene Schulter	Rucksack
Haltungsschwäche	Fehlende körperliche Betätigung	Gezieltes alltagsgerechtes Haltungstraining

5. Das Liftprinzip

Die Struktur des Narbengewebes bildet sich immer seiner Belastung entsprechend aus und weist dadurch eine hohe Belastbarkeit gegenüber den täglichen Zug- und Druckimpulsen auf. Diese üblicherweise auf eine Narbe einwirkenden äußeren und inneren Impulse übertragen sich in der Regel auf eine größere Gewebsfläche und sind offensichtlich nicht fähig, eine Narbe zu zerstören. Der Lift dagegen ist für Adhäsionen eine untypische Belastung. Das Narbengewebe hat ihm deutlich weniger entgegenzusetzen, da diese Art von Belastung im Alltag nicht vorkommt. Ein zusätzlicher Unterschied des punktuell eingesetzten Lifts der Boeger-Therapie besteht darin, dass der Impuls sich auf wenige Kubikzentimeter Gewebe beschränkt.

Die Verklebungen der Körperschichten im Narbenbereich werden Schritt für Schritt auf Spannung gebracht und so lange gehalten, bis die Schichten sich voneinander trennen. Das dauert pro Lift 30 bis 60 Sekunden und ist mit einem hellen, spitzen, nachlassenden Schmerz verbunden. Einmal gelöste Narben bleiben dauerhaft frei.

Drei Argumente, die für die Lifttechnik sprechen

1. Anhand des Zylindermodells (➤ Abb. 8.31) wird deutlich, dass das Gewebe auf Liftimpulse intensiver reagiert als auf die Kompression, da mehr Raum für die Ausdehnung zur Verfügung steht.
2. Das Narbengewebe bildet sich unter Zug- und Druckkräften. Das faserreiche, vielschichtige Ersatzgewebe ist auf diese Impulse strukturell ausgelegt. Größere äußere und innere Druckimpulse vermögen die Gewebsstrukturen nicht zu lösen.
3. Den Liftimpuls hat das Narbengewebe während seiner Entstehungsphasen nicht als formgebenden Bildungsimpuls erfahren. Diese Schwäche der Narbenstruktur ermöglicht es, Adhäsionen mithilfe der Lifttechnik zu lösen.

8.2.2 Diagnostizieren im komplexen Fasziensystem

Schmerz als Partner

Verloren gegangene, eingeschränkte Bewegungsfähigkeit, egal in welchem Körpersystem, behindert die komplexen körpereigenen Regenerationsprozesse und veranlasst den Körper über sofort einsetzende Kompensationsmechanismen die Einschränkungen durch eine Schonhaltung auszugleichen. Jede Schonhaltung aber ist eine Fehlhaltung. Gesunde Körperstrukturen werden auf die Länge der Zeit durch eine solche permanente Überlastung geschädigt, was sich häufig in Schmerzen äußert. Der Schmerz wiederum zwingt den Menschen dazu, auszuweichen und eine Schonhaltung einzunehmen.

Eine Therapie, die sich auf die Schmerzreduktion fokussiert, lässt die Informationen, die in dem vom Patienten geäußerten Schmerz zu finden sind, außer Acht. Mit dem Schmerz zu arbeiten heißt, ihn zu entschlüsseln, seinen Sinn zu verstehen und adäquat darauf zu reagieren. Der Schmerz als Partner wird den Therapeuten zu den primären Ursachen führen.

Sichtbare und unsichtbare Narben

Jeder Zellschädigung folgt eine Entzündung. Im Verlauf dieser Entzündung wird zerstörtes Gewebe abgebaut und faserreiches Ersatzgewebe aufgebaut. Eine Narbe entsteht. Sie muss nicht zwingend durch eine offene Verletzung entstanden sein. Selbst Hämatome, infizierte Mückenstiche oder Einstichstellen von Injektionen können adhäsive Einschränkungen im Bindegewebe hinterlassen. Aber auch ohne Verletzungen können sich durch Immobilität Crosslinks als Brücken zwischen verschiedenen faszialen Strukturen bilden. Das Augenmerk der Narbentherapie muss daher um den Bereich unsichtbarer Narben erweitert werden. Diese auf den ersten Blick nicht wahrnehmbaren Narben gilt es zu finden und zu lösen.

Tensegrity-Modell

Um die Auswirkungen von Narben auf das Gesamtsystem zu verdeutlichen, kann ein Modell aus der Architektur herangezogen werden: das Tensegrity-Modell (➤ Abb. 8.13), entwickelt von dem amerikanischen Ingenieur Richard Buckminster Fuller (1895–1983). Es ist ein Tragwerksystem, in dem sich Strukturen durch Druck und Spannung selbst stabilisieren. Dieses Modell besteht aus festen Bauelementen, die über elastische Züge miteinander verbunden sind, ohne sich zu berühren. Wenn eine äu-

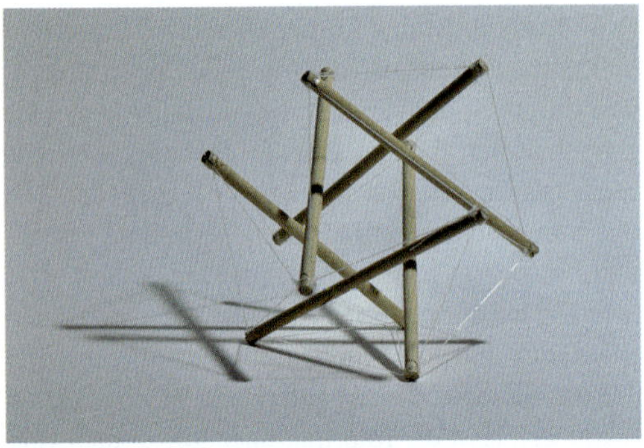

Abb. 8.13 Tensegrity-Modell [J808]

ßere Kraft auf das Modell einwirkt, geben die elastischen Elemente nach. Es kommt zu einer Formveränderung. Sobald sich der äußere Druck reduziert, sorgen die elastischen Züge dafür, dass das Modell in seine ursprüngliche Form zurückkehrt. Auf den Körper übertragen stehen die festen Elemente für das Skelett und die elastischen Züge für das Bindegewebe.

Lokale Zug- oder Druckkräfte haben durch die funktionellen Verbindungen immer Auswirkungen auf das Gesamtsystem. Fixierungen durch Narbengewebe ergeben asymmetrische Züge, die sich negativ auf die Körperstatik auswirken. Damit die Rückstellkräfte wirksam werden können, müssen die Adhäsionen gelöst werden.

8.2.3 Diagnostik in der Boeger-Narbentherapie

Physiologische Haltung

Physiologische Haltung und Bewegung hängt von vielen Faktoren ab. Alle Einflüsse einzubeziehen würde den Rahmen dieses Buches sprengen. Die Konzentration wird deshalb auf **narbenbedingte Faktoren** gelegt. Adhäsionen der faszialen Strukturen sind der Anfang einer strukturellen Läsionskette und führen zu spezifischen Schonhaltungen. Sie unterliegen nicht dem Willen des betroffenen Patienten. Um die Adhäsionen im Fasziensystem diagnostizieren zu können, bedient sich die Boeger-Narbentherapie einer lokalen und generalisierten Diagnostik. Durch das Lösen der diagnostizierten Adhäsionen im Fasziensystem kann die physiologische passive Beweglichkeit wiederhergestellt werden. Dies schafft die Voraussetzung für Aktivität und Selbstorganisation des Körpers im Raum.

Lokale Diagnostik: Unter lokaler Diagnostik verstehen sich alle Beobachtungen, die sich als räumlich begrenzte Auffälligkeit darstellen. Der lokale Befund lässt sich in der Regel auf eine spezifische Ursache zurückführen und weist keinen reaktiven Charakter auf.
Generalisierte Diagnostik: Diese Tests beziehen zusammenhängende größere Fasziensysteme mit ein und können daher nicht als lokaler Befund gewertet werden.

Die folgenden Tests der Boeger-Therapie werden jeweils im Seitenvergleich durchgeführt. Asymmetrien sind nicht physiologisch und müssen im Befund berücksichtigt werden.

Sichtbefund

Sichtbefund Haut in Rückenlage – lokale Diagnostik

Mit dem Sichtbefund Haut wird der Ist-Soll-Zustand dokumentiert. Er kann Auskunft geben über entzündungsbedingte, sichtbare Hautveränderungen, unphysiologische Mehrbelastungen und Durchblutungsproblematiken.

Sichtbefund Haltung in Rückenlage – generalisierte Diagnostik

Der Sichtbefund Haltung in Rückenlage zählt zur generalisierten Diagnostik und testet ebenfalls den Ist-Soll-Zustand. Die Rückenlage entspricht physiologisch der Neutral-Null-Position und gibt daher Auskunft über die aktuellen Spannungsverhältnisse der faszialen Systeme. Die Achseneinstellungen der Extremitäten und des Kopfes folgen den dominanten Spannungsmustern der Ketten. Die Flexions-Innenrotations- und Adduktionsmuster der Extremitäten werden von vorhandenen Läsions- oder Reaktionsketten uni- oder bilateral verstärkt. Nach dem Lösen der Adhäsionen kann mit dem Sichtbefund festgestellt werden, wieweit sich die Achseneinstellungen der Extremitäten und des Kopfes in die physiologische Position zurückbewegt haben.

Tab. 8.4 Boeger-Narbentherapie: Traktionstest

Beispiel	Mögliche Ursache
Traktionstest rechter Arm: • Kurzer Bewegungsweg • Schmerzhafter Anschlag	• Adhäsionen im rechten Schultergürtel oder in der Handregion • Leberproblematik • Adhäsionen linke Hüft-, Knie- oder Fußregion
Traktionstest linker Arm: • Kurzer Bewegungsweg • Schmerzhafter Anschlag	• Adhäsionen im linken Schultergürtel oder in der Handregion • Magenproblematik • Adhäsionen rechte Hüft-, Knie- oder Fußregion

Traktion – generalisierte Diagnostik

Der Traktionstest der unteren und oberen Extremität wird bilateral und unilateral ausgeführt (➤ Tab. 8.4). Er bezieht die faszialen Strukturen von Gelenken, Muskeln und Organen ein. Ein Befund äußert sich als kurzer Bewegungsweg und als festes Endgefühl. Er kann auf Adhäsionen im Gewebe hinweisen.

Hautverschiebbarkeitstest – lokale Diagnostik

Das Fasziengewebe hat mit Ausnahme der Diaphragmen einen longitudinalen Charakter. Deshalb wird die Verschiebbarkeit der Lederhaut nach kranial und kaudal der ventralen Körperregion getestet. Physiologischerweise lässt die Haut eine Verschiebbarkeit von gut einem bis zwei Zentimeter zu und endet mit einem federnden Endgefühl. Ein Befund äußert sich als kurzer Bewegungsweg und als festes Endgefühl.

Die Auffälligkeiten aus dem Sichtbefund lassen sich mit diesem Test verifizieren. Die dorsalen faszialen Verhältnisse werden aufgrund ihrer häufig reaktiven Spannungen in dem Befund nicht berücksichtigt.

Hautfaltentest – lokale Diagnostik

Die Hautfalte wird in der sagittalen Achse modelliert. Je nach Körperregion und Dicke des Unterhautfettgewebes lässt sich physiologisch eine schmälere oder breitere Hautfalte bilden. Schmerzen bei diesem Test weisen auf einen Befund hin (➤ Abb. 8.14, ➤ Abb. 8.15).

Der Hautfaltentest ist grundsätzlich nur dort möglich, wo keine Stauungsproblematik im Gewebe vorliegt. Beim Hautfaltentest wird die Höhe und Breite der gebildeten Falte beurteilt. Regionen mit Adhäsionen lassen das Modellieren nicht zu. Lymphatische, venöse oder akute entzündungsbedingte Flüssigkeitsansammlungen im Bindegewebe führen zu einer Vordehnung der Faszien, wodurch eine Hautfaltenbildung erschwert wird. Der Hautfaltentest wird sich im Fall einer Stauungsproblematik in der betroffenen Körperregion flächig als lokaler Schmerz äußern und wird nicht als Adhäsionsbefund gewertet.

In ➤ Abb. 8.14 und ➤ Abb. 8.15 sind ossäre fasziale Fixpunkte, Übergänge von Gefäß- und Nervenstraßen oder ossäre Aus- und Eintrittsstellen von Nerven aufgeführt. Diese speziellen Regionen sind physiologischerweise druckempfindlicher als andere Körperregionen und können daher nicht als Befund gewertet werden.

Translationstest – lokale Diagnostik

Der Translationstest ist der am tiefsten gehende Test zur Bestimmung von Adhäsionen innerhalb der Gelenkkapseln. Mit ihm bestimmt man die passive Verschiebbarkeit von zwei Gelenkpartnern. Er wird linear auf der konkaven Ebene der Gelenkpfanne durchgeführt. Das damit erzeugte Gelenkspiel bringt die Gelenkkapsel in eine maximale Dehnung. Beurteilt werden der Weg und das Endgefühl, das sich bei der Translation einstellt. Der Befund ist positiv, wenn der Translationsweg kurz und das Endgefühl hart ist. Dies wird vom Patienten zumeist als unangenehm empfunden. Ein Befund kann auf eine direkte Verklebung des Kapselgewebes als primäre Ursache hinweisen. Sekundär können aber auch Rückstauproblematiken in das Fasziensystem oder Läsionsketten das Gelenk blockieren.

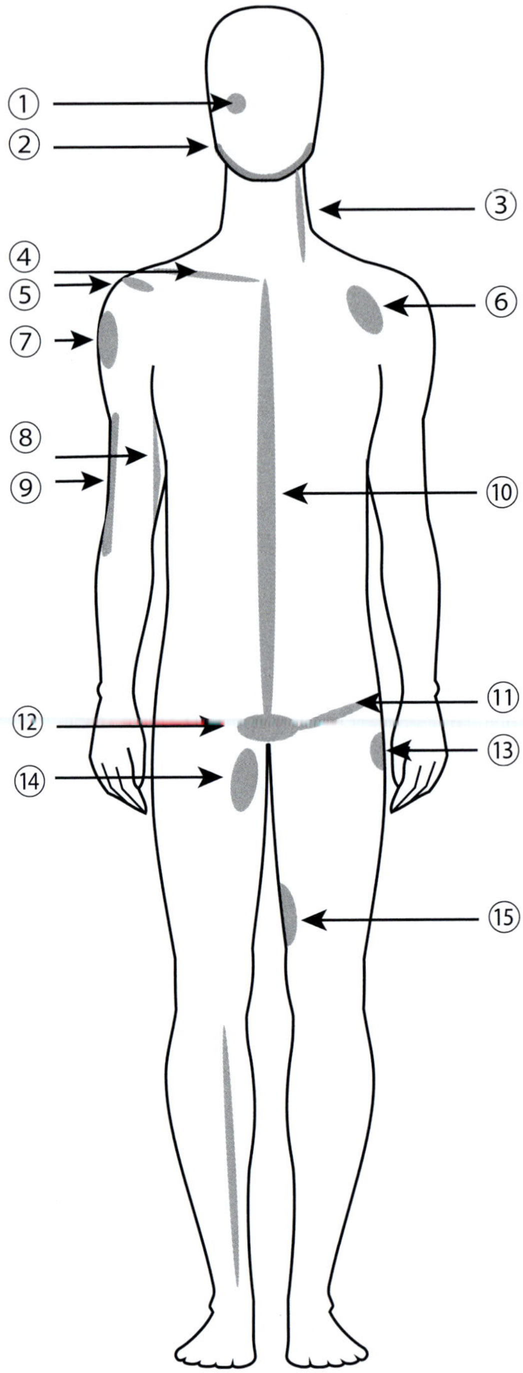

Abb. 8.14 Fixpunkte Hautfaltentest ventral. ① Jochbein: Austrittsstelle des N. trigeminus; ② Kinnkante: Fixpunkt Fascia superficialis cervicalis; ③ Übergang Fascia superficialis cervicalis scheidet den Pars ascendens des M. trapezius ein; ④ Schlüsselbein: Ursprung hinteres Blatt des klavikulären Anteils des M. pectoris major Fascia superficialis cervicalis; ⑤ Akromion: Ansatz M. deltoideus und M. trapezius (akromialer Anteil) Fascia superficialis cervicalis; ⑥ Mohrenheim-Grube: Eintrittsloge diverser subkutaner Venen; ⑦ Tuberositas deltoidea: Ansatz M. deltoideus; ⑧ Septum intermusculare brachii mediale; ⑨ Septum intermusculare brachii laterale; ⑩ Wasserscheide: gefäßarme Interterritorialzone; ⑪ Lig. inguinale: Fixpunkt Haut und neun weiterer Faszien; ⑫ Os pubis: Ansatz M. rectus abdominis; ⑬ Trochanter major: Ansatz der kleinen Gesäßmuskeln; ⑭ Venenstern: Eintrittsloge diverser subkutaner Venen; ⑮ Adduktorenschlitz (Hiatus adductorius): Übergang von Nerven und Blutgefäßen [P312/L923]

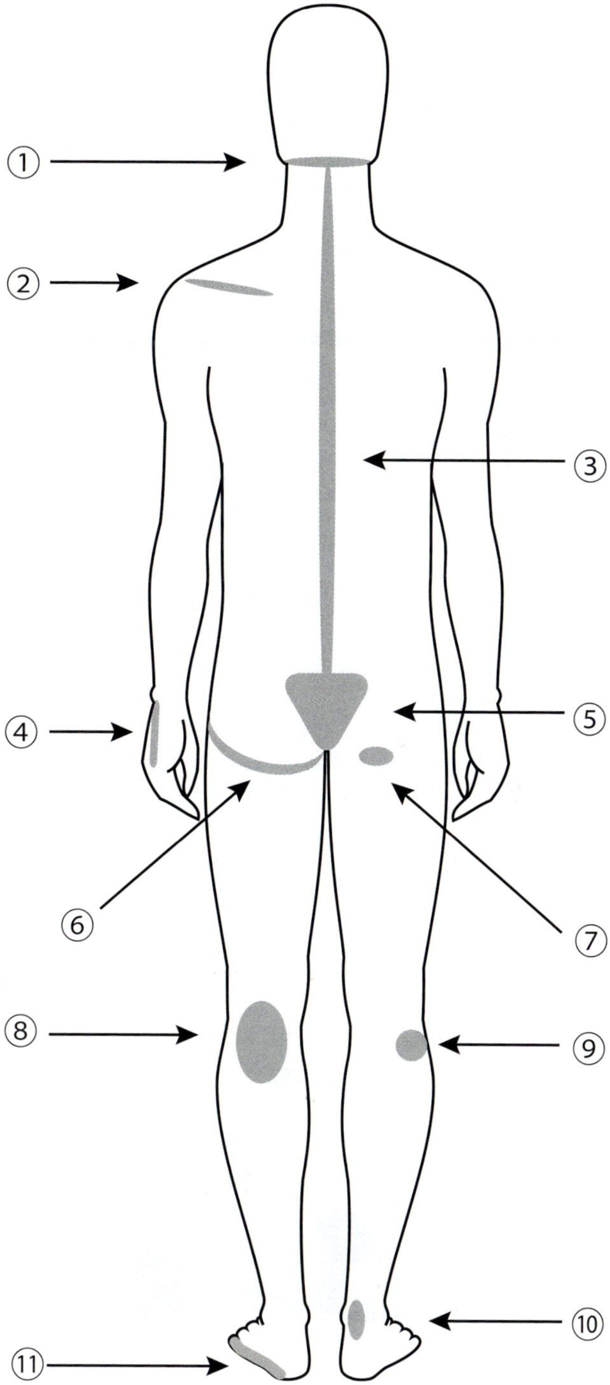

Abb. 8.15 Fixpunkte Hautfaltentest dorsal. ① Linea nuchae: Ursprung M. trapezius Fascia superficialis cervicalis; ② Spina scapula: Ursprung M. trapezius pars scapula delta Fascia superficialis cervicalis; ③ Spina vertebralis lumbalis thoracalis: Fixpunkt Fascia nuchae Fascia thoracolumbalis; ④ Übergang palmare Handfaszie – Handrücken; ⑤ Os sacrum: Fixpunkt Fascia thoracolumbalis/M. gluteus maximus/M. latissimus dorsi/ schräge Bauchmuskeln; ⑥ Rektalfalte, ⑦ Sitzbeinhöcker: Fixpunkt Lig. sacrotuberale ischiocrurale Muskulatur; ⑧ Fossa poplitea: oberflächliche Gefäße und Nerven; ⑨ proximales Fibulaköpfchen: Ansatz Tractus iliotibialis; ⑩ Fersenbein: Ansatz M. triceps surae; ⑪ Übergang Fußrücken plantare Faszie [P312/L923]

Die drei Basisbewegungen – generalisierte Diagnostik

Die systematische Diagnostik der Körpersysteme führt den Therapeuten zur primären Ursache der sekundären venösen Rückstauproblematik, auf die bereits in den vorhergehenden Abschnitten hingewiesen wurde. Diese werden in der Regel von Adhäsionen ausgelöst und manuell als Läsionsketten behandelt. Es müssen aber auch Reaktionsketten, wie Stress oder unphysiologische Körperhaltungen, in der Diagnostik berücksichtigt werden. Die Boeger-Therapie bedient sich neben bekannter, standardisierter Tests, wie dem Finger-Boden-Abstand- oder dem Langsitz-Test, eigener für die Narbentherapie entwickelter Tests, wie den nachfolgend vorgestellten Test der drei Basisbewegungen.

Die drei Basisbewegungen sind eine Provokation auf das Fasziengewebe. Sie haben das Ziel, Defizite im Bewegungsapparat mit System sichtbar und spürbar zu machen. Der durch eine der Basisbewegungen ausgelöste Schmerz oder die dadurch deutlich gewordene Bewegungseinschränkung ist eine für die Therapie wichtige **objektive und valide Informationsquelle.** Selten sind diese durch die Tests ausgelösten lokalen Provokationen auch mit der Ursache gleichzusetzen.

Die drei Basisbewegungen sind Test für:

- Verschiebbarkeit der oberflächlichen und tiefen Faszienschichten
- Dehn- und Komprimierbarkeit der Faszienketten
- Gelenkbeweglichkeit
- Organbeweglichkeit
- Provokation Re-Test

8.2.4 Interpretation der drei Basisbewegungen

Die drei Basisbewegungen

Die drei Basisbewegungen dienen der **Mustererkennung** der Symptomatik und deren potenziellen Ursache der Beschwerden des Patienten. Das Ziel der Diagnose ist das Erkennen und Auswerten von Reaktions- bzw. Läsionsketten, wie im ➤ Kap. 8.2.1 beschrieben.

Erste Basisbewegung

Die vier Regionen der Wirbelsäule in der ersten Basisbewegung:

- Lendenregion, LWK 5 bis BWK 10 (➤ Abb. 8.16 ①)
- Region der Brustbeinspitze, BWK 9–11 (➤ Abb. 8.16 ②)
- Brustregion, BWK 8–2 (➤ Abb. 8.16 ③)
- Halsregion, BWK 1 bis HWK 7 (➤ Abb. 8.16 ④)

Störungen in allen vier Körperregionen Mit der ersten Basisbewegung testet der Therapeut die passive Streckfähigkeit der Wirbelsäule des Patienten. Dieser Test hat eine sehr hohe Aussagekraft für den Therapeuten, da mit ihm Störungen auf allen vier Faszienebenen diagnostiziert werden können. Die Wirbel-

8

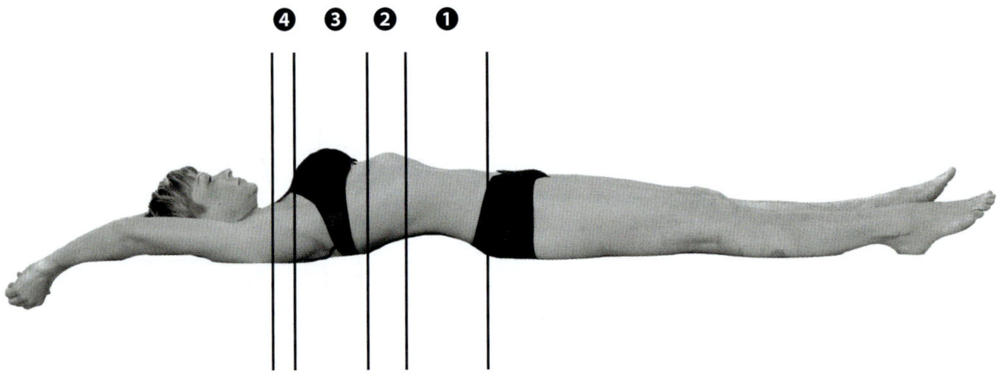

Abb. 8.16 Interpretation der ersten Basisbewegung [P312/L293]

säule wird hierfür in vier Regionen (➤ Abb. 8.16) unterteilt, die jede für sich Informationen in Bezug auf die vier Faszienebenen (➤ Abb. 8.17) geben können. Jede Region wird infolge ihrer Aussagekraft bezüglich eines möglichen Befunds hin bewertet.

Ohne Befund Physiologisch, d. h. ohne Befund, ist die erste Basisbewegung dann, wenn der Patient die Oberarme mit leicht gestreckten Ellenbogen neben den Ohren auf der Unterlage ablegen kann. In den Schultergelenken ist in diesem Fall ein Bewegungsausmaß von 180° Anteversion zu messen. Die Streckbewegung der Schultern läuft als physiologische Lordosierung in die LWS-Region weiter. Dies hat ein leichtes Abheben der Wirbelsäule in der Lendenregion zur Folge, sodass kein Kontakt mehr zur Unterlage besteht. Die Hüft- und Kniegelenke sind gestreckt und die Kniekehlen berühren die Unterlage. Die Provokation der passiven Streckfähigkeit durch die Hände des Therapeuten ist auf der gesamten Wirbelsäule mit einem federnden Endgefühl zu überprüfen. Der Test ist in diesem Fall für den Patienten schmerzfrei.

Mit Befund Bei einem Befund wird zwischen einem unilateralen und einem bilateralen Befund unterschieden. Von einem **bilateralen Befund** spricht man, wenn der Bewegungstest symmetrische Bewegungsdefizite aufweist. Diese können sich durch den Test der Anteversion der Schultergelenke und der Streckfähigkeit der gesamten Wirbelsäulenregion in Rückenlage provozieren lassen. Die inkomplette Streckung der Schultergelenke ist häufig mit einer kyphotischen Position der Brust- und Lendenwirbelsäule kombiniert. Die Testbewegung der Streckfähigkeit der Wirbelsäule wird durch das Beugen der Fingerendgelenke des Therapeuten auf Höhe der Processus transversi der Wirbelkörper provoziert.

Bei einer bilateralen venösen Stauungsproblematik ist der Bewegungsweg kurz und weist auf allen vier Wirbelsäulenregionen ein schmerzhaftes, hartes Endgefühl auf. Die Ursache hierfür ist in einer zentral-venösen Stauungsproblematik zu sehen. Dies kann von den folgenden drei Faktoren ausgelöst werden:

- **Somatisch:** Adhäsionen in der Drosselgrube; sie sind struktureller Natur und lassen sich gut mit den Grifftechniken der Boeger-Therapie lösen.
- **Viszeral:** Venöse Stauungen können von der Leber u.a durch akute/chronische Entzündungen, Medikamente oder Lebensmittelunverträglichkeiten verursacht werden. Organspezifische ent-

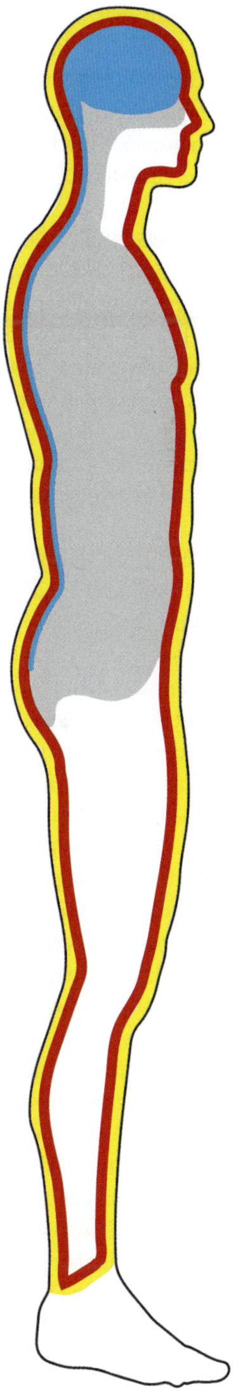

Abb. 8.17 Vier Faszienebenen: gelb = Pannikulusfaszie, rot = Rumpffaszie, grau = viszerale Faszie, blau = meningeale Faszie [P312/L923]

stauende Grifftechniken erzielen hier gute Resultate. Diese müssen aber, solange die primäre Ursache noch fortbesteht, in regelmäßigen zeitlichen Abständen wiederholt werden.

- Erhöhter Sympathikotonus; mit dem bilateralen Hemisphärenausgleich des REMovement lässt sich der Tonus gut senken (➤ Kap. 8.3.1).

Interpretation der ersten Basisbewegung

Die passive Streckfähigkeit der Wirbelsäule wird bei der ersten Basisbewegung in vier Regionen untergliedert (➤ Abb. 8.16). Der lokale Strecktest, der durch die Beugung der paravertebral positionierten Fingerendgelenke des Therapeuten erfolgt, gibt Auskunft über die venöse Situation der jeweiligen sich gegenüber befindenden Körperstruktur des Patienten. Die Bewertung der Testergebnisse kann wie folgt sein:

Erste Region Bei einer zentral bedingten venösen Stauung in die Pannikulus- und Rumpffaszie findet der Therapeut keine Lordosierung vor und die Testbewegung ist kurz mit einem festen Endgefühl. Dies ist für den Patienten unangenehm. Aber auch eine durch den Sympathikotonus venös gestaute Organfaszie könnte für ein negatives Testergebnis verantwortlich sein. Ebenso können lokale Narben, wie ein Kaiserschnitt, als auslösender Faktor infrage kommen.

Zweite Region Die Praxis hat gezeigt, dass, wenn alle anderen Wirbelsäulenregionen beim Strecktest der ersten Basisbewegung frei sind und nur auf Höhe BWK 7–9 eine Provokation erfolgen kann, die Ursache in der Läsionskette **„Steigbügel“** zu finden ist. Nach Einschätzung des Autors erfolgt dies, weil die Kette des Steigbügels einen ossären Ansatzpunkt an der Brustbeinspitze aufweist. Die durch eine Verletzung bedingte Verkürzung dieser Kette zwingt die betroffene Person in eine kyphotische Körperhaltung. Das für diese Kette auslösende Glied befindet sich in der Regel in einem der beiden Sprunggelenke. Die Ursache hierfür sind Supinationstraumen, durch die die Dorsalextension, aber auch die Inversions- und Eversionsbewegung des Fußes reduziert wird.

Dritte Region Die dritte Region befindet sich auf Höhe des dritten bis siebten Brustwirbels. Dies ist jene Region, die gegenüber dem Brustgewebe liegt. Positive Befunde sind in dieser Region bei Frauen deutlich häufiger zu finden als bei Männern. Dies liegt, nach der Erfahrung des Autors, daran, dass sich bei Frauen häufiger **dichtes Brustgewebe** diagnostizieren lässt als bei Männern. Da sich das dichte Brustgewebe durch das Lösen der Adhäsionen der Hals- oder Deltaregion sehr schnell reduzieren lässt, geht der Autor davon aus, dass es sich beim dichten Brustgewebe nicht um eine lokale Problematik, sondern um eine reaktive Stauungsproblematik handelt. Ein positiver Befund liegt bei einer zentral bedingten venösen Stauung in der dritten Region dann vor, wenn beide Rippenberge symmetrisch dem Therapeuten fest in die Hand drücken. Infolge der Testbewegung heben sich häufig die Oberarme des Patienten von der Unterlage ab. Bei einer unilateralen, zentralen venösen Stauung ist nur der Rippenberg gegenüber der gestauten Brust positiv. Die Ursache hierfür kann auf eine Impfnarbe im M. deltoideus zurückzuführen sein.

Vierte Region Wenn der Therapeut seine Fingerbeeren nicht leicht auf Höhe des ersten und zweiten Brustwirbels positionieren kann, ist der Test in der vierten Region der ersten Basisbewegung positiv. Die ventralen Adhäsionen der Halsregion lassen dann den Strecktest, den der Therapeut von dorsal mit seinen Fingerspitzen durchführt, nicht zu. Auch bei der Testung dieser Region heben sich, wie bereits in der dritten Region, die Oberarme mit an.

Zweite Basisbewegung

Mit der zweiten Basisbewegung testet der Therapeut die passive Spreizfähigkeit der Hüftgelenke (➤ Abb. 8.18). Sie ist eine Mischbewegung aus Flexion, Außenrotation und Abduktionsbewegung des Hüftgelenks. Für diese Bewegung ist neben der Verlängerung der Adduktorenmuskulatur im gleichen Maße eine Kompression der Gesäßmuskulatur nötig. Beide Muskelgruppen erfahren ihre venöse Entstauung durch die Venen des kleinen Beckens. Diese Venen werden häufig von den Organen des Verdauungstrakts komprimiert. Hierzu zählt das Zäkum, Colon sigmoideum und der Mastdarm. Aber auch Geschlechtsorgane des kleinen Beckens, wie die Gebärmutter, können eine komprimierende Wirkung auf diese Venen haben. Mit einer osteopathischen Mobilisation der Organe und einer der jeweiligen Ursache entsprechenden Intervention lässt sich diese Problematik in der Therapie gut behandeln. Da weltweit mit Abstand die häufigsten Operationen in der Urogenitalregion durchgeführt werden, trifft

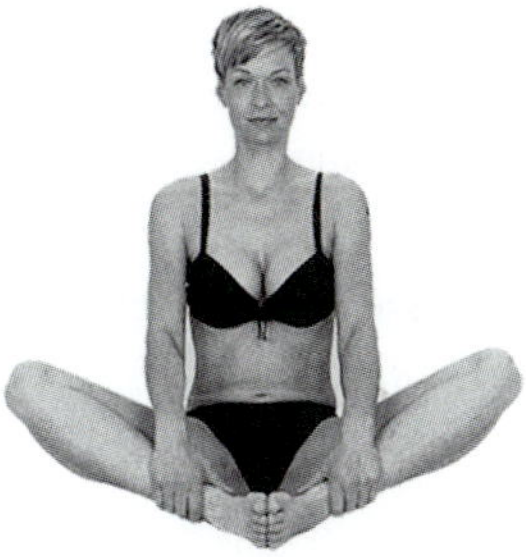

Abb. 8.18 Zweite Basisbewegung [P312/L293]

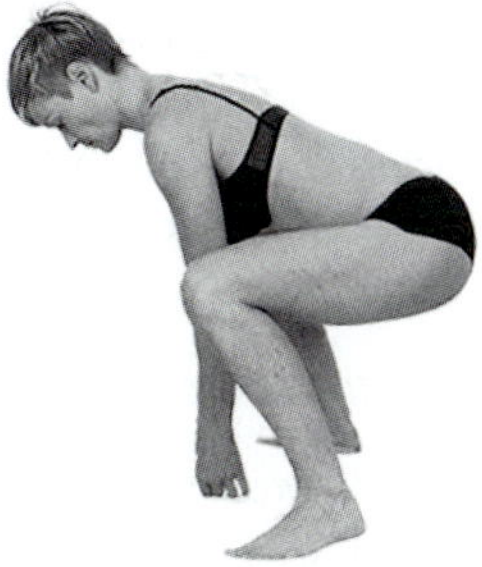

Abb. 8.20 All in One [P312/L293]

man in dieser Körperregion sehr häufig auf Narben. Zu den häufigsten zählen Kaiserschnitt-, Blinddarm- oder Leistenbruchnarben. Das Narbengewebe in der Unterbauchregion wirkt sich in vielen Fällen negativ auf die zweite Basisbewegung aus, da es neben seiner komprimierenden Wirkung auf die Venen auch die Translationsbewegung der entsprechenden faszialen Strukturen hemmt, die für die maximale Spreizfähigkeit der Hüftgelenke nötig ist.

Wichtig für die zweite Basisbewegung ist ebenfalls, dass die Pannikulusfaszie in der Hüftregion venös entstaut werden kann. Hierfür ist entscheidend, dass der Venenstern offen ist. Dies kann mit einem Hautfaltengriff diagnostiziert werden.

HINWEIS

Die physiologische Bewegungsgrenze ist bei der zweiten Basisbewegung dann erreicht, wenn beide Knie knapp den Boden berühren. Das entspricht einer Abduktion von 80°.

Dritte Basisbewegung

Die dritte Basisbewegung ist eine passive Flexion mit leichter Adduktionsbewegung des Hüftgelenks (➤ Abb. 8.19). Diese Bewegung erfordert neben der maximalen Verlängerung durch die venöse Entstaubarkeit des großen Gesäßmuskels auch die Kompressionsfähigkeit der Pannikulusfaszie in der Oberschenkel- und Unterbauchregion. Aber auch die Bauchmuskulatur und die der Körperseite entsprechenden Organe müssen eine Kompression oder Verschiebung zulassen können. Die physiologische Bewegung ist bei der dritten Basisbewegung erreicht, wenn der Oberschenkel des getesteten Beins den gleichseitigen Rippenbogen berührt. Der Beugeradius des getesteten Hüftgelenks beträgt dann 160°. Das Endgefühl der Testbewegung ist federnd und schmerzfrei.

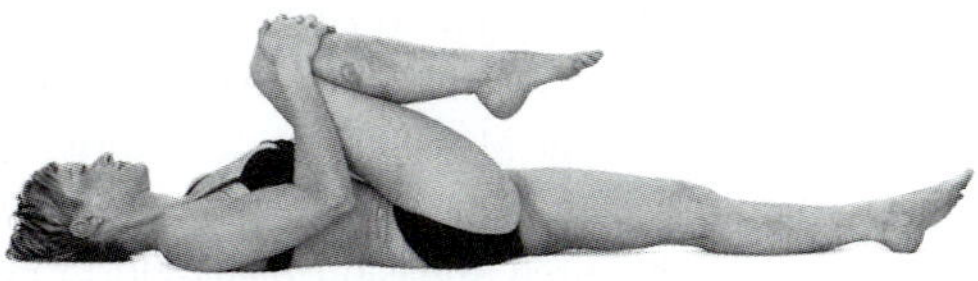

Abb. 8.19 Dritte Basisbewegung [P312/L293]

HINWEIS

Auch ein lateralisierter Uterus oder ein gefüllter Mastdarm kann vorübergehend die maximale Hüftbeweglichkeit deutlich einschränken.

All in One

Die vierte aktive Bewegung ist das Ziel der drei vorausgegangenen passiven Basisbewegungen. Wenn

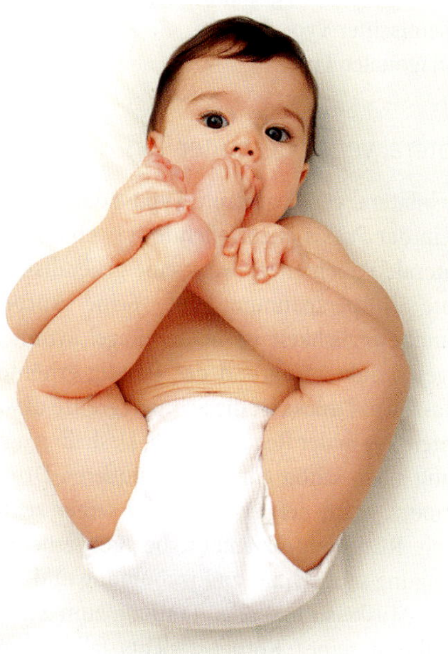

Abb. 8.21 Baby mit Fuß im Mund [J808]

8

die maximale passive Beweglichkeit durch die Therapie oder durch Eigenübungen des Patienten erreicht wurde, ist dem Menschen jede Aktivität physiologisch möglich.

Maximale Beweglichkeit

Als Baby waren Sie maximal beweglich. Damals war es egal, ob Sie sich den Daumen oder den großen Fußzeh in den Mund gesteckt haben. Kleinkinder haben noch keine Kraft für Fehlhaltung. Wenn sie es mit viel Üben geschafft haben, in den Stand zu kommen, dann stehen sie exakt in ihrem Körperzentrum. Warum aber können die meisten Erwachsenen das nicht mehr? Weil sie es schon lange nicht mehr praktiziert haben. „Use it or lose it."

Die vier Läsionstypen

In der jahrzehntelangen Arbeit mit Narbengewebe hat der Autor vier Ursachentypen für einen sekundären venösen Rückstau definiert. Mit den drei Basisbewegungen kristallisieren sich vier Läsionstypen für einen sekundären venösen Rückstau heraus. Der Autor definiert sie wie folgt:

- Bilateral venös gestauter Typ
- Unilateral venös gestauter Typ
- Gemischter Typ
- Diagonaler Typ

Bilateral venös gestauter Typ

Der bilateral venös gestaute Typ ist der am häufigsten in der Praxis anzutreffende (➤ Abb. 8.22). Der bilaterale Patiententyp weist eine generalisierte, erhöhte Körperspannung auf. Seine körperliche Grundbeweglichkeit ist in der Regel symmetrisch eingeschränkt. Aufgrund des ständig erhöhten intrafaszialen Drucks ist die Schmerzgrenze dieses Patiententyps in der Regel sehr tief. Deshalb reagiert er häufig allein schon auf leichten äußeren Druck mit Schmerz. Auch neigt er aufgrund seiner zentralvenösen Rückstauproblematik bei körperlicher Anstrengung sehr schnell zu Erschöpfung und Muskelkater. Muskelaufbau oder Training zum Zweck der Reduktion seines Körpergewichts fallen ihm entsprechend schwer und sind meist nicht von Erfolg gekrönt. Multiple überlastungsbedingte Schmerzbilder. Alle vier Fasziensysteme erfahren einen venösen Rückstau.

Krankheitsbilder des bilateralen Typs

- Polyneuropathie
- Myalgie
- Fibromyalgie

Es gibt drei auslösende Faktoren für einen bilateral gestauten Typ.

Der somatische Typ Seine venöse Stauung wird maximal herznah von der Drosselgrube ausgehend ausgelöst. Die primäre Ursache hierfür sind alle Entzündungsprozesse der Gesichts- und Halsregion, die der Schwerkraft folgend Richtung Herz wandern. Durch die adhäsionsbedingte Kompression der herznahen Venen kommt es zu einem generalisierten venösen Rückstau. Das manuelle Lösen der Adhäsionen erfolgt in der Reihenfolge der Zahlen von eins bis sechs der topographischen Bilder nach Boeger (➤ Kap. 8.2.5).

Der viszerale Typ Die venöse Stauung dieser Patiententypen geht von der Leber aus. Sie ist die Folge einer Überlastung dieser größten Drüse des Körpers. Die Ursache hierfür können alle Formen von Toxinen sein, die über den Blutkreislauf in das Filterorgan Leber gelangen und diese überlasten. Auch Medikamente, Entzündungen oder Hormone können zu einer leberbedingten venösen Rückstauproblematik führen. Durch den raumfordernden Prozess, der mit der Überlastung der Leber einhergeht, neigt die betroffene Person zur Halsatmung. Dadurch verengt sich die vordere Skalenuslücke, was eine Verengung der V. subclavia zur Folge hat. Der damit ausgelöste venöse Rückstau betrifft die Kopf-Hals-Region ebenso wie die obere Extremität und die Pannikulusfaszie des gesamten Körpers. Der venöse Stau wirkt sich aber auch auf alle Organe des Verdauungstrakts aus, die über das Pfortadersystem einen direkten Bezug zur Leber haben. Speziell der Rückstau in den Dickdarm führt zu einer Verengung des Schenkelkanals (Foramen femoralis). Dies kann zu einem Stau bis in die Muskellogen der Fußregion führen. Da die Ursachen der Problematik eines Leberpatienten nicht durch Adhäsionen ausgelöst werden, kann ein langfristiger Therapieerfolg nur durch

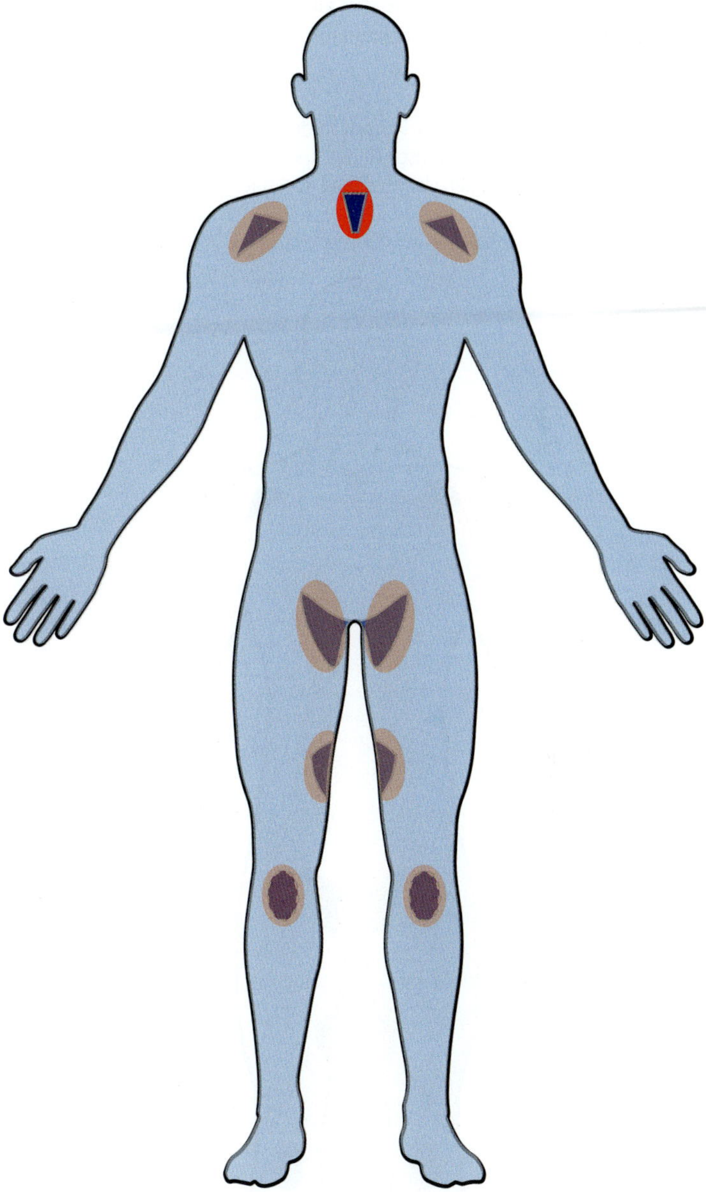

Abb. 8.22 Bilateraler Typ [P312/L923]

eine entsprechende Reduktion der Toxine erreicht werden. Es ist allerdings durchaus möglich, diesen Personen durch die Entstauung der Leber zumindest kurzfristig eine Linderung ihrer Schmerzsymptomatik zu geben.

Der emotionale Typ Ein Grund für diese generalisierten venösen Stauungsreaktionen können in einem längerfristig erhöhten Sympathikotonus zu finden sein. Hierbei führt neben der stressbedingten Vasokonstruktion der Blutgefäße auch die durch die Filterung von Stresshormonen belastete Leber zu einer venösen Stauung. Dies betrifft über das Pfortadersystem alle unpaarigen Organe des Verdauungstrakts, sodass sich der venöse Rückfluss der unteren Extremität deutlich verlangsamen kann. Therapeutisch ist diese Symptomatik in der Boeger-Therapie sehr gut mit dem REMovement (➤ Kap. 8.3.› 1) zu behandeln.

HINWEIS

Bei einem bilateral venös gestauten Typ sind in der Regel alle drei Basisbewegungen symmetrisch eingeschränkt. Alle vier faszialen Systeme erfahren einen venösen Rückstau.

Unilateral venös gestauter Typ

Die Ursache des unilateral gestauten Typs liegt, wie beim bilateralen Typ auch, in der Kompression des herznahen venösen Schenkels (➤ Abb. 8.23). Seine unilaterale venöse Ausprägung erfährt er durch die Kompression der V. subclavia und/oder der V. axillaris. Dadurch erfolgt eine venöse Stauung in alle zu-

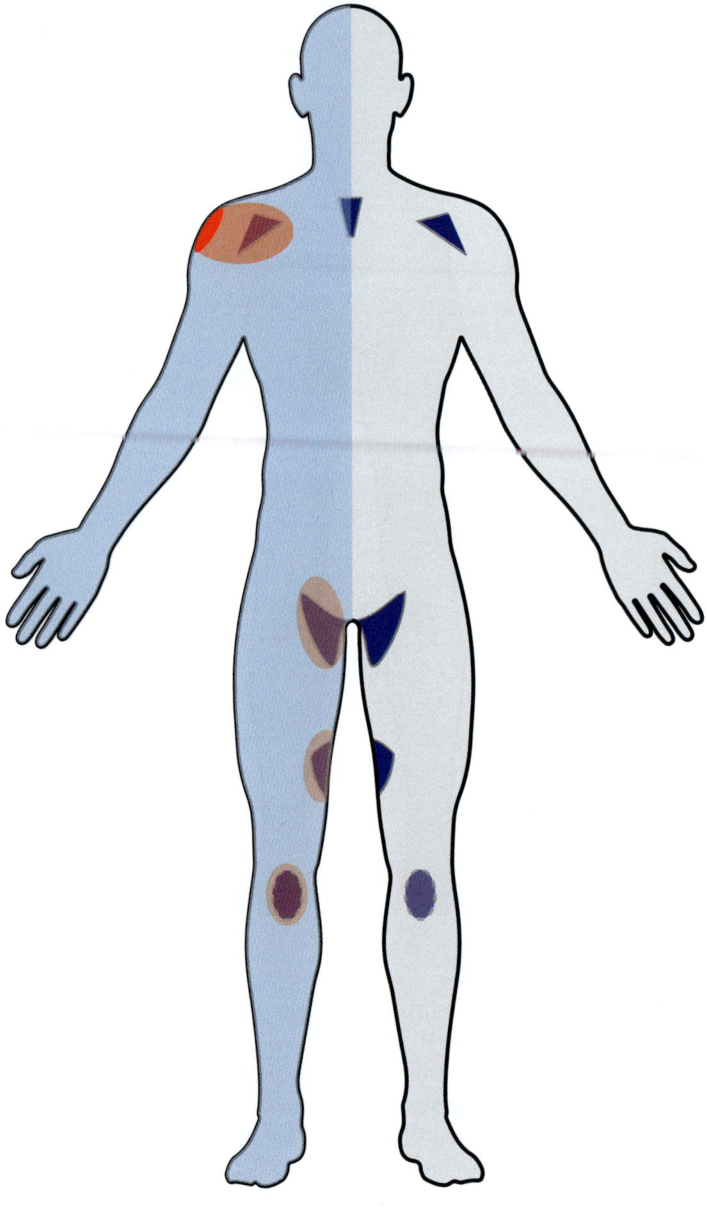

Abb. 8.23 Unilateraler Typ [P312/L923]

führenden Venen. Dies betrifft die gesamte Muskulatur der unilateralen oberen Extremität und des Schultergürtels. Hinzu kommen drei subkutane Venen, die das venöse Blut der Pannikulusfaszie und des Brustgewebes aufnehmen. Diese münden in die V. axillaris (➤ Abb. 8.24).

Für die unilaterale venöse Stauungsproblematik ist die longitudinal verlaufende Wasserscheide der ventralen und dorsalen Rumpfseite verantwortlich. Die Wasserscheide unterteilt die Pannikulusfaszie des Rumpfes in zwei Hälften, indem sie mittels faszialer Brücken die Haut und die tiefe Körperfaszie durchgehend ventrale mit dem Brustbein bzw. mit der Linea alba verbindet. Auf der dorsalen Körperseite setzt sich die Wasserscheide ebenfalls fort. Hier wird sie durch Verbindungen der tiefen Körperfaszie zu den Processus spinosi und weiteren Körperstrukturen wie dem Ligamentum supraspinale gebildet.

Die venösen Abflüsse der Pannikulusfaszie des Thorax können kranial nur über die Venen der Achsel (Mohrenheim-Grube) und kaudal über die Leistenregion in den Venenstern erfolgen. Wenn es z. B. herznah durch Impfnarben in der Deltaregion zu unilateralen Kompressionen des oberflächlichen Venensystems kommt, staut sich das venöse Blut bis in die Hand- und Fußregion der betroffenen Körperhälften.

Den Beobachtungen des Autors zufolge führt der unilaterale einseitige intrafasziale Druck bei der betroffenen Person des Weiteren zu einer erhöhten Schmerzempfindlichkeit dieser Körperseite. Dies ist eine mögliche Antwort auf die häufig von Patienten gestellte Frage, warum sie überwiegend Schmerzen auf nur einer Körperhälfte empfinden.

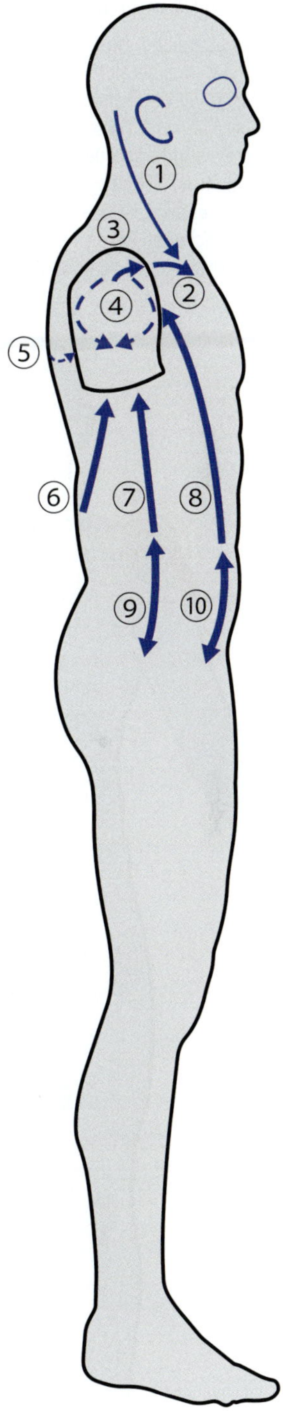

Abb. 8.24 Venen lateral. ① V. cervicalis superficialis; ② V. subclavia; ③ V. axillaris; ④ V. circumflexa anterius/posterior; ⑤ V. dorsalis scapulae; ⑥ V. thoracodorsalis; ⑦ V. thoracica lateralis; ⑧ V. thoracoepigastrica; ⑨ V. epigastrica inferior; ⑩ V. circumflexa ilium superficialis; gestrichelte Linien = tiefe Venen, durchgezogene Linien = oberflächliche Venen [P312/L923]

Unilateraler Typ und dichtes Brustgewebe

In der Praxis ist es auffallend, dass in dem Achselquadranten der Brust des unilateralen Typs häufig dichtes Brustgewebe ertastet werden kann; dies gilt sowohl bei Frauen als auch bei Männern. Dieser durch den venösen Rückstau bedingte raumfordernde Prozess verändert nicht nur die Position der Schulter in Richtung Protraktion, was eine entsprechend daraus resultierende Muskelverspannung der Schulter-Arm-Muskulatur zur Folge hat, es führt offensichtlich auch zu einer Präposition für ein Mammakarzinom. Diese Beobachtung des Autors deckt sich mit den Aussagen von Dr. med. Sonja Reitz. Sie führt in ihrem Buch „Heilung in Sekunden" (Reitz 2008) ebenfalls einen möglichen Zusammenhang zwischen Mammakarzinom und Impfnarben an. Wie weit sich diese Beobachtungen aus der Praxis verallgemeinern lassen, bedarf noch der wissenschaftlichen Untersuchung. Die Erfahrungen aus der Praxis haben allerdings gezeigt, dass sich das dichte Brustgewebe mit dem Lösen von Adhäsionen in der Delta- und Schlüsselbeinregion sehr gut positiv beeinflussen lässt.

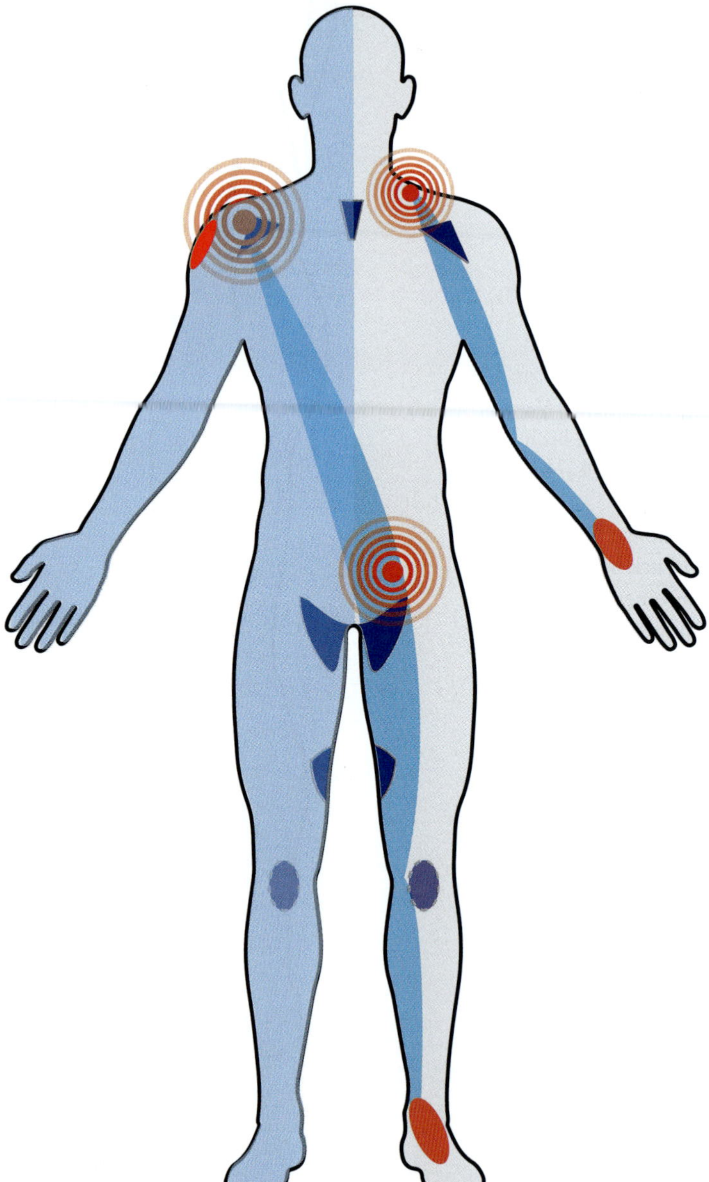

Abb. 8.25 Gemischter Typ [P312/L923]

Gemischter Typ

Bei vielen Patienten treffen häufig mehrere strukturelle Ursachen zusammen. Aus dem Symptommix gehen komplexe, individuelle Krankheits- und Schmerzbilder hervor. Wie so oft liegt auch hier das Problem im Detail. Wenn der Therapeut beginnt, den Schmerzpunkten hinterher zu jagen, verirrt er sich sehr schnell im Dickicht der Symptome. Mit der einfachen Regel „Herznah geht vor herzfern" ist es dem Therapeuten möglich, bei allen Patiententypen den roten Faden zu behalten. Der gemischte Typ ist hier keine Ausnahme (➤ Abb. 8.25).

Unter einem gemischten Typ versteht der Autor Patienten, die über viele Symptome klagen. Dabei trifft der Therapeut oft z. B. auf mehrere Operationen. Es existieren hier also eine ganze Reihe von strukturellen Ursachen. Von jeder einzelnen dieser ursächlichen Quellen gehen mehrere Läsionsketten aus. Diese einzelnen Ketten verstärken sich unterei-

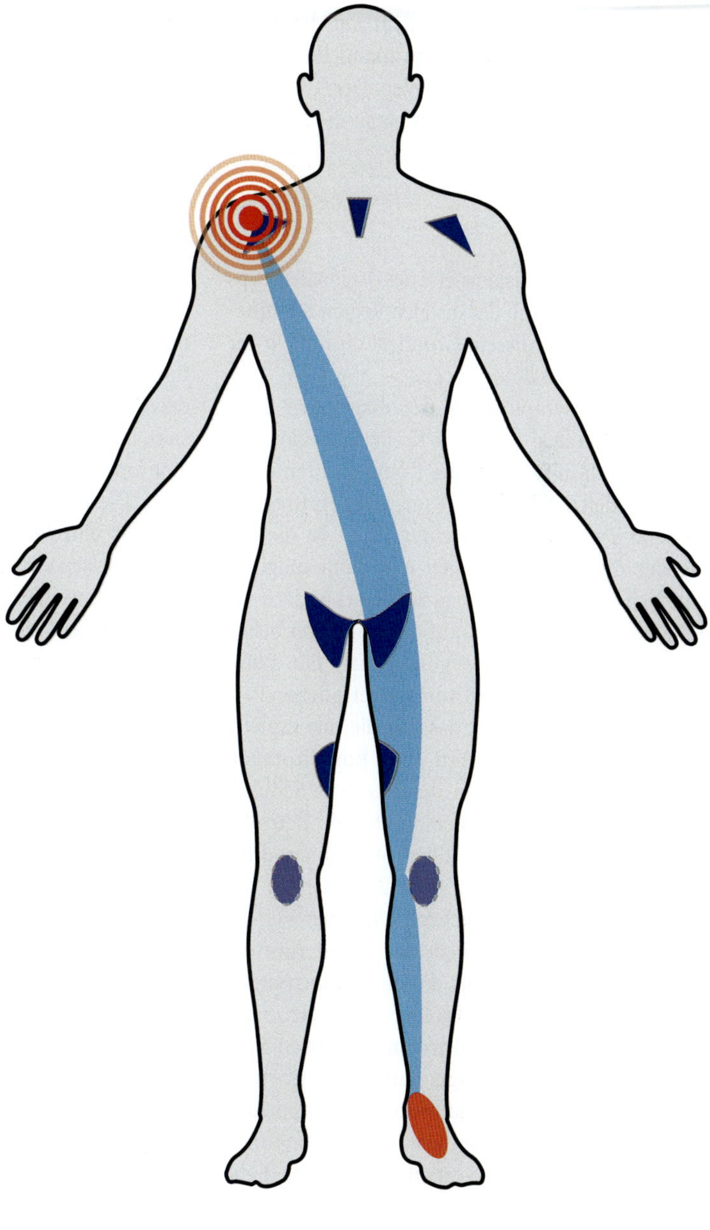

Abb. 8.26 Diagonaler Typ [P312/L923]

nander. Es kommt zu neuen Kombinationen und Ketten. Die negativen Auswirkungen der Läsionsketten verstärken sich für den Patienten. Der Teufelskreis beginnt sich immer schneller zu drehen.

Um die Therapie **herzferner Narben** erfolgreich durchführen zu können, ist es entscheidend, dass der Therapeut zuerst die **herznahen Adhäsionen** gelöst hat. Hierfür diagnostiziert er z. B. mit dem Hautfaltengriff die ersten zehn Regionen der topografischen Zonen. Sobald die herznahen Adhäsionen gelöst wurden, befinden sich keine sekundären venösen Rückstauproblematiken mehr auf den herzfernen Narben. Damit steht dem manuellen Lösen dieser Narben nichts mehr im Weg. Der Therapeut arbeitet sich weiter systematisch bis in die Peripherie der Extremitäten vor.

Diagonaler Typ

Die Ursache, die die Läsionskette des diagonalen Typs auslöst, befindet sich in der distalen Region der unteren Extremität. Aus diesem Grund ist dieser Typ der letzte der vier Behandlungstypen (➤ Abb. 8.26).

Die Schmerzsymptomatik des diagonalen Typs betrifft die Schulter- und/oder Kreuzbeinregion. Sie entsteht durch die zwanghafte Kompensation eines Bewegungsdefizits der Fuß-, Knie- oder Hüftregion. Wie beim Typ drei – gemischter Typ – ist die Lösung der distalen Adhäsionen erst dann möglich, wenn sich keine zentral verursachte sekundäre venöse Stauungsproblematik auf dieser Region befindet. Ein bestehendes Bewegungsdefizit der Fuß-, Knie- oder Hüftregion wird von der betroffenen Person dadurch kompensiert, dass sie die inkomplette Bewegung der Extremität mit einer Rumpfrotation ausgleicht. Dadurch kommt die diagonale Schulter bei jedem Schritt, den die Person über ihr betroffenes Bein ausführt, weiter in die Protraktion und Innenrotation. Dies führt zu einer Annäherung der ventralen Muskeln und gleichzeitig zu einer Verlängerung der dorsalen Muskeln des Schultergürtels. Diese Beschwerden, die aus diesem kompensatorischen Bewegungsmuster resultieren können, werden mit Namen wie **Rotatorenmanschetten-Syndrom** oder **Schulter-Impingement** umschrieben.

Die Ursache für die Symptomatik des diagonalen Typs wird durch Adhäsionen ausgelöst, die von Knie-, Fuß- oder Hüftverletzungen stammen. Aber auch die Muskeln, die direkt oder indirekt über das ipsilaterale Iliosakralgelenk (ISG) ziehen, befinden sich durch diese kompensatorische Bewegung in einer ständigen Annäherung. Die hieraus resultierende erhöhte Grundspannung dieser Muskeln komprimieren das ISG so stark, dass sich eine reaktive ISG-Blockade einstellt. Alle lokalen Versuche, dieses Gelenk zu deblockieren, werden, wenn überhaupt, nur eine kurzzeitige Schmerzreduktion zur Folge haben. Mit dem Lösen der primären Ursachen dieser Läsionsketten in der Fuß-, Knie- oder Hüftregion kommt es zu einer sofortigen und dauerhaften De-Blockierung des ISG und zu einer Retraktion der kontralateralen Schulter.

8.2.5 Therapie

Systematischer Therapieaufbau anhand topografischer Körperregionen

Für eine effektive, nachhaltige Therapie ist ein systematischer Behandlungsaufbau von großer Bedeutung. Die Boeger-Therapie bedient sich eines Leitfadens, der auf 59 topografischen Körperregionen basiert. Ihre Einteilung in orange und rote Felder erlaubt eine optisch klare Abgrenzung zu den Nachbarfeldern. Die in der Literatur verwendeten Bezeichnungen der einzelnen Körperregionen (Schünke et al. 2007, Paulsen und Waschke 2010) werden vom Autor dort durch weitere Zonen ergänzt, wo die spezifischen Benennungen seiner Meinung nach unzureichend sind. Die topografischen Zonen der Boeger-Therapie dienen der Lokalisierung und Dokumentation von Narben, Hautauffälligkeiten und Schmerzregionen in den jeweiligen Körperfeldern. Der Autor definiert den Begriff **Körperregionen als anatomische Zonen,** die nach Wichtigkeit in Bezug auf den Behandlungsablauf nummeriert und in topografische Zonen eingeteilt sind. Die Einteilung erfolgt nach

- Körperregionen,
- venösen Schlüsselpunkten,
- Gelenken und
- der Wasserscheide.

Die orange-roten Körperregionen

Die Reihenfolge der Nummerierung dieser 56 Körperregionen beruht auf der vom Autor aufgestellten

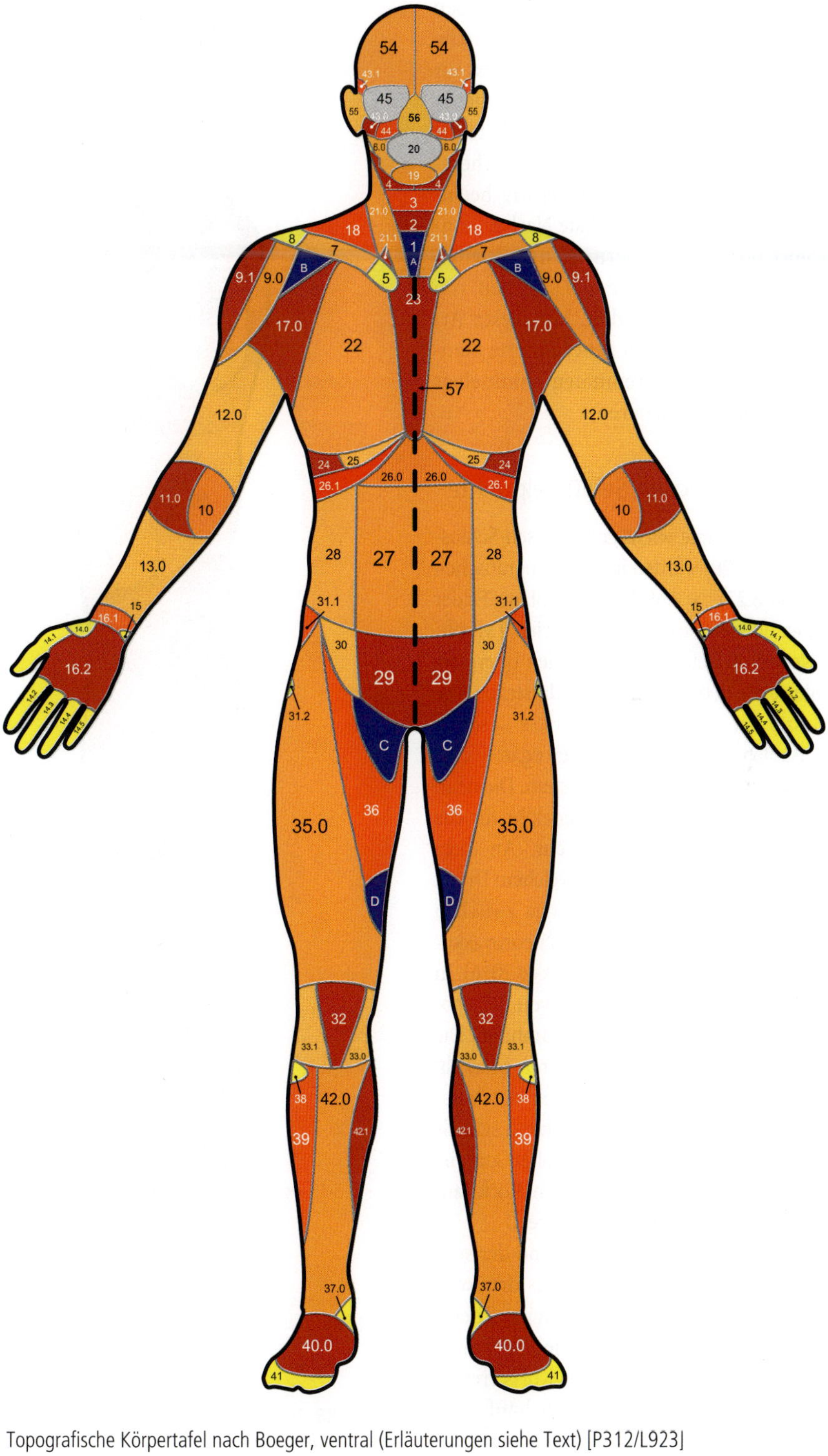

Abb. 8.27 Topografische Körpertafel nach Boeger, ventral (Erläuterungen siehe Text) [P312/L923]

Hypothese, dass herznahe und ventrale Körperregionen in der Therapie erste Priorität haben (➤ Abb. 8.27, ➤ Abb. 8.28). Die therapeutische Reihenfolge der ersten zehn Körperregionen ist für ihn bindend, da seiner Erfahrung nach von diesen ersten Regionen eine zentrale oder eine unilaterale venöse Rückstauproblematik ausgeht, die die Therapie der herzfernen Körperregionen negativ beeinflussen kann. Therapieresistente lokale Narben können sich sofort positiv verändern, wenn systematisch herznahe Adhäsionen, wie z. B. Narben von Mandeloperationen, gelöst werden. Mit dieser Art des Vorgehens lassen sich auch generalisierte Stauungen in den Faszien der Extremitäten unmittelbar und langfristig deutlich reduzieren.

Die neun blauen venösen Schlüsselpunkte

Die neun, für die Therapie wichtigen venösen Schlüsselpunkte (➤ Abb. 8.29) werden in den topografischen Bildern (➤ Abb. 8.27, ➤ Abb. 8.28) als blaue Felder dargestellt. Hier bündeln sich Venen, Arterien, Lymphgefäße und Nerven zu Gefäßstraßen, die den Übergang der Pannikulusfaszie in die Körperfaszie darstellen. Die Pannikulusfaszie hat aufgrund ihrer Größe – sie ist nach der Muskulatur das größte Körperorgan – eine besondere Bedeutung für das venöse System. Die neun venösen Schlüsselpunkte stellen ein Nadelöhr für das venöse System der Pannikulusfaszie dar. An ihrer Durchlässigkeit entscheidet sich, unter welchem Druck die Pannikulusfaszie steht. Die Übergänge zwischen Pannikulus- und Körperfaszie werden als neurovaskuläre Stränge oder Scheiden bezeichnet (Stecco 2016). In der Region der Extremitäten werden sie von der aponeurotischen bzw. epimysialen Faszie umhüllt. Die Übergänge werden von zwei oder mehreren Muskeln flankiert. Eine Spannung der Muskelfaszien, durch Reaktions- oder Läsionsketten entstanden, kann sich als Kompression auf die gesamten Gefäßstraßen auswirken und damit zu generalisierten venösen Rückstauproblematiken in die Pannikulusfaszie führen.

Die neun Schlüsselpunkte sind aufgrund der sensiblen Gefäße und Nerven von Natur aus druckdolenter als andere Regionen. Sie dienen in der Therapie ausschließlich der Diagnostik. Eine Ausnahme ist nur dann gegeben, wenn in diesen Körperregionen lokale Narben vorliegen. Dies trifft häufig auf den ersten Schlüsselpunkt, die Drosselgrube, zu.

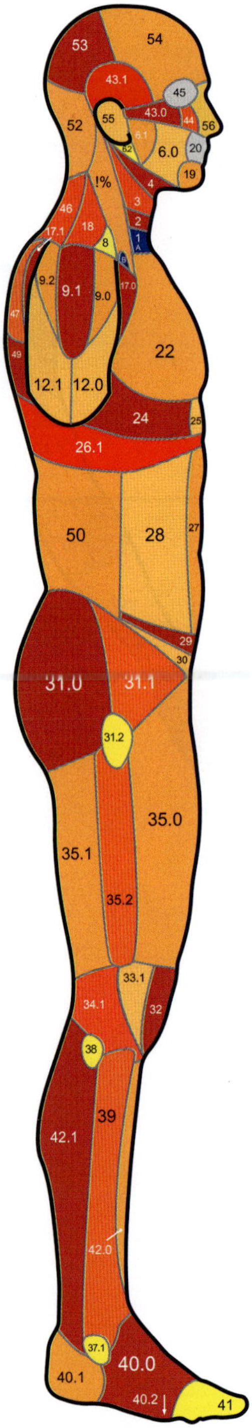

Abb. 8.28 Topografische Körpertafel nach Boeger, lateral (Erläuterungen siehe Text) [P312/L923]

8

Die neun venösen Schlüsselpunkte

- 1 × Drosselgrube
- 2 × Mohrenheim-Grube
  Mediale Begrenzung: M. pectoralis major/kraniale Klavikula/lateral – M. deltoideus
- 2 × Venenstern (Hiatus saphenus – Schlitz in der Fascia lata)
  Mediale Begrenzung: M. adductor longus/lateral – M. satorius/kranial – Lig. inguinale
  Dorsale Begrenzung: M. iliopsoas, M. pectineus
- 2 × Hiatus adductorium (bogenförmige Öffnung zwischen den beiden Ansatzstellen des M. adductor magnus und des Femurs)
- 2 × Fossa poplitea
  Proximale Begrenzung: ischiocrurale Muskulatur
  Distale Begrenzung: beide Köpfe des M. gastrocnemius
  Dorsale Begrenzung: M. popliteus)

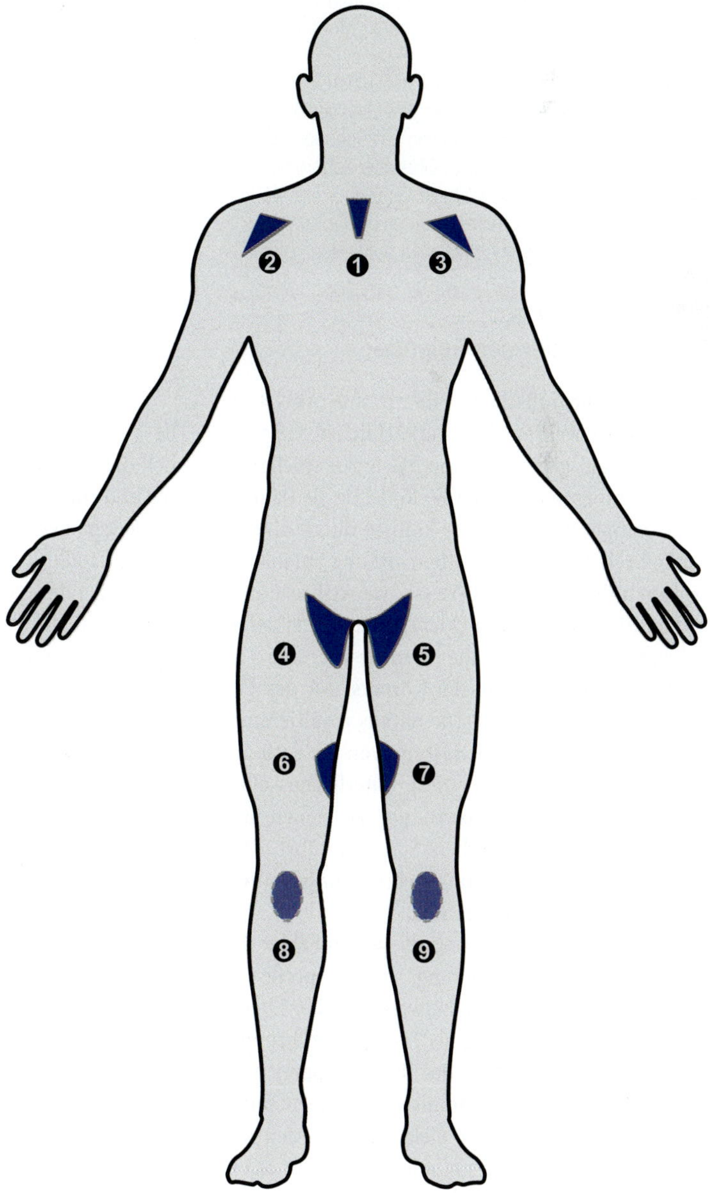

Abb. 8.29 Neun venöse Schlüsselpunkte. ① Fossa jugularis, ② Mohrenheim-Grube links, ③ Mohrenheim-Grube rechts, ④ Venenstern links, ⑤ Venenstern rechts, ⑥ Hiatus adductorius links, ⑦ Hiatus adductorius rechts, ⑧ Fossa poplitea links, ⑨ Fossa poplitea rechts [P312/L923]

PRAXISTIPP

Drei mögliche Ursachen für venösen Rückstau in die Pannikulusfaszie:

- Myofasziale Ausläufer, die an der aponeurotischen Faszie inserieren, können durch unphysiologische Spannungen die Gefäßübergänge der Pannikulusfaszie in die tiefen Körperfaszien komprimieren. Auslöser dieser Reaktion können z. B. diverse Reaktions- oder Läsionsketten sein.
- Verletzungsbedingte Adhäsionen, die regional nahe an den venösen Schlüsselpunkten liegen, wie z. B. Impfnarben in der Region M. deltoideus, können sich verengend auf den venösen Schlüsselpunkt Mohrenheim-Grube auswirken.
- Direkte Adhäsionen auf den venösen Schlüsselpunkten sind in der Praxis häufig in der Region Eins, der Drosselgrube, zu finden. Diese können von Entzündungen und/oder Operationen der Mandel-, Ohr- oder Zahnregion stammen. Aber auch alle weiteren venösen Schlüsselpunkte können durch direkte Traumen oder krankheitsbedingte Entzündungen Adhäsionen aufweisen.

Die gelben Felder der Gelenke

Auf den topografischen Bildern (➤ Abb. 8.27, ➤ Abb. 8.28) werden die oberflächlichen Gelenke als gelbes Feld gekennzeichnet. Gelenke spielen in der Narbentherapie eine große Rolle, da sie häufige Adhäsionen aufweisen. Diese können durch direkte oder indirekte äußere Gewalteinwirkung entstehen. Aber auch degenerative Prozesse wie Arthrose und die daraufhin erfolgenden Operationen hinterlassen Narbengewebe. Dies ist die Ursache für eine Läsionskette, die langfristig die Körperstatik des Patienten negativ verändert. Die daraus resultierende Fehlhaltung führt zur Überlastung von bis dato gesunden Körperstrukturen. Diese unterliegen selbst einem degenerativen Prozess, der zu neuen Beschwerden und strukturellen Schäden führt. Der Teufelskreis von Bewegungsbehinderungen und Schmerz beginnt sich zu drehen.

Für die Narbentherapie sind die gelben Felder der Gelenke deshalb von Bedeutung, weil sie spezifische anatomische Gegebenheiten aufweisen. In der Literatur werden Gelenke häufig als fasziale Berührungspunkte oder Schaltstellen der Faszien bezeichnet (Paoletti 2001). Dies ist anatomisch zum einen damit zu erklären, dass sich hier viele Faszienketten auf kleinstem Raum treffen. Zum anderen kommt es offensichtlich sowohl innerhalb als auch außerhalb der Gelenkkapsel zu funktionellen Verbindungen diverser Faszienketten. Diese lassen sich präparatorisch allerdings nur sehr schwer nachweisen, da das Netz des Fasziengewebes in der Kapselregion sehr vielschichtig und miteinander verwoben ist (Schleip 2016). Allein durch den endoskopischen Eingriff kommt es zu einer Veränderung der faszialen Struktur, sodass der ursprüngliche Zustand der Gewebsstruktur nicht mehr dokumentiert werden kann. Auch die aponeurotische Faszie der Extremitäten und das Peritendineum der Sehnenscheide hat, laut Literatur, einen direkten strukturellen Kontakt zu dem fibrösen Gewebe der Gelenkkapsel (Stecco 2016).

Entzündungen, die in die Kapsel eindringen, verweilen dort deutlich länger, weil das Kapselgewebe das Gelenk hermetisch umschließt. Das führt zu einer stärkeren Bildung von Adhäsionen zwischen den Sinovialfalten der Gelenkkapsel und damit zu Gelenkblockaden, die die Körperstatik negativ beeinflussen (➤ Abb. 8.30).

Wasserscheide

Die Wasserscheide wird in der Körpertafel gestrichelt dargestellt (➤ Abb. 8.27) und in eine abdominale und eine thorakale Region unterteilt. Beide ventralen Regionen gehen fließend ineinander über und bilden, da alle Rumpfmuskeln an ihr ansetzen, das fasziale Pendant zur Wirbelsäule. Im abdominalen Anteil wird die Wasserscheide von der Linea alba gebildet. Diese ist eine Fusion der drei Schichten der tiefen Bauchfaszie, der Pannikulusfaszie und der Haut. Im Thorax setzt sich diese Linie durch die Ursprungsfläche des sternalen Anteils des großen Brustmuskels am Sternum und der Fixierung der Haut fort. Da die Wasserscheide die Pannikulusfaszie des Rumpfes in eine rechte und eine linke Seite unterteilt, ist sie für die Diagnostik und die Therapie von Narbengewebe von großer Bedeutung.

Die zentrale venöse Stauung

Die Fossa jugularis als zentraler venöser Schlüsselpunkt

Die Region der Fossa jugularis wird als venöser Schlüsselpunkt Nummer Eins bezeichnet, weil alle

8

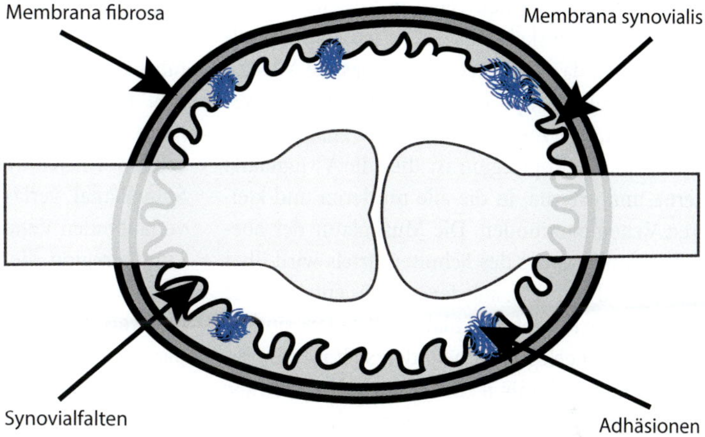

Abb. 8.30 Adhäsionen im Kapselgewebe [P312/L923]

oberflächlichen und tiefen Venen des Rumpfes, der oberen Extremität und des Kopfes hier in die obere Hohlvene, die V. cava superior, einmünden. Entzündungsbedingte Adhäsionen in dieser Region wirken sich direkt komprimierend auf die drei Venensysteme der Pannikulus-, der Rumpf- und der Meningealfaszie aus, was zu einer Reihe von indifferenten Symptomen führen kann.

Da sich in der Region der Fossa jugularis lokal kaum primäre Entzündungsherde befinden – ein Luftröhrenschnitt kann als Ursache nur selten in Betracht gezogen werden –, muss sich der Therapeut die Frage nach der ursächlichen Quelle der **Adhäsionen in der Halsregion** stellen. Entzündungen kann man mit einer Schallwelle vergleichen. Wie diese verteilt sich die Entzündung dreidimensional im Körper. Die Ausbreitung ist allerdings nicht homogen. Der Schwerkraft folgend fließt die Entzündung nach kaudal in die Räume hinein, die dies zulassen. Auf die Halsregion bezogen bedeutet dies, dass Entzündungen der Zahn-, Kiefer-, Ohr- oder Rachenregion nach kaudal zwischen die einzelnen Halsfaszien fließen. Aufgrund dieser Tatsache wird es verständlich, warum bei den meisten Patienten Adhäsionen in der Drosselgrube diagnostiziert werden können. Diese können als sekundäre Adhäsionen bezeichnet werden, die von den primären kranialen Entzündungsherden stammen.

Die erste konservativ zu therapierende herznahe Körperregion ist deshalb die Drosselgrube (Fossa jugularis). Begrenzt wird diese Region kaudal vom Manubrium, lateral vom M. sternocleidomastoideus und kranial vom Kehlkopf (Larynx). Da die Spannungen dieser Region sich komprimierend auf das herznahe Venensystem auswirken und zu einem generalisierten venösen Rückstau führen können, ist es wichtig, dass nach dem Lösen der Adhäsionen in der Drosselgrube im zweiten Schritt die primären entzündlichen Regionen 2–6 (➤ Abb. 8.27) diagnostiziert und, wenn ein Befund vorliegen sollte, therapiert werden.

Pannikulusfaszie Adhäsionsbedingte Kompressionen der Drosselgrube betreffen die Pannikulusfaszie des gesamten Körpers. In die linke und rechte V. cervicobrachialis münden die großen Venen ein, die das venöse Blut aus den oberflächlichen subkutanen Venen der Kopf- und Rumpfregion in die V. cava superior führen. Dies sind die V. epigastrica, die V. thoracica lateralis und die V. thoracodorsalis (➤ Abb. 8.24). Über diverse Anastomosen stehen diese oberflächlichen Rumpfvenen, vor allem die V. epigastrica, im direkten Kontakt zum Venenstern. Die venösen Verbindungen erklären, warum sich mit dem Lösen von Adhäsionen in der Drosselgrube auch der Druck in der Pannikulusfaszie der unteren Extremität unmittelbar deutlich reduzieren lässt. Dies wirkt sich entstauend bis in die Fußregion aus. Das ist sowohl optisch als auch durch einen Bewegungstest unmittelbar nachprüfbar.

Rumpffaszie Das Lösen von Adhäsionen in der Halsregion führt unmittelbar zu einer venösen Entstauung der gesamten Rumpffaszie und damit zur Dekompression der zentralen Venen. Dadurch wird der gesamte, durch einen venösen Rückstau verursachte erhöhte Muskeltonus des Patienten unmittelbar reduziert, da das Venensystem, das die Muskulatur der Kopf-, Rumpf- und Extremitätenregion venös entstaut, ihre Einmündung in der Fossa jugularis hat. Für die Kopfregion ist dies die V. jugularis interna und externa, in die alle mittleren und kleineren Venen einmünden. Die Muskulatur der oberen Extremität sowie des Schultergürtels wird über die linke und rechte V. subclavia venös entstaut. Die Venen, die die Rumpfmuskulatur entstauen, sind jeweils paarig angelegt und befinden sich intrathorakal bzw. intraabdominal. Die dorsale Venenstraße wird links von der V. hemiazygos gebildet und leitet das venöse Blut in die rechte V. azygos, die dann in die V. cava superior einmündet. Beide sind eine Verlängerung der rechten und linken V. lumbalis ascendens, die ihrerseits über die V. iliaca communis die Organe des kleinen Beckens, einschließlich der Gesäßmuskulatur, venös entstaut. Auch münden in die V. iliaca communis die V. iliaca externa und die V. femoralis ein, die ihrerseits alle oberflächlichen und tiefen Venen der unteren Extremität aufnehmen. Die ventrale venöse Straße der Rumpffaszie wird von den parasternal verlaufenden Vv. thoracicae internae gebildet. Diese führen das venöse Blut über die V. brachiocephalica in die V. cava superior und damit zum Herzen. Sie nimmt das venöse Blut der Vv. epigastricae superiores auf, die in Bauchnabelhöhe mit der V. epigastrica inferior eine Anastomose bilden. Neben dem venösen Blut der ventralen Interkostalmuskulatur entstaut diese venöse Straße auch die gesamte vordere Bauchmuskulatur.

Anmerkung des Autors

Das Lösen von Adhäsionen in der Halsregion hat eine unmittelbare venöse Entstauung der Interkostalmuskulatur zur Folge. Dies fördert nicht nur die Anteversion der oberen Extremität, es deblockiert auch sofort die gesamte Brustwirbelsäule, da sowohl die maximale Streckung als auch die maximale Beugung der Wirbelsäule dadurch möglich wird. Die weiterlaufende Wirkung ist die Verschlankung des Bauchmuskels, was eine physiologische Lordosierung bewirkt.

Meningeale Faszie Die V. jugularis interna führt das venöse Blut der Gehirnregion über die V. cervicobrachialis in die V. cava superior zum Herzen. Das Lösen von Adhäsionen in der Halsregion 1–6 der topografischen Bilder (➤ Abb. 8.27, ➤ Abb. 8.28) führt zu einer Dekompression dieser Venen. Das ist z. B. bei chronischen Kopfschmerzpatienten hilfreich und kann zu einem langfristigen Therapieerfolg verhelfen. Aber auch das venöse Blut, das den Spinalkanal verlässt, wird von den paravertebral verlaufenden Venen aufgenommen. Dies sind in der Lumbalregion die V. lumbalis sinister und dexter, die, nachdem sie das Zwerchfell durchstoßen haben, links als V. hemiazygos und rechts als V. azygos paravertebral weiterverlaufen. Sie führen das venöse Blut zur V. cava superior, die dieses weiter zum Herzen transportiert. Das Lösen von Adhäsionen der Region Eins, der Drosselgrube, wirkt sich in der Praxis auch dekomprimierend auf den Spinalkanal aus. Dies kann positive Effekte für Patienten mit Rückenschmerzen unklarer Genese haben.

Organfaszie Indirekt beeinflusst das Lösen von Adhäsionen in der Fossa jugularis auch die Organfaszie. In der Praxis ist regelmäßig zu beobachten, dass es nach kurzer Zeit der Therapie in der Drosselgrube bei dem Patienten zu einer vertieften Bauchatmung und zu hörbaren peristaltischen Geräuschen des Verdauungstrakts kommt. Dies lässt sich damit erklären, dass durch die Reduktion des Gewebsdrucks in der Pannikulus- und Rumpffaszie alle Organe des Rumpfes sowie das Pfortadersystem mehr Raum bekommen und die Flüssigkeiten leichter zirkulieren können.

Lösen von Adhäsionen im Fasziensystem

Nachdem durch Tests und anhand der topografischen Körperbilder das therapeutische Vorgehen definiert wurde, können die Narben und entzündungsbedingten Verklebungen mit speziellen Griffen gelöst werden. Die adhäsionslösenden Griffe in der Boeger-Narbentherapie sind Lifttechniken, mit denen es möglich ist, entzündungsbedingte Verklebungen dauerhaft zu lösen. Das Lösen gelingt manuell mit den nachfolgend beschriebenen Grifftechniken oder mit dem Cibionic®-Therapieinstrument (➤ Kap. 7.6).

Der Lift

Der menschliche Körper kann mit einem vielschichtigen, hermetisch verschlossenen Zylinder verglichen werden. Innerhalb dieses Körpers existieren durch Fasziengewebe gebildete „abgeschlossene" Räume. Diese Räume werden von zellulär gebundenen Flüssigkeitsansammlungen ausgefüllt. Die spezifische Funktion der Zellen bestimmt, ob diese Faszienhülle einen Muskel oder eine andere in unserem Körper vorkommende Funktionseinheit umschließt. Alle Körperlogen – mit Ausnahme des Atmungstrakts – sind zur Außenwelt hin luftdicht abgeschlossen. Wird die äußere Haut angehoben, so entsteht infolge der geschlossenen Räume des Körpers ein Vakuum im Zylinder, dem die darunterliegenden Häute folgen müssen.

In einigen Körperregionen ist dieser Lift physiologischerweise nicht möglich, da die Faszien eine ossäre Fixierung eingehen (➤ Abb. 8.14, ➤ Abb. 8.15). Bestehen Adhäsionen zwischen diesen Häuten, wird der Lift und die in die Tiefe weiterlaufende Bewegung nicht mehr oder nur begrenzt möglich sein. Die anatomischen Gegebenheiten sind natürlich ein Vielfaches komplexer als es dieses Modell auch nur im Ansatz darzustellen vermag.

- In ➤ Abb. 8.31a ist ein durch elastische Häute (Membranen) unterteilter Zylinder dargestellt. Seine obere Öffnung ist mit einer Membran überzogen, die untere mit einer festen Platte verschlossen. Auf unsere Körperstruktur übertragen würde die oberste Membran die Haut repräsentieren. Die darunterliegenden Häute könnten mit Fasziengewebe gleichgesetzt werden, das die einzelnen Körperabschnitte in Logen einteilt. Die so gebildeten Kammern sind auf Körperebene mit zellulär gebundener Flüssigkeit und im Modell mit Luft gefüllte Räume. Die Platte am Boden des Zylinders steht für den ossären Untergrund, der überall im Körper – mit Ausnahme des Bauchraums – den Untergrund für die faszialen Strukturen unseres Körpers bildet.
- Die ➤ Abb. 8.31b zeigt, dass ein Lift der oberen Membran sich mittels Vakuumeffekt auf alle folgenden Membranen überträgt. Sie können dem Zug folgen. Das Endgefühl ist weich-federnd und elastisch. Der Raum über dem Zylinder setzt dem Liftimpuls keine Grenzen. Die Konsistenz der Membran und der Inhalt der Kammer bestimmen die mögliche Beweglichkeit nach oben.
- In ➤ Abb. 8.31c können aufgrund struktureller Verbindungen, wie Adhäsionen, die Membranen dem Lift nur bedingt folgen. Das Endgefühl ist fest. Der Lift ist deutlich geringer möglich als bei ➤ Abb. 8.31b.

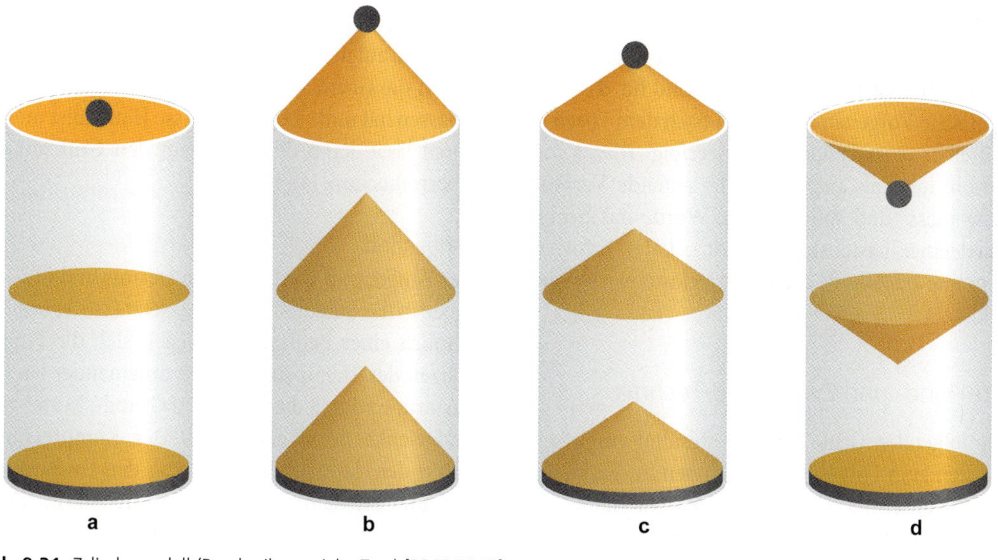

Abb. 8.31 Zylindermodell (Beschreibung siehe Text) [P312/L293]

- In ➤ Abb. 8.31d wird mittels einer Kompression der ersten Membran ein Druck in den Zylinder hineingegeben. Der Druck kann sich aufgrund der Bodenplatte aber nicht im größeren Maße als Zugimpuls auf die Membranen auswirken.

Dieses Modell lässt sich auf die Körperstrukturen übertragen. Natürlich finden wir in der Anatomie keine Strukturen, die sich mit den starren Außenwänden des Zylinders vergleichen lässt. Die Existenz von Faszienkammern mit einem für sie spezifischen Innendruck lässt den Vergleich aber dennoch zu.

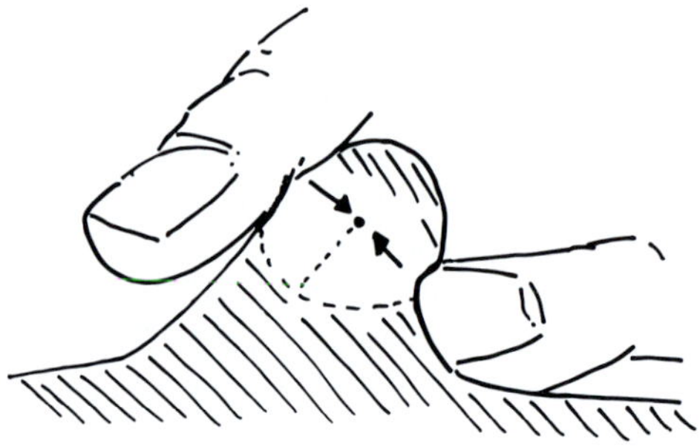

Abb. 8.32 Überrolltechnik [P312]

Grifftechniken der Boeger-Therapie

Je nach Körperregion stehen dem Therapeuten spezifische Grifftechniken zur Verfügung, die den anatomischen Verhältnissen gerecht werden. Das strukturierte Vorgehen der Boeger-Therapie hilft, die Funktionskreisläufe des Körpers zu verstehen sowie einschränkende Gewebeverbindungen zu finden und zu lösen. Ob ein distales oder proximales Glied der entsprechenden Faszienkette den primären Charakter hat oder ob ein organbedingtes Stauungsproblem für die aktuelle Situation entscheidend ist, kann der Therapeut mit Testen, Lösen und wiederholtem Testen herausfinden.

Der im Abschnitt „Systematischer Therapieaufbau“ (siehe oben) vorgestellte Leitfaden mit den topografischen Körperregionen führt sicher durch die Therapie. Ebenso sind die oben aufgeführten Testverfahren hilfreiche Schritte für die Diagnostik und zur Qualitätssicherung. Entscheidend für das therapeutische Vorgehen ist der sich nach dem Lösen unmittelbar einstellende Therapieerfolg. Dieser muss sowohl lokal als auch als weiterlaufende Verbesserung mess- und spürbar sein. Wurde das primäre Glied einer Läsionskette gelöst, ist der Erfolg der Therapie dauerhaft, denn jede gelöste Narbe bleibt gelöst.

Ein-Hand- und Zwei-Hand-Technik

Die folgenden Griffe sind das Resultat empirischer Studien zum Lösen von Adhäsionen im Fasziensystem. Die Griffe lassen sich in Ein-Hand- und Zwei-Hand-Techniken einteilen. Bei der Ein-Hand-Technik wird die Hautfalte mit zwei Druckpolen derselben Hand modelliert. Die Zwei-Hand-Technik modelliert die Hautfalte durch das Aufeinanderzubewegen zweier Pole je einer Hand. Beide Techniken lassen je zwei Griffkombinationen zu.

Überrolltechnik

Bei der Überrolltechnik wird die Hautfalte auf die Fingerspitzen des Daumens modelliert, der den widerlagernden Pol bildet. Leicht versetzt schiebt der Zeigefinger den Gegenpol über den widerlagernden Pol, indem er die Hautfalte über die Daumenspitze zieht. Je mehr Hautfalte modelliert wird, desto größer ist die Sogwirkung auf die in der Tiefe liegenden Gewebsschichten (➤ Abb. 8.32). Die Überrolltechnik eignet sich für alle Körperregionen, die wenig Unterhautfettgewebe aufweisen, wie beispielsweise Hand- oder Fußrücken.

Das Modellieren einer Hautfalte allein ist schon ein Griff, auf den starke Adhäsionen gut ansprechen. Wenn die Grundspannung im Gewebe etwas nachgelassen hat und sich eine gewisse Hautwulst modellieren lässt, kann der Therapeut den Griff mit der Überrolltechnik intensivieren.

Zangengriff

Der Zangengriff wird zwischen Dermis und Muskelfaszie in das Subkutangewebe gesetzt (➤ Abb. 8.33). Ähnlich einer Beißzange bewegen sich die Fingerspitzen des Therapeuten direkt aufeinander zu. Der Lastarm ist durch die flektierten Grund-, Mittel- und Endgelenke der Finger kurz. Der Kompressionspunkt der Hautfalte liegt nahe an den Grundgelenken und ist damit ein optimaler Kraftarm. Diese Grundposition erlaubt das Erreichen einer maximalen Wirkung bei minimalem Kraftaufwand.

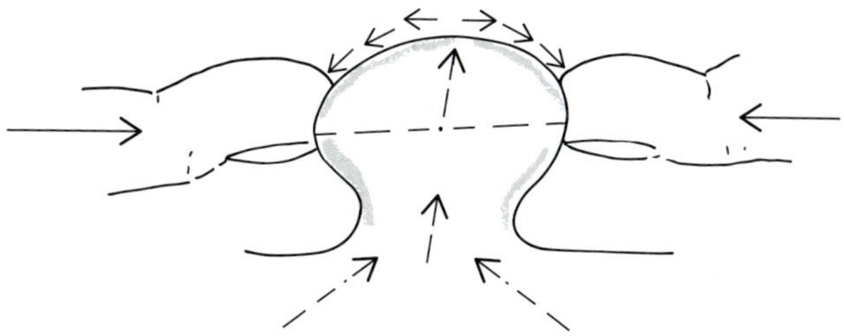

Abb. 8.33 Liftimpuls durch Kompression des konvexen Pols mittels Zangengriff [P312]

Alle Griffe werden in das Subkutangewebe zwischen Dermis und Körperfaszie gesetzt. Das Modellieren einer Hautfalte ist zentral einer Narbe häufig erschwert, weil die Struktur des festen Ersatzgewebes dies nicht zulässt. Dagegen ist das Heranarbeiten aus der Peripherie mittels Hautfalte möglich. Wird der Griff zu tief angesetzt, kommt es zu einer Kompression des Muskelgewebes und hat nicht den gewünschten lösenden Lifteffekt.

Für die Effektivität aller Griffe ist entscheidend, dass der Therapeut den konvexen Pol der Hautfalte komprimiert. Unter **konvexem Pol** versteht der Autor die breiteste Stelle der modellierten Hautfalte. Dieser für die Therapie entscheidende Pol wird von den Kontaktwangen des Cibionic®-Instruments immer erfasst und garantiert den Erfolg der therapeutischen Intervention. Die manuelle Kompression des konvexen Pols wird mit einem Druck von 2.000 bis 4.000 g durchgeführt und 60 Sekunden gehalten. Dieser punktuell in das Gewebe applizierte Druck hat eine Sogwirkung zur Folge, die als Liftimpuls das Lösen der Adhäsionen bewirkt. Sobald sich die Schichten des Narbengewebes unter dem gehaltenen Griff zu lösen beginnen, sinken die Finger des Therapeuten in das Gewebe ein, was vom Patienten als nachlassender Schmerz wahrgenommen wird. Häufig wird dieses Nachlassen auch als Wohlschmerz bezeichnet. Der Zangengriff wird zwischen Dermis und Muskelfaszie in das Subkutangewebe gesetzt.

8.2.6 iXpending® – das fasziale Trainingskonzept mit dem physiologischen Haltungstraining

In ➤ Kap. 8.2.1 wurden die Ziele der Boeger-Therapie vorgestellt: Das schnelle, nachhaltige Erreichen von Schmerzfreiheit, die Aufrichtung und maximale passive Beweglichkeit in allen Bereichen. Nachdem die Verursacher für Läsionsketten – die Narben und entzündungsbedingten Verklebungen im Fasziensystem – gelöst wurden, hat sich der Körper des Patienten wieder in seine natürliche Haltung zurückbewegen können. Die Aufrichtung und maximale passive Bewegung sind ganz natürlich wieder möglich. Gelöste Narben bleiben gelöst, **neue Läsionsketten** können nur durch erneute Traumen wieder in Gang gesetzt werden.

Reaktionsketten dagegen können sich jederzeit wieder bilden. Zu langes Sitzen, einseitige Körperbelastungen und Stress sind die häufigsten Ursachen dafür, dass die Organ- und Muskelfaszien sich stauen, sich der Druck im Gewebe erhöht und damit zu Schmerzen und Bewegungseinschränkungen führt. Die gute Nachricht: Reaktionsketten zählen zu den selbständig beeinflussbaren Stauungsursachen. Die Boeger-Therapie hat mit der aktiven iXpending®-Faszendrainage spezielle Übungen zur Eigenmobilisation entwickelt, mit deren Hilfe Stauungen in den Organ- und Muskelfaszien aufgelöst werden können.

Faszendrainage und Organeigenmobilisation

Am Beispiel der Leber wird die Organ- und Muskelfasziendrainage in Eigenanleitung in einem Video verdeutlicht: https://vimeo.com/333772847/e9a34c9525.
Diese Übung ist dem Buch „iXpending® – Faszienketten richtig mobilisieren" (Herausgeber: Schweizer Akademie für Boeger-Therapie) entnommen.
Die durch die Narbentherapie erweiterte Beweglichkeit wird mit dem im Buch ausführlich beschriebenen physiologischen Haltungstraining muskulär stabilisiert und in den Arbeitsprozess integriert. Es fördert die Sensibilität für den eigenen Körper und ein Verständnis für Haltung und Bewegung.

8.3 Narben und Emotionen

Ina Boeger

Wunde ist der deutsche Name für das griechische Wort **Trauma.** Im medizinischen Sprachgebrauch wird ganz allgemein von Trauma gesprochen, wenn es sich um eine Verletzung handelt, wobei nicht definiert wird, ob das Trauma durch einen Unfall oder eine Gewalteinwirkung erfolgte. Den Begriff Trauma hat man auf die Psychologie übertragen und beschreibt damit eine starke emotionale, seelische Erschütterung. Auslöser können alle Ereignisse sein, die extremen Stress, ein Gefühl des hilflos Ausgeliefertseins erzeugen und für die die bekannten Bewältigungsstrategien wie Kampf oder Flucht versagen. Die Auswirkungen einer solchen Verletzung sind umso tiefgreifender, je früher sie im Kindesalter stattgefunden haben und je länger sie andauerten. Als Folge können bestimmte Gene dauerhaft aktiviert oder abgeschaltet werden. Darüber hinaus kann traumatisches Erleben zu spezifischen Veränderungen des Gehirnaufbaus führen (Helm et al. 2013, Wollenschein et al. 2008).

Traumen können „man-made" – menschengemacht – sein oder „non-man-made" – durch Naturgewalten – hervorgerufen werden. Je nach Stärke einer emotionalen Belastung kann es zu einer Entkoppelung wichtiger Funktionsweisen der beiden Hirnhemisphären kommen (Rief und Henningsen 2015). Es kann sich ein Gefühl von Eingefrorensein oder von Distanziertheit einstellen. Man beobachtet das Geschehen emotionslos, wie in einem Film. Und so wie ein Film im Kopf läuft das Ereignis innerlich ab und wird immer wieder neu erlebt.

Diese innere Anspannung kann zu Dauerstress führen und sich körperlich manifestieren. Werden die Erlebnisse nicht adäquat verarbeitet, kann es im schlimmsten Fall zur Ausbildung eines sogenannten **posttraumatischen Syndroms** führen (➤ Kap. 5.2). Bei den meisten Menschen allerdings klingen traumatische Erlebnisse von allein ab. In bestimmten Situationen jedoch, die dem Ereignis der Traumatisierung sehr ähnlich sind, kann sich die Erinnerung daran wieder einstellen.

In der Praxis kann der Therapeut daher immer wieder mit Patienten konfrontiert werden, die auf das **Lösen körperlicher Narben** emotional reagieren. Diese emotionalen Reaktionen können sich als Anstieg des Sympathikotonus durch Weinen und Zittern äußern, wodurch die Therapierbarkeit des Patienten erheblich erschwert sein kann. Dauer und Intensität der Reaktionen können unterschiedlich stark ausgeprägt sein. Wie schwer solche Reaktionen ausfallen, hängt von verschiedenen Faktoren ab. So können neurobiologische Gründe neben psychologischen und sozialen Komponenten eine Rolle spielen (Hofmann 2015).

8.3.1 REMovement in der Physiotherapie

Das für den physiotherapeutischen Patienten entwickelte REMovement bedient sich der Elemente bilateraler Hemisphärenstimulation aus dem EMDR (Eye Movement Desensitization and Reprocessing), einer Technik, die seit ihrer Entdeckung 1989 erfolgreich in der Psychotherapie bei Traumapatienten eingesetzt wird. Seit 2003 findet das REMovement im Rahmen der Narbentherapie Anwendung, um emotionale Reaktionen aufzufangen, die während der Therapie als Folge der Erinnerung an ein belastendes Ereignis beim Patienten ausgelöst werden.

Für einen REMovement-Ablauf werden rhythmische bilaterale Sinneserlebnisse verwendet. Dies können Augenbewegungen sein, ähnlich wie beim EMDR und der nächtlichen REM-Phase, oder taktile Stimuli.

Die Autorin bevorzugt die taktilen Impulse, da diese den Anforderungen in der Physiotherapie besser gerecht werden. Durch abwechselndes Berühren der linken und rechten Körperseite mit leichtem kurzem Klopfen, den „beats", werden der emotionale und der rationale Teil des Gehirns aufgefordert zusammenzuarbeiten. Dabei verringert sich mit jedem Durchgang die emotionale Belastung, Bilder und Filme im Kopf verblassen. Sobald Ratio und Emotio wieder zusammenarbeiten, findet der Patient seine eigenen kreativen Lösungen. Er wird unabhängig vom Erlebten und erlangt ein neues Verständnis für sich und seinen Körper. Das Neue kann aufrechterhalten bleiben, auch wenn der Patient wieder mit dem Erlebten konfrontiert wird. Der Erfolg kann anhand von Bewegungstests überprüft werden.

Die Technik REMovement ist auch nonverbal anwendbar und bei Belastungen aus der Historie des Patienten, die mit Schamgefühlen verbunden sind, ein wertvolles Werkzeug. Darüber hinaus ist sie sehr hilfreich in der Narbentherapie mit fremdsprachigen Patienten.

Fallbeispiel

Traumatische Erlebnisse im Balkankrieg

Herr R. hatte im Balkankrieg persönliche Verluste erfahren und war durch den späteren Suizid seiner Frau traumatisiert. Er klagte über „viel Schmerz", konnte sich aber wegen mangelnder Deutschkenntnisse nicht ausdrücken. Seine körperlichen Einschränkungen durch diverse Narben konnten erst zufriedenstellend gelöst werden, nachdem der hohe Sympathikotonus durch nonverbale Interventionen des REMovement gesenkt worden war. Seine Schmerzen verringerten sich, die Beweglichkeit nahm zu. Herr R. stabilisierte sich zusehends.

In der Boeger-Therapie kommt das REMovement bereits vor einer physiotherapeutischen Intervention zum Einsatz. Dadurch lässt sich der Muskeltonus der Patienten deutlich senken, der Gewebsdruck verringert sich, der Schmerz lässt nach, der Patient fühlt sich entstresst und leicht (Bekkering 2020).

Behandlungsgründe für REMovement Tonussenkung, verbesserte Beweglichkeit, Senkung der Atemfrequenz, Steigerung des subjektiven Wohlbefindens und Schmerzlinderung sind laut einer Studie über REMovement (Bekkering 2020) die hauptsächlichen Verbesserungen, wie aus ➤ Abb. 8.34 hervorgeht. Darüber hinaus wurden weitere Erfolge erzielt:

- Psychisch-emotionale Wirkung
- Freiheitsgefühl
- Positive Einstellung
- Klarheit und innere Stabilität

Psychosomatische Patienten in der Physiotherapiepraxis Magen-Darm-Probleme, Kopfschmerzen, Verspannungen im Bereich Rücken, Nacken und Schulter sowie Herz- und Kreislaufprobleme werden dem Bereich der Psychosomatik zugeordnet. Etwa ein Drittel aller Patienten in der Physiotherapie weisen ein psychosomatisches Beschwerdebild auf. Normalerweise werden in der Physiotherapie ausschließlich die körperlichen Symptome behandelt. Mit Techniken wie dem REMovement kann nun in der Physiotherapie auch auf die psychisch-emotio-

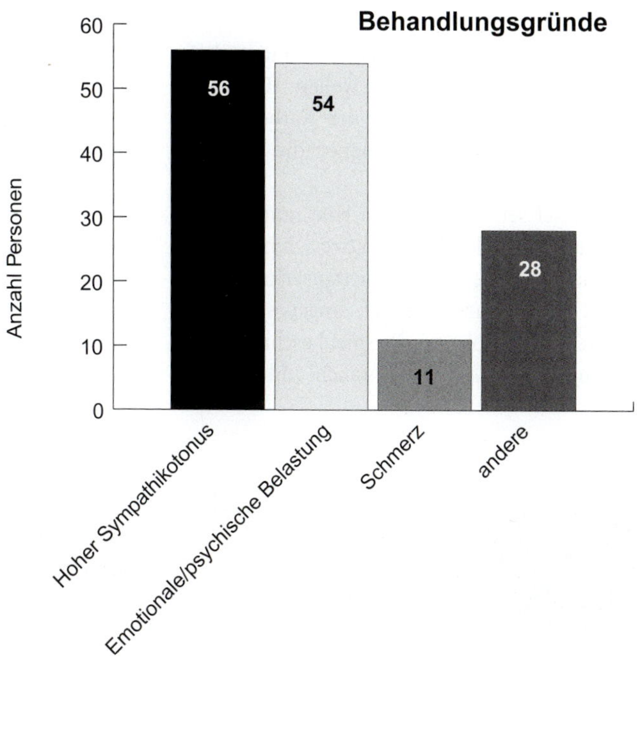

Abb. 8.34 Behandlungsgründe für REMovement [P312/L923]

8

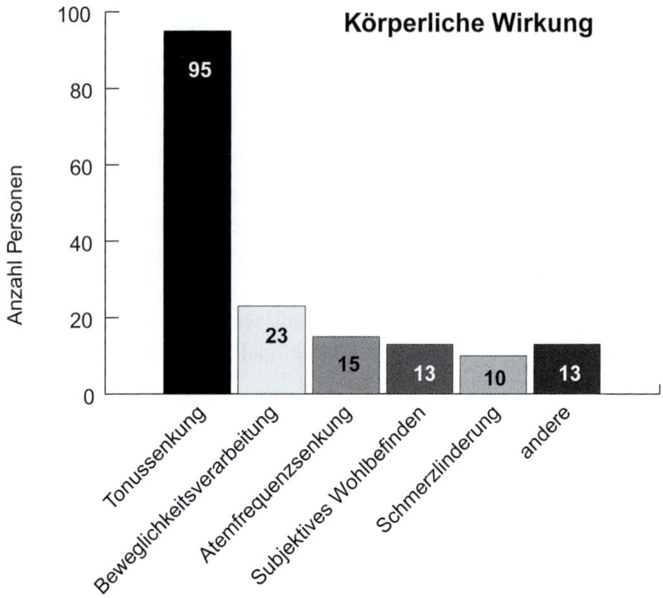

Abb. 8.35 Körperliche Wirkungen des REMovement [P312/L923]

nale Ebene direkt und sehr effektiv eingewirkt werden (➤ Abb. 8.35).

8.3.2 Wenn Wunden nicht heilen wollen

Vielfach werden wir mit Patienten konfrontiert, bei denen Verletzungen nicht heilen wollen. Hier geht es nicht um eine Information in den Narben, sondern um das Wissen, wie Emotionen die Heilung verhindern.

In der Regel setzt die Autorin eine numerische Ratingskala ein, mit der die subjektive Schmerzstärke des Patienten gemessen, der Therapieerfolg überprüft und die Behandlung ggf. angepasst wird (➤ Abb. 8.36). Das folgende Beispiel beschreibt die Auswirkungen von Gewaltmissbrauch und die Somatisierung der emotionalen Belastungen als mögliche Bearbeitung der traumatischen Verletzungen.

Fallbeispiel

Nicht verheilende Wunde nach Achillesfersenoperation

Die Klientin Frau S., eine 56-jährige Lehrerin, litt seit Jahren unter Beschwerden in der Achillessehne. Trotz erfolgreicher Operation hielten die Schmerzen in der Achillesferse an, die Narbe verheilte nicht, sie nässte und blieb entzündet. Während des Coachings machte sich ein zusätzliches Problem bemerkbar: Frau S. war starke Raucherin, nahm zwei bis drei Tabletten eines starken Schlafmittels ein in Verbindung mit bis zu täglich acht Tabletten eines Antidepressivums/Tranquillizers.

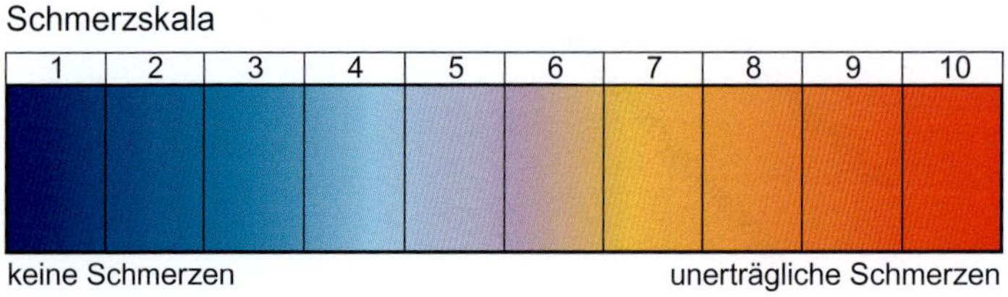

Abb. 8.36 Schmerzskala [P312/L293]

Frau S. berichtet, dass sie beim Tod der Mutter 12 Jahre alt war. Sie blieb beim Vater wohnen, auch noch als erwachsene berufstätige Frau. Der Vater war außer Haus beliebt und umgänglich, aber zu Hause sehr tyrannisch. Es kam häufig zu Gewaltausbrüchen, bei denen er Frau S. u. a. auch mit Schusswaffen bedrohte. Die erste Erinnerung, die sich Frau S. im Coaching aufdrängte, war der Versuch, sich vom Vater zu trennen und aus der gemeinsamen Wohnung auszuziehen. Es kam zu Gewaltexzessen unter Einsatz von Schusswaffen, dabei erlitt Frau S. einen Wadenbeinbruch. Sie kam ins Krankenhaus, wurde operiert. Zwischenzeitlich starb der Vater.

Frau S. gibt sich die Schuld am Tod des Vaters. Sie ist die ungehorsame Tochter, die Strafe verdient. Frau S. stellt die Situation der Bestrafung als „lustig" dar. Der Vater wird verteidigt (der Fuß schmerzt, 7 auf der Schmerzskala von 10, ➤ Abb. 8.36).

Thema Angst: Frau S. sieht den toten Vater vor sich und fürchtet, dass er aufwacht. Sie kann das Bild nicht richtig wahrnehmen, wird immer wieder von der Angst vor der Strafe durch den Vater abgebremst. Es ist die Angst davor, den Vater zu verraten, schlecht über ihn zu denken, schlecht zu reden (der Fuß schmerzt stark, 8 auf der Skala).

Thema Selbstvertrauen: Wir begeben uns auf die Suche nach positiven Eigenschaften. Frau S. berichtet, dass sie eine gute Kunstturnerin war und eine gute Lehrerin ist. Wir verstärken das positive, freie Gefühl. Ihr fallen nun immer mehr Eigenschaften ein, die sie an sich mag und die wir verstärken. Wir finden einen Ort, an dem sie sich wohl fühlt und der frei ist von den Belastungen durch den Vater. Es ist ein Urlaubshotel auf Korsika, verbunden mit dem Gefühl von Freiheit, Weite, Sorglosigkeit und Geborgenheit. Diesen Ort ankern wir mit einer REM-Technik (Schmerz bei 4 auf der Skala).

Thema Angst vor dem Verlust: Frau S. bemerkt, dass der Schmerz im Fuß nachgelassen hat. Aber sie nimmt nun ein starkes Bedürfnis nach einer Zigarette wahr und möchte unbedingt das Coaching unterbrechen. Die Therapeutin fordert sie auf, das Gefühl wahrzunehmen und zu benennen: Es ist für sie ein Zwang. Sie fühlt sich hilflos ausgeliefert. Nach der RE-Movement-Intervention geht es ihr besser. Sie ist wieder konzentriert und erkennt einen Zusammenhang zwischen ihrer ständigen Verstopfung und der Angst vor Verlust. Sie ist sich bewusst, dass sie „nicht loslassen" kann und will. Die Therapeutin fordert sie auf, die Emotion wahrzunehmen, und führt eine REM-Intervention durch. Die Erinnerung an den letzten erfolgreichen Stuhlgang kommt ihr ins Bewusstsein. Sie nimmt die Erleichterung und Befreiung war. Die Frage: „Was wollen Sie nicht loslassen?" weckt erneut das Gefühl, unbedingt jetzt raus zu müssen zum Rauchen. Nach erneuter REM-Intervention kann sie das Gefühl benennen: „Ich will flüchten!" Die Intervention reduziert das Gefühl. Frau S. sagt: „Ich habe ein Gefühl der Leichtigkeit und Beschwerdefreiheit, wie ich es seit Jahren nicht mehr erlebt habe" (Schmerz bleibt bei 4 auf der Schmerzskala). Ein weiterer Termin wird vereinbart.

Thema Beziehung zum Vater klären: Frau S. schildert einen Streit mit dem Vater, weil sie ihn kritisiert hat. Sie kämpft dabei mit den Tränen. Durch die REM-Intervention wird die Erinnerung sehr deutlich und die Symptome verstärken sich. Der Fuß schmerzt stark (Schmerzskala 8). Die Angst vor dem Vater ist greifbar. Sie sieht den Vater vor sich und hört ihn sagen: „Alle meine Frauen verlassen mich, du nicht. Du bleibst bei mir". Er bedroht sie mit der Waffe. „Ich war sein Frau-Ersatz". Der Schmerz im Fuß nimmt noch zu (Schmerzskala 9). Frau S. spürt Panik hochkommen. Sie fühlt sich vollkommen überfordert mit dieser Rolle als Frau-Ersatz (der Fuß schmerzt sehr stark, Schmerzskala 9–10). Nach der REM-Intervention fühlt sie sich leichter (Schmerz bei 6 auf der Skala). Aber nun kommen die Schuldgefühle wieder hoch. Sie verteidigt den Vater: „Er kann nichts dazu". Sie beschreibt sich stolz als ganz groß in ihrer Opferrolle. Für sie ist das eine Bestätigung! Wieder sagt sie „Das ist doch ganz lustig!" Die Therapeutin bittet sie, ganz in die Opferrolle hineinzugehen, zu spüren, wie es sich anfühlt, ein Opfer zu bringen; sie reduziert mit REM. Trauer kommt hoch: „Er hatte nie Respekt vor mir. Er musste mich nicht lieben, aber wenigstens respektieren." Durch die REM-Intervention bricht die Erinnerung an einen Satz ihrer Mutter durch: „Ziehe nicht zum Vater, da kommst du nicht lebend raus!" Frau S. weint, sie sagt, dass sie sich ausgeliefert und gefangen fühlt. Ihr Fuß schmerzt wieder stark (Schmerzskala 8).

Nach dem Hemisphärenausgleich sieht sie ihr eigenes Haus und sagt: „Das ist lustig" – „Nein, das ist nicht lustig! Frei im eigenen Haus sein, das geht nicht. Ich fühle mich ständig unter Druck und unter Beobachtung. Er verfolgt mich überall". Nach einer weiteren Intervention fühlt sich Frau S. leichter (Schmerz bei 5 auf der Skala). Sie sitzt in sich versunken da. Dann sagt sie plötzlich: „Jetzt weiß ich, warum ich mich zudröhne, sobald ich zu Hause bin. Damit ich die Angst vor meinem Vater nicht mehr spüre". Sie nimmt die Angst vor dem Vater in ihrem eigenen Haus deutlich wahr. Die Belastung wird so lange reduziert, bis sie bei unter 10 % liegt (der Schmerz im Fuß ist weg, Schmerzskala 0).

Thema Sicherheit: Nun wird auf dem sicheren Ort aufgebaut, der zu Beginn des Coachings verankert wurde. Frau S. geht gedanklich durch ihr Haus. Sie sagt: „Er ist weg!" Sie nimmt wahr, dass ihr Fuß schmerzfrei geblieben ist. Sie fühlt sich deutlich ruhiger. Über fast 2 Stunden verspürte sie kein Bedürfnis nach Zigaretten. Bei der Vorstellung, in ihrem Haus zu sein, fühlt sie sich wohl und sicher. Ihr Kommentar: „Fühlt sich gut an!" Zum Aufbau des Selbstwertgefühls und der inneren Sicherheit wird noch ein weiteres Coaching vereinbart.

Beim letzten Coaching teilte Frau S. mit, dass sie nach Absprache mit ihrem Arzt die Medikamente reduzieren konnte. Die Wunde war nun verheilt und der Fuß verursachte keine Beschwerden mehr. Den Zigarettenkonsum konnte sie weitgehend einschränken.

Der bilaterale Hemisphärenausgleich zur Senkung des Sympathikotonus kann in der Narbentherapie ein hilfreiches Werkzeug darstellen. Es ist allerdings festzuhalten, dass sich nicht hinter jeder Narbe eine schwere belastende traumatische Erfahrung verbirgt. Dennoch ist es sinnvoll, bei manueller Narbenbehandlung diese Möglichkeit mit einzubeziehen, um auf emotionale Reaktionen rasch und angemessen reagieren zu können.

> Das Beruhigen und Stabilisieren des Patienten ist als eine Art Sofortmaßnahme zu verstehen. Schwere traumatische Belastungen gehören in der Folge in die Hände von psychologisch geschulten Fachleuten.

8.3.3 Anleitung zum Self-REMovement

Der REMovement-Ablauf basiert auf der Stimulation der bilateralen Hemisphären. Wir verwenden etwa 20 forcierte Hin-und-her-Bewegungen der Augen im Sekundentakt oder aber „Beats" (abwechselndes rhythmisches Klopfen z. B. der Oberschenkel im Sekundentakt). Diese Technik dient dem Abbau von emotionalem Stress und wird mit großem Erfolg eingesetzt. Das REMovement® kann jeder bei sich selbst durchführen und wird über die Erweiterung und positive Veränderung erstaunt sein:

- Suchen Sie sich einen ruhigen Platz.
- Setzen Sie sich so, dass Sie bequem mit den Handflächen auf die Außenseiten der Oberschenkel klopfen können.
- Klopfen Sie im Sekundentakt abwechselnd links und rechts mit leichtem Schlag.
- Klopfen Sie so lange, bis sich bei Ihnen ein deutliches Gefühl der Erleichterung und Entspannung einstellt. Das wird nach ca. 30 Sekunden der Fall sein.
- Finden Sie eine Emotion oder einen Gedanken, der ein belastendes Gefühl auslöst.
- Spüren Sie nach, welche Empfindung dieser Gedanke, dieses Wort oder diese Emotion bei Ihnen bewirkt. Wo im Körper spüren Sie nun das, was bei Ihnen zu Enge und Belastung führt? Nehmen Sie den Ort im Körper wahr.

- Gibt es einen Ton? Gibt es ein Bild? Können Sie etwas riechen oder gar schmecken? Erinnert Sie das Gefühl an etwas?
- Halten Sie dieses Gefühl einen Moment fest. Konzentrieren Sie sich nur auf das Gefühl.
- Klopfen Sie nun abwechselnd links und rechts so lange, bis sich bei Ihnen ein deutliches Gefühl der Erleichterung und Entspannung einstellt.
- Atmen Sie tief ein und aus.
- Gönnen Sie sich ein wenig Ruhe.
- Was hat sich verändert?
- Wie hoch ist die Belastung noch, wenn Sie an das Gefühl denken?
- Führen Sie den angegebenen Ablauf evtl. noch drei- bis viermal durch. Die Belastung sollte nun den Wert 0 aufweisen bzw. sich deutlich verringert haben.

8.3.4 Fazit

Stress ist in unserer heutigen Zeit ein weit verbreitetes Phänomen, das sich im Körper auf vielfältige Weise manifestiert. Leistung hat nach wie vor einen sehr hohen Stellenwert in unserer Gesellschaft. Der Druck und die Anforderungen im Beruf steigen ständig an. Gleichzeitig dürfen die Rollen in Familie, Vereinen und Gesellschaft nicht vernachlässigt werden. Diese permanente Überforderung bringt den modernen Menschen immer öfter an seine physischen und psychischen Belastungsgrenzen. Das wiederum äußert sich u. a. in muskulären Verspannungen, Schmerzen sowie Bewegungseinschränkungen und wirkt sich im Umkehrschluss wieder auf die psychisch-emotionale Gesundheit negativ aus (➤ Abb. 8.37). Wie die Studie von Bekkering (2020) zeigt, kann das REMovement diesen Teufelskreis aufgrund seiner tonussenkenden Wirkung durchbrechen. Es ist in seiner Anwendung nicht nur auf die Narbentherapie begrenzt.

„Um auf körperlicher und emotionaler Ebene für Entspannung zu sorgen und somit schwerwiegende Probleme frühzeitig eindämmen oder gar abwenden zu können, ist REMovement®, ausgeübt durch eine Fachperson in der Therapie oder als Eigentherapie, ein vielversprechender Ansatz bereits als Prophylaxe." „Die einfache und schnelle Ausführung, die die Technik bereits für Kinder anwendbar macht, sowie das breite Anwendungsgebiet, das die Evaluation zeigt, machen diese Technik sehr praktikabel." (Bekkering 2020)

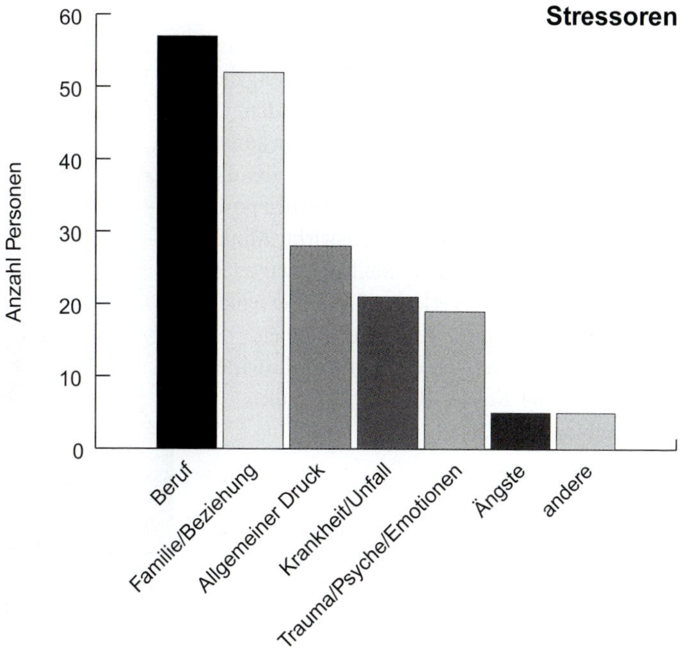

Abb. 8.37 Stressoren [P312/L923]

8.4 Manuelle Narbenmobilisation

Nils Bringeland

In der therapeutischen Praxis begegnen uns die unterschiedlichsten Narbenstadien und Formen. Um sie zu behandeln, stehen dem Therapeuten verschiedene Behandlungsmöglichkeiten zur Verfügung. Die naheliegendste Form der Narbenbehandlung ist die manuelle Mobilisation. Sie bietet sich aus mehreren Gründen an: Der Therapeut bekommt eine direkte Rückmeldung über die Reaktion des Gewebes durch die taktilen Informationen. Er kann jedoch auch den mechanischen Impuls, den er in das Gewebe gibt, sehr genau steuern. Darüber hinaus können sich die Hände hervorragend an die Körperkonturen des Patienten anpassen und den Druck bzw. Zug sehr gezielt auf das Gewebe übertragen.

Die manuelle Narbenmobilisation bietet zudem den Vorteil, dass der Patient ggf. darin geschult werden kann, sich selbst regelmäßig zu behandeln. Dies ist nicht zuletzt auch vor dem Hintergrund wichtig, dass die **Selbstbehandlung** bei Patienten mit frischen Narben das Risiko für Wundheilungsstörungen deutlich reduziert. Mögliche Erklärungsansätze tendieren in diesem Fall dahin, dass die Wundheilungsprozesse durch die veränderte zerebrale Präsenz (der Patient kann das Wundgebiet nicht „ausblenden“) sowie durch eine lokale Unterstützung der ablaufenden Vorgänge positiv beeinflusst werden.

Als weiterer Vorteil der Narbenmobilisation konnte in Studien gezeigt werden, dass sich bereits die sehr frühe vorsichtige Mobilisation von Narben positiv auf das Wundheilungsergebnis auswirkt. Ähnliches gilt für frühzeitige Nervenmobilisationen nach Traumen, die auch ein „Verkleben“ der Nervenfasern in ihren Hüllstrukturen reduzieren können.

Es müssen jedoch verschiedene Punkte beachtet werden (Costa 2004, Kolster 2016), wie u. a. die

- Wundheilungsphase,
- Versorgung,
- Lokalisation,
- Medikamenteneinnahme (z. B. Marcumar).

Ferner sollte darauf geachtet werden, dass die Narbe größtenteils **reizfrei und trocken** sein sollte; Blut, Exsudat und Eiter dürfen nicht mehr austreten. Die mechanische Beanspruchung muss unter physiologischen Bedingungen immer so gewählt werden, dass das Gewebe nicht erneut rupturiert wird. Bei pathologischen Verläufen, wie beginnenden Adhäsionen, gilt dies nicht mehr.

8.4.1 Mobilisation in den frühen Phasen

In den frühen Phasen der Wundheilung ist darauf zu achten, dass der gewählte mechanische Input auf den Gewebezustand und die ablaufenden Prozesse abgestimmt ist (➤ Kap. 2.2). Folglich darf hier durchweg nur mit geringen Intensitäten gearbeitet werden. Dieses Vorgehen ist auch deswegen sinnvoll, weil in diesen Phasen zunächst die Unterstützung der stattfindenden Abläufe und die Ausrichtung des sich neu bildenden Gewebes angestrebt werden (Weirich et al. 1998).

Zu den ersten möglichen Interventionen **bei frischen Wunden** gehört ein reines Auflegen der flachen Hand bzw. der Hände auf das Wundgebiet (➤ Abb. 8.38). Die Voraussetzung hierfür ist eine Wundversorgung im Sinne einer **primären Wundheilung,** also aneinanderliegende, ggf. vernähte oder geklammerte Wundränder.

- Bei der Behandlung ist auf hygienische Maßnahmen, wie eine Desinfektion und das Anlegen geeigneter Handschuhe, zu achten.
- Der Patient wird darüber informiert, was mit der Technik erzielt werden soll und dass er nichts zu

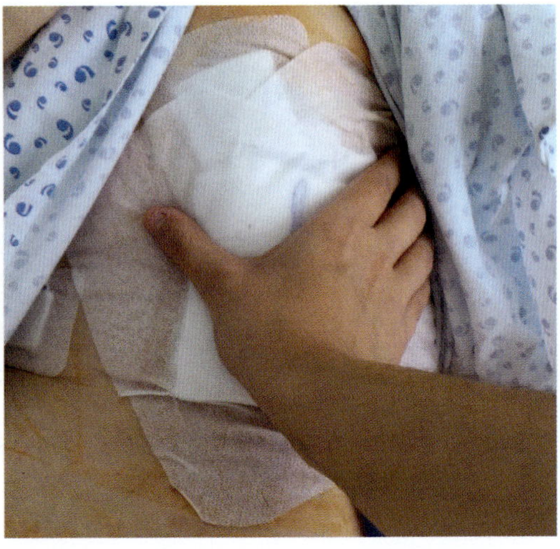

Abb. 8.38 Auflegen der Hand auf die Wunde [P311]

8

befürchten hat. Danach kann die Hand aufgelegt werden.

- Wenn sich der Patient entspannt, kann damit begonnen werden, einen leichten intermittierenden Druck in das Gewebe, also in Richtung des zu behandelnden Körperabschnitts, zu geben. Der Druck sollte so gewählt werden, dass der erste Gewebewiderstand spürbar wird, darüber hinaus sollte noch nicht gearbeitet werden.
- Zunächst beginnt die Technik mit einer Intervalllänge von ungefähr 4 Sekunden, also 2 Sekunden lang wird der Druck aufgebaut und dann über 2 Sekunden wieder bis zum reinen Hautkontakt abgebaut.
  Diese Technik kann bereits am ersten postoperativen Tag eingesetzt werden und wird von den Patienten in hohem Maße toleriert. Dies ist auch von großer Bedeutung, damit die Patienten lernen, ihre Narbe möglichst nicht als problematisch oder gar bedrohlich zu empfinden.
- Wird dies toleriert, sollte eine Weiterführung der Technik angedacht werden. Sie kann z. B. im Sinne einer Abrollbewegung von proximal nach distal oder auch von ulnar nach radial durchgeführt werden.
- Weiterführend kann die Narbe durch die gesamte Hand abgedeckt werden und entlang ihres Verlaufs leicht, also wieder nur bis zum ersten Widerstand, von proximal nach distal oder bilateral mobilisiert werden.
- Bei sehr großen Narben, wie sie z. B. infolge einer totalen Endoprothese des Hüftgelenks auftreten, können beide Hände gleichzeitig angelegt werden. Sollte die Narbe eher der sekundären Wundheilung entsprechen, ist ggf. eine Spreiztechnik einsetzbar (➤ Abb. 8.2, ➤ Kap. 8.1.3). Es muss jedoch sauber gearbeitet werden: Rotationen um die Achse der behandelnden Hand und die daraus entstehenden Scherkräfte sind zu vermeiden. Bei diesen Patienten ist zu überlegen, ob nicht eine reine gehaltene Kompression in den ersten Tagen als Technik der Wahl anzusehen ist.

Ein denkbarer **Kritikpunkt** zu dieser Technik wäre, dass bei unzureichendem Wundverschluss durch die Förderung der Hämodynamik auch das vorliegende Hämatom verstärkt werden könnte. Diese Gefahr besteht jedoch, wenn überhaupt, vor allem bei Risikogruppen, wie z. B. hochbetagten Menschen, an Diabetes Erkrankten oder Patienten, die prophylaktisch Aspirin einnehmen.

In der Praxis wird man sich jedoch fragen, in wieweit diese Interventionen Sinn machen. Sind es nicht nur kleine Bewegungen, ohne größeren Effekt? Dies kann eindeutig verneint werden! Neben den erwähnten psychischen Effekten mehren sich die Hinweise, dass sanfte Bewegungen einen sehr großen Einfluss auf unseren Körper haben können, man denke dabei nur an die Osteopathie. Doch auch in der Wundheilung spielen die **kleinen Bewegungen** eine große Rolle:

- Es wird davon ausgegangen, dass es zu einer durchaus signifikanten Reduktion des Wundödems kommen kann.
- Zudem ist häufig das Bindegewebe, das die Wunde umgibt, reaktiv hyperton. Durch die Behandlung kann häufig der Tonus gesenkt werden.

Doch eine große Erkenntnis sticht hervor: In einem Tierversuch wurden bei Ratten abdominale Narben sanft massiert. Die Behandlung fand, je nach Gruppe, bereits am ersten Tag nach der Operation statt. Es zeigte sich, dass sich die Narben in allen Gruppen besserten oder erst gar nicht verklebten bzw. verfilzten (Chapelle und Bove 2012). Zudem sind Untersuchungen bekannt, die aufzeigen konnten, dass eine frühe Behandlung von Brandwunden bessere Ergebnisse bringt als eine späte Behandlung (Nast et al. 2020).

> Dies bietet eine sehr gute Basis für die Argumentation in einem möglichen Fachdiskurs, um bereits sehr früh mit der Narbenbehandlung zu beginnen. Die Chance, dass die Therapeuten das Risiko unphysiologischer Narben über eine zeitnahe Behandlung reduzieren können, ist sehr gut. Dies zeigt auch die praktische Erfahrung am Patienten.

Im weiteren Verlauf der Wundheilung benötigt das Gewebe andere, neue Einflüsse. Ab dem 3. Tag beginnt der Körper mit der Synthese von Kollagen Typ III, das zur optimalen Ausrichtung gute Belastungsreize benötigt, wenn zunächst auch nur in geringem Maße. Um dies zu erreichen, dürfen zunehmend vorsichtige Bewegungen durchgeführt werden. Die oben erwähnten Techniken können weiter durchgeführt werden, der Anstieg der Intensität und des Tempos sollte langsam gesteigert werden. In älteren

Quellen werden z. T. Anleitungen zur Narbenmassage in den frühen Phasen gegeben, die sehr intensive Verschiebungen und Verwringungen des noch jungen Narbengewebes beinhalten. Diese lassen sich in keinster Weise physiologisch rechtfertigen und erhöhen sogar das Risiko einer Entartung.

PRAXISTIPP

- Starke Mobilisationen der Narbe, wie z. B. Verwringungen, sind in den frühen Phasen der Wundheilung zu vermeiden, da sie das Gewebe überlasten und das Risiko für unphysiologische Verläufe erhöhen können.
- Leichte Dehnungen sind hingegen förderlich, da die Fibroblastenaktivität und die Kollagenausrichtung positiv beeinflusst werden.

Neuere Erkenntnisse weisen jedoch auf einen interessanten Aspekt hin: Auch bei frischen Verletzungen scheint man Dehnungen sinnvoll einsetzen zu können. Diese Form der Intervention ist z. B. aus der Behandlung von Brandwunden bekannt, um die hier häufig auftretenden Kontrakturen zu reduzieren. Die entsprechenden Untersuchungen zeigen jedoch klar: Es scheinen nur geringgradige Dehnungen – bis ca. 6 % der Gewebeabschnittslänge – einen positiven Effekt auf die Wundheilung und das Wundheilungsergebnis zu haben. Dies wird auf eine veränderte Fibroblastenaktivität und einen positiven Einfluss auf die Kollagenausrichtung zurückgeführt (Cao 2015).

Für den Praxisalltag bedeutet dies, dass eine 10 cm lange Narbe nur um **maximal 0,6 cm gedehnt** werden sollte. In die Breite oder in andere Ebenen dürfen nun erste vorsichtige Dehnungsimpulse in das Gewebe gebracht werden, eine sichtbare Verlängerung bzw. Öffnung der Narbe ist jedoch zu vermeiden (➤ Abb. 8.39). Größere Dehnungen, zu denen man unter Umständen im Klinik- und Praxisalltag unter Druck von Kollegen und Ärzten neigen könnte, haben ausschließlich negative Effekte. Dies sollte auch so kommuniziert werden.

Grundsätzlich scheint man mit Dehnungen einen guten Effekt bei der Narbenbehandlung erzielen zu können. Insbesondere im Bereich der Gynäkologie wird häufig eine Fibrosierung im axillären Bereich als Folge von operativ entfernten Mammakarzinomen beschrieben. Dieses sogenannte **Geigensaitenphänomen** wird bereits sehr früh – etwa ab dem 3. postoperativen Tag – durch vorsichtige Querdehnungen behandelt. Diese Dehnungen werden mehrfach innerhalb einer Behandlung über ungefähr 1 Minute gehalten. Die Effektivität dieser Behandlung konnte mittlerweile bestätigt werden (Ritter-Demuth 2007, Josenhans 2007).

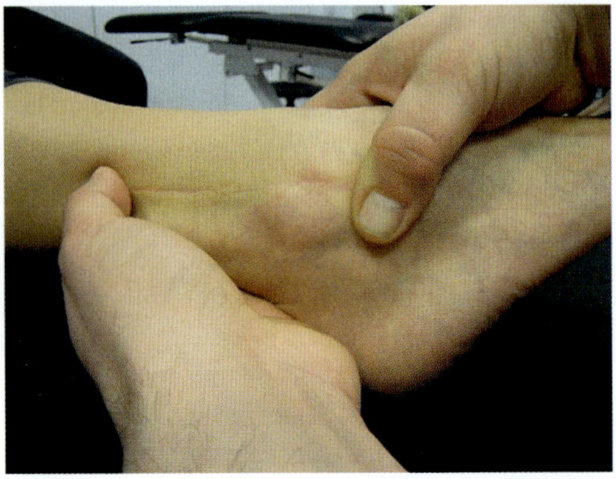

Abb. 8.39 Die Narbe wird in Verlaufsrichtung gedehnt, grundsätzlich sind jedoch alle Richtungen denkbar. Allerdings muss jedoch berücksichtigt werden, dass ggf. nur sehr geringe Dehnungswege einzuhalten sind. [P311]

Eine weitere Technik, die durchgeführt werden kann, ist die **„Wippe"**.

- Die Hände werden mit etwas Abstand zur Narbe auf die Haut gelegt und dann ein wenig zusammengeführt. Dadurch entsteht ein leichter Hügel, auf dessen Zenit die Narbe liegt.
- Der Therapeut beginnt nun, mit einer Hand in Richtung Narbe einen leichten Druck aufzubauen, z. B. über eine angedeutete Abrollbewegung. Die andere Hand hingegen gibt dem entstehenden Druck nach und öffnet sich im Sinne einer Abhebebewegung.
- Daraufhin wechseln die Hände sich ab, es kommt zu einer fließenden Bewegung. Je nach Bedarf können die Hände auch in unterschiedlichen Winkeln zur Narbe aufgelegt werden.

Bei der **Wellentechnik** ist der Wirkmechanismus ähnlich (➤ Abb. 8.40).

- Die Mittelfinger werden auf die Rückseite der Zeigefinger gelegt, die Endglieder der Zeigefinger legen sich flächig neben die Narbe.
- Die eine Hand beginnt damit, dass der Finger das Gewebe vorsichtig und langsam auf die Narbe zuschiebt, wobei jedoch darauf zu achten ist, dass ein Winkel von etwa 30° in Richtung des Narbenverlaufs einzuhalten ist.

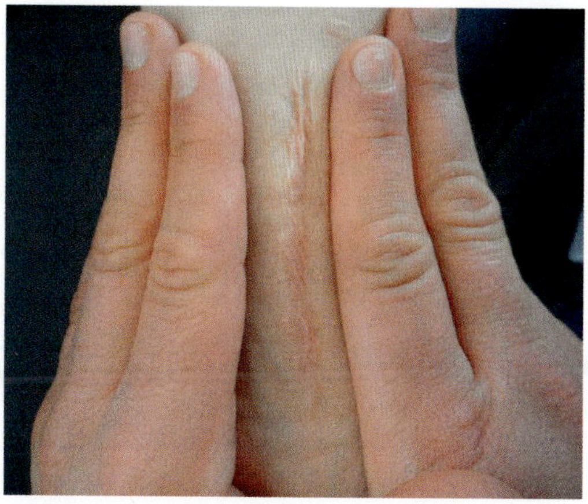

Abb. 8.40 In diesem Fall wird die Wellentechnik eingesetzt, um eine Narbe nach einer Radiusfraktur zu mobilisieren. [P311]

- Der andere Finger gibt der Bewegung nach und führt diese im Anschluss selbst aus. Auf diese Weise wird der gesamte Narbenverlauf mehrfach abgearbeitet.

Bei diesen Techniken können teilweise bereits sehr früh Einziehungen bzw. Verklebungen festgestellt werden. Diese Verklebungen sind meist nur in kleinen Teilabschnitten der Narbe zu finden. Dabei handelt es sich um unphysiologische Ausrichtungen des Kollagens, die zeitnah behandelt werden müssen. Dies trifft auch zu, wenn noch keine Symptome mit der Verklebung in Verbindung gebracht werden können, da das Risiko z. B. für die Entstehung einer sklerotischen Narbe, die sich noch stabilisiert und erst zu einem späteren Zeitpunkt symptomatisch wird, gegeben ist.

PRAXISTIPP

Auch wenn unsere eigentliche therapeutische Intention die Unterstützung der Ausheilung ist, darf bei solchen Befunden über eine Retraumatisierung nachgedacht werden (➤ Kap. 8.10). Dies dient der Prävention möglicher Folgebeschwerden.

Bei verhältnismäßig jungen, also wenige Wochen alten Narben ist die Mobilisation in der Regel noch recht einfach. Dies ist darauf zurückzuführen, dass das Kollagen und die Crosslinks sich noch räumlich arrangieren. Insbesondere die Crosslinks sind jedoch durch Anregung des Metabolismus und vor allem durch mechanische Interventionen gut zu lösen.

Mögliche Techniken zur Beseitigung solcher Adhäsionen sind z. B. gezielte oder gar multidirektional ausgerichtete **Kompressionen.**

- Hierfür wird zunächst durch Palpation (oder die oben beschriebenen Techniken) die Einschränkungsrichtung definiert. Dann baut der Therapeut vorsichtig mit seinem (Zeige-)Finger einen gezielten Druck auf die Stränge auf. Bei der Intensität der Applikation sollte der Grad 4–6 nach Fourie und Robb (➤ Kap. 8.1.2) noch nicht überschritten werden.
- Die Kompressionsrichtung wird so gewählt, dass der Druck in einem Winkel von etwa 90° auf die Strangausrichtung wirkt. Dieser Impuls wird über eine gewisse Zeit, zwischen 30 Sekunden und 3 Minuten, gehalten. In der Regel spürt man recht schnell, wie das Gewebe nach einem anfänglichen Widerstand relaxiert, also entspannt.
- Das Gewebe „zerfließt" langsam. Das Gefühl ist in manchen Fällen so, als ob man den Finger in warmes Kerzenwachs drückt, das fest und nachgiebig zugleich ist. In diesem Fall kann der Therapeut so lange mitgehen, wie er seinen ursprünglichen Druck aufrechterhält. Einen stärkeren Druck auszuüben ist meist nicht notwendig.
- Bei Narben, die senkrecht oder leicht schräg in Weichteilareale ziehen, wie z. B. nach einer Versorgung mit einem Fixateur externe, eignet sich auch ein Zangengriff (➤ Abb. 8.41) oder eine bilaterale Kompression, bei der beide Hände eingesetzt werden.
- Hat sich das Gewebe gelöst, kann über weitere Winkeleinstellungen, also anders ausgerichteter Druck, der Rest der Narbe mobilisiert werden.

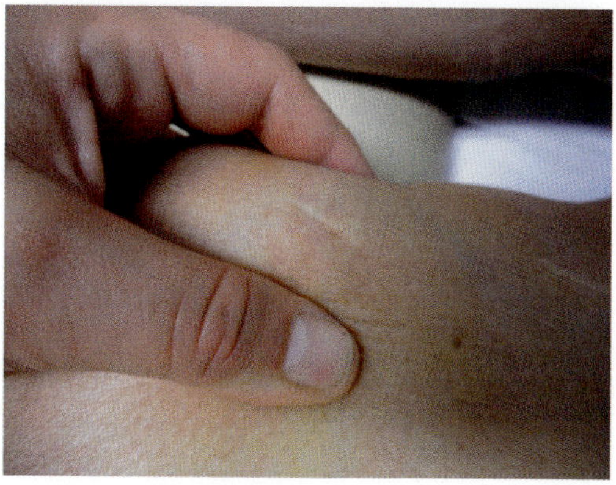

Abb. 8.41 Zangengriff [P311]

Bei länglichen Narben, wie sie z. B. bei einer totalen Endoprothese von Hüft- oder Kniegelenk entstehen, kann man die Hände flächiger, also auch mit mehr Fingerspitzen, aufsetzen und/oder mehrere Punkte hintereinander abarbeiten.

Neben der reinen Druckerzeugung zur Lösung von potenziellen oder realen Verklebungen sollte zudem bedacht werden, dass das übergeordnete Ziel die funktionelle Beweglichkeit des Gewebes und der Verschiebeschichten ist. Daher müssen optimalerweise auch Techniken zum Einsatz kommen, die diese Eigenschaften unterstützen. Nach einigen Wochen sollten folglich verschiebende Techniken verwendet werden. Diese charakterisieren sich dadurch, dass Gewebeschichten zueinander mobilisiert werden. Ab ungefähr der 2. Woche können bereits vorsichtige Verschiebungen verwendet werden, sie sollten jedoch noch keine Spannung im Gewebe erzeugen.

Mit der zunehmenden Wundheilung sollte die Intensität langsam gesteigert werden. Weitere Behandlungstechniken hierfür sind z. B. **flächige, pinzettenartige Griffe.**

- Hiermit kann der Therapeut die Narbe greifen und erst vorsichtig, später langsam intensiver quer, also die Finger immer gegengleich, oder auch längs zu ihrem Verlauf mobilisieren.
- Die Technik wird zunächst als fließende Bewegung mit immer wieder wechselnder Bewegungsrichtung durchgeführt.
- Das Tempo richtet sich vor allem nach dem Widerstand. Optimalerweise kann man sich dann, insbesondere bei strichförmigen Operationsnarben, langsam am Narbenverlauf entlangarbeiten.

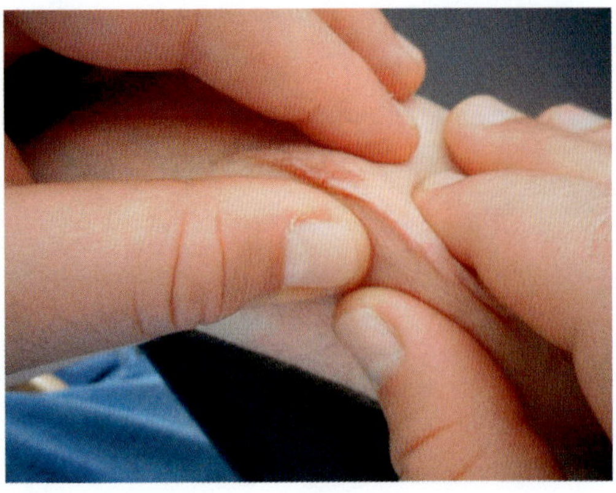

Abb. 8.42 Verschieben mit Abhebungen [P311]

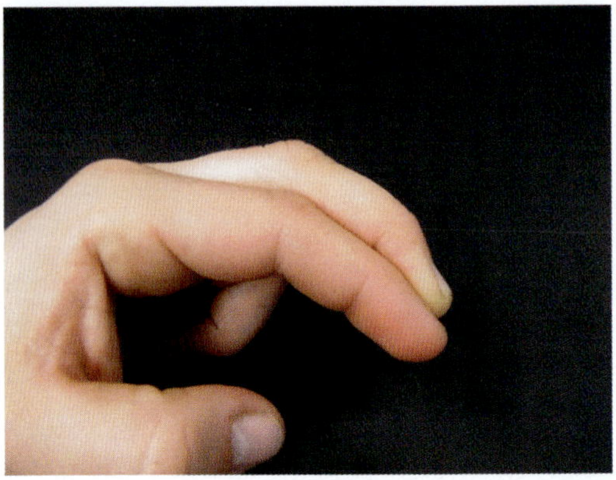

Abb. 8.43 Zeigefinger mit Mittelfinger stützen [P311]

- Finden sich stärkere Adhäsionen in einem Abschnitt, kann die Technik hier öfter durchgeführt werden (➤ Abb. 8.42).

Die Bandbreite der möglichen manuellen Behandlungen ist groß:

- Es können z. B. auch kleine, kreisende Bewegungen durchgeführt werden, die mit Druck zur Narbe hin und ohne Druck von der Narbe weg arbeiten. Hierzu kann entweder der Zeigefinger mit dem Mittelfinger gestützt werden oder Zeige-, Mittel- und Ringfinger arbeiten gleichzeitig (➤ Abb. 8.43).
- Als Variante kann der **J-Strich nach Fourie** angewendet werden, bei dem die Finger langsam und mit Druck von seitlich auf die Narbe zugeschoben werden (➤ Abb. 8.44). Sobald der gewünschte Kontakt zur Barriere aufgenommen wurde, driften die Finger nach links oder rechts ab und werden wieder in die Ausgangsposition geführt; es wird von vorn begonnen (Fourie 2014).

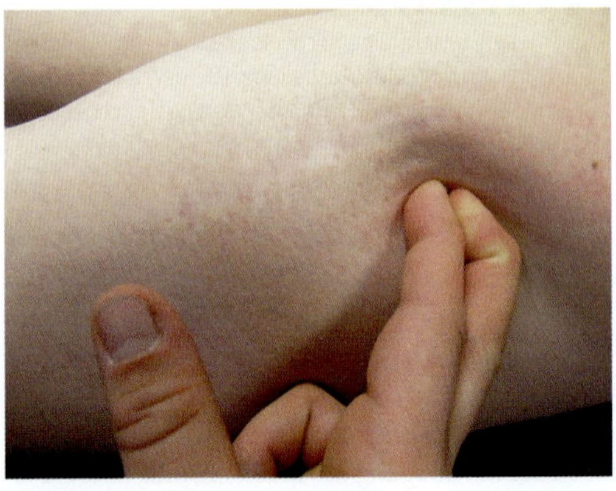

Abb. 8.44 J-Strich nach Fourie [P311]

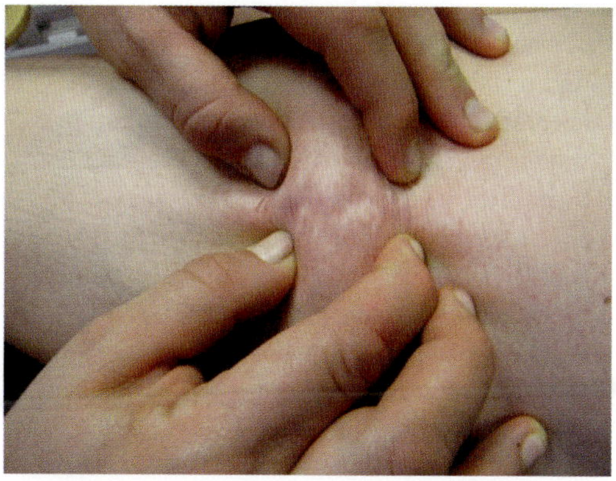

Abb. 8.45 Rollende Hautverschiebungen im modifizierten Zangengriff [P311]

- Eine sehr intensive, aber auch effektive Mobilisationsmöglichkeit ist die Abhebung der Narbe über einen modifizierten Zangengriff und darauffolgende rollende Verschiebungen der entstehenden Hautfalte (➤ Abb. 8.45).

Bleibt das Gewebe jedoch in seinem adhäsiven Zustand, bietet sich die Behandlung direkt an der **Barriere** an (➤ Kap. 7.3):

- Hierzu wird über die oben eingeführten Techniken zunächst die Barriere gesucht. Dann hält der Therapeut den leichten Druck für einige Sekunden, bis es zu einer Relaxation kommt. Der gewählte Druck sollte während der gesamten Entspannungsphase beibehalten werden, bis keine spürbare Reaktion mehr vorhanden ist.
- Danach sollte der Druck noch für einige Sekunden aufrechterhalten werden, da es hier zu kleinen Nachreaktionen kommen kann.

Die Fähigkeit des Therapeuten, eine Barriere tasten zu können und den Druck aufrechtzuerhalten, ist mitentscheidend für den Erfolg. Die Technik lässt sich jedoch verhältnismäßig schnell erlernen und verfeinern.

Für eine Behandlung vor diesem Hintergrund haben sich die folgenden Techniken bewährt:

- Gerade bei großflächigen Adhäsionen kann großflächig behandelt werden. So können beide Hände parallel zueinander und zum Narbenverlauf aufgelegt werden, woraufhin eine entgegengesetzte Dehnung aufgebaut wird.
- Auch eine Dehnung mit der ganzen Handfläche ist gut durchführbar. Hierzu wird die Hand des Therapeuten etwa 90° zur Einschränkungsrichtung aufgelegt und eine Dehnung des Narbengewebes initiiert. Mit dieser Technik lassen sich auch großflächige Narben abschnittsweise, also durch stufenweises Weitergehen, gut behandeln.
- Vor allem für die Behandlung länglicher Narben sind zudem Techniken von Interesse, die eine abhebende Komponente aufweisen. Dazu wird die Narbe mit beiden Händen gefasst und die Fingerspitzen beider Hände auf die Narbe hingeschoben, wodurch ein „Gewebeberg" erzeugt wird (➤ Abb. 8.46). Die Narbe kommt unter Dehnung und wird abgehoben, die Finger schieben sich tendenziell darunter. Oft findet man bei dieser Technik stärkere Adhäsionen innerhalb der Narbe. Diese sollten entsprechend intensiver behandelt werden. Bei kleineren Adhäsionen kann diese Technik, wie oben beschrieben, auch im Zangengriff durchgeführt werden.

Um die Funktionalität wiederherzustellen, können im weiteren Verlauf z. B. auch Schröpfköpfe eingesetzt werden (➤ Kap. 8.8). Sie werden auf die Narbe gesetzt, um die Adhäsion unter Vordehnung zu bringen, und der Patient wird aufgefordert, die Bewegung zu machen, die eine Einziehung provoziert. Diese Behandlung kann auch zuhause vom Patienten selbst mit einem zur Verfügung gestellten Schröpfglas durchgeführt werden.

Um die Effektivität der Behandlungen zu erhöhen, stehen dem Therapeuten verschiedene Möglichkeiten zu Verfügung. So können z. B. Salben mit Dimethylsulfoxid (DMSO), die das Kollagen destabilisieren (➤ Kap. 9; Carls 2012), oder thermische Verfahren (Hardy und Woodall 1998, Leung und Cheing 2008, Usuba et al. 2006), wie wassergefiltertes Infrarot (➤ Kap. 8.13.5), die das Kollagen ebenfalls aufweichen und somit für eine Behandlung gut vorbereiten, verwendet werden.

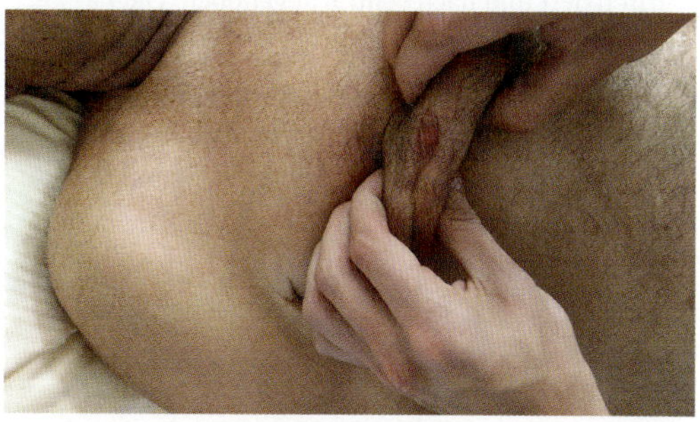

Abb. 8.46 Erzeugung eines Gewebebergs bei einem Patienten nach länger zurückliegender Entfernung eines Lipoms im M.-pectoralis-Bereich [P311]

Fallbeispiel

Patientin nach Schilddrüsenoperation

Bei Frau M. wurde vor einigen Jahren eine Schilddrüsenoperation durchgeführt. Diese Operation war für sie sehr belastend, da sie sich in dieser Zeit um ihren ebenfalls kranken Mann gekümmert hat und für sich kaum Zeit zur Erholung hatte. Seit der Operation verursacht die Narbe Frau M. Beschwerden. Sie äußern sich u. a. durch sehr häufig auftretende Verspannungen des Schultergürtels (die nach Aussage der Patientin wesentlich öfter als vor der Operation auftreten), Schluckbeschwerden, leichte Narbenschmerzen in Form eines Stechens und recht häufige Heiserkeit bzw. schnelle Ermüdbarkeit der Stimme.

Die Befundung zeigte eine deutlich sklerotische, im Bereich der Sternoklavikulargelenke tief eingezogene Narbe, die auch bei jedem Schluckvorgang etwas in die Tiefe gezogen wurde. Die Schultern wiesen eine deutliche Protraktion auf.

Die Hypothese lautete, dass sich die Narbe durch die Überbelastung und die stressbedingte ungünstige biochemische Situation während der Wundheilung in diese sklerotische Form entwickelt hat und sich durch fehlende physiologische Einflüsse „Verklebungen" mit dem umliegenden Gewebe, insbesondere dem Ösophagus, gebildet haben. In der Folge dieser Entwicklungen baute sich ein ventral dominanter Hypertonus der Strukturen auf.

Zur Behandlung wurde die Patientin in Rückenlage auf einer Behandlungsbank platziert und vom Therapeuten per Zangengriff von lateral nach medial durchgetastet. Medial, also etwa 2 cm links und rechts der Mittellinie, fanden sich erwartungsgemäß starke Adhäsionen. Diese wurden im Zangengriff fixiert und nach ventral abgehoben. Die Patientin äußerte hierbei einen recht intensiven, stechenden Schmerz, vor allem im Griffgebiet, aber auch ausstrahlend in Richtung der Adhäsionen. Zudem zeigte sie vegetative Begleiterscheinungen wie einen leichten globalen Schweißausbruch und kraniale Mehrdurchblutung. Nachdem der Griff gut 20 Sekunden gehalten wurde, ließ der Schmerz deutlich nach. Danach wurde ein Schröpfkopf auf das zentrale Narbengewebe aufgesetzt und die Patientin instruiert, den Kopf mehrfach etwas in den Nacken zu legen und 2- bis 3-mal zu schlucken.

Nach der Behandlung fühlte sich die Patientin im Hals- und Schulterbereich deutlich erleichtert. Sie stand aufrechter, die Protraktion war verringert. Die Narbe zog sich ebenfalls nicht mehr beim Schlucken in die Tiefe. Als besonders auffällig erwies sich eine plötzliche (vorübergehende) Heiserkeit, womit die Hypothese für diese Verbindung gestärkt wurde. Einige Wochen später bestätigte die Patientin per E-Mail einen starken Rückgang der narbenassoziierten Symptome seit der Behandlung.

8.5 Mobilisation abdominaler Narben

Nils Bringeland

Um die Notwendigkeit der Behandlung abdominaler Narben besser nachvollziehen zu können, stellt sich zunächst die Frage, was hier überhaupt behandelt wird. Im Bauchraum sind diese Narben zumeist in Form von bindegewebigen **Verwachsungen und Verklebungen bzw. Strängen** vorzufinden. Dort können sie die Mobilität und Motilität viszeraler Strukturen und des umliegenden Gewebes hemmen (Wassermann et al. 2018) Solche Verklebungen sind in einigen Fällen sogar bereits kurz nach der Geburt nachweisbar. Vergleicht man verschiedene Patienten, stellt man schnell fest, dass das Ausmaß der Verwachsungen ein sehr breites Spektrum aufweisen kann. Infolge einer Sectio caesarea liegt das Risiko für intraabdominale Adhäsionen nach dem ersten Eingriff bei 32 %, nach dem zweiten Eingriff bei 42 % und ab dem dritten Eingriff sogar bei 59 % (Hesselmann et al. 2018). Eine Adhäsiolyse stellt grundsätzlich eine Behandlungsmöglichkeit dar, das Rezidivrisiko liegt jedoch bei 97 % (Kelly et al. 2019).

Grundsätzlich kann zudem festgehalten werden, dass **sichtbare** Narbeneinziehungen (sklerotische Narben) mit einer hohen Wahrscheinlichkeit für intraabdominale Adhäsionen einhergeht (Jaafar et al. 2019). Auch **erhabene** Narben können auf Adhäsionen hinweisen, während **glatte** Narben eher ein Hinweis auf Adhäsionsfreiheit zu sein scheinen (Pergialiotis et al 2017).

Die Ursachen für abdominale Adhäsionen sind sehr unterschiedlich. Sie können u. a. die Folge von Entzündungen (wie einer Blinddarmentzündung), Operationen, Fremdkörpern oder Durchblutungsstörungen sein. Treten solche Auslöser auf, reagiert der Körper mit einer Wundheilung in dem betroffenen Gebiet. Durch die damit verbundenen Prozesse kommt es zur Ausbildung bindegewebiger Vernetzungen, die sich im Laufe der Zeit stabilisieren und ausbreiten können. Begünstigende Faktoren sind falsche Ernährung, Immobilisation, Fehlhaltungen usw.

Klinisch zeigt sich erstaunlicherweise, dass selbst Patienten mit massivsten Verklebungen im Bauchraum vollkommen symptomfrei sein können, während bei anderen Patienten bereits kleine Vernarbungen zu massiven Symptomen führen. Diese Symptome können sich u. a. durch Verstopfungen, Blähungen oder auch Durchfälle, aber auch in chronischen Bauchschmerzen, Darmobstruktion, Miktionsbeschwerden, Schmerzen beim Geschlechtsverkehr, Infertilität und einer erhöhten Komplikationsrate bei Folgeoperationen zeigen (Pergialiotis et al 2017). Ferner besteht recht häufig zunächst kein direkt erkennbarer Zusammenhang zwischen einem Symptom und einer Narbe. Ein Beispiel wäre hierbei eine rezidivierende Blockade des Iliosakralgelenks, vorzugsweise rechts, die mit einer tiefen Verwachsung einer Blinddarmnarbe zusammenhängt.

Aber auch andere Verknüpfungen treten auf: So kommt es häufiger zu Beschwerden in der rechten Schulter bei Menschen, die ein Bauchnabel-Piercing tragen oder getragen haben. Auch minimal-invasive Operationen sind als Auslöser verbreitet. In solchen Fällen muss berücksichtigt werden, dass der Bauchnabel ursprünglich der Durchtrittsbereich der Nabelschnur gewesen ist. Hier besteht bei einigen Menschen noch eine kollagene Verbindung zur Leber, die wiederum eine Verbindung zum rechten Thorax aufweist. An dieser Stelle können mechanische Veränderungen weiter bis in die Schulter oder gar bis in die Halswirbelsäule getragen werden. Zudem stehen abdominale Adhäsionen häufig in Verbindung mit Rückenschmerzen. Dies ist auch durch die entstehenden statischen Veränderungen erklärbar. Auch angesichts der physiologisch hohen Mobilität der Organe und Schichten im abdominalen Raum zueinander ist es leicht nachvollziehbar, wie schnell Beschwerden auftreten können, sobald es hier zu adhäsionsbedingten Beweglichkeitseinbußen kommt. Auf weitere mögliche Komplikationswege wird u. a. im ➤ Kap. 8.10 verwiesen.

Dass abdominale Verwachsungen einerseits deutliche Problematiken verursachen können und andererseits durchaus therapierbar sind, ist ein recht präsentes Thema in der Therapie sowie der Wissenschaft und Forschung (Hebgen 2014). Auch wenn hier zumeist abdominal-chirurgische Quellen zu finden sind, mehren sich die Erkenntnisse zu den (auch abdominalen) Narbenbehandlungen. So verweisen z. B. Valouchová und Lewit auf Untersuchungen, die Patienten mit lumbalen Schmerzen nach einem abdominalen Eingriff zum Gegenstand haben (Valouchová und Lewit 2009). Bei diesen Patienten finden sich Störungen der Muskelerregbarkeit der Rumpfmuskulatur bei der Ableitung eines Oberflächen-Elektromyogramms. Nach der Behandlung aktiver Narben verbesserten sich die Werte. Auch die in ➤ Kap. 8.4.1 beschriebenen Untersuchungen der Auswirkung von Massage auf abdominale Verwachsungen bei Ratten geben einen Anlass für Optimismus (Chapelle und Bove 2012).

8.5.1 Technik zur abdominalen Mobilisation

Um eine effektive Intervention durchführen zu können, sollte der Therapeut zunächst die Verwachsungen bzw. deren Ausrichtung palpieren.

- Hierzu setzt er seine Hand in einem zu Beginn noch recht flachen Winkel auf den die Verwachsung umgebenden Bereich und gibt einen deutli-

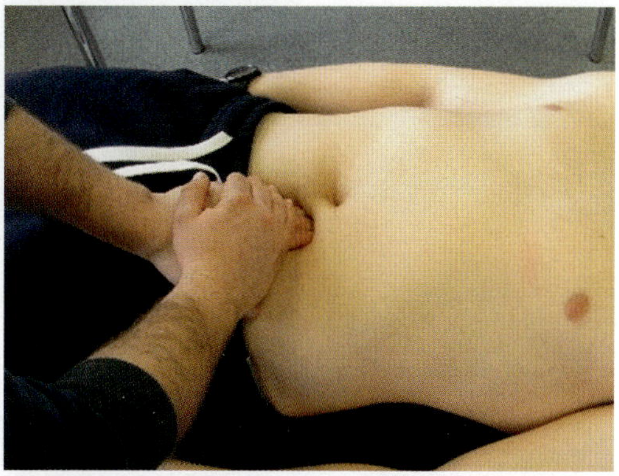

Abb. 8.47 Abdominale Mobilisation [P311]

chen Druck in die Tiefe, also in Richtung Bauchraum (➤ Abb. 8.47).

- Im zweiten Schritt werden die Fingerspitzen in Richtung Verwachsung geführt. Danach wird der Winkel mehrfach (2- bis 3-mal) etwas steiler im Gewebe aufgestellt und zur Narbe geführt, um mögliche tiefere Adhäsionen identifizieren zu können.
- Dieser Vorgang wird mehrfach in verschiedenen Richtungen ausgeführt. Es ist möglich, dass durch diese Untersuchung auch das Hauptsymptom ausgelöst wird. In diesem Fall dient es einer Hypothesenstärkung.
- Ist die primäre Einschränkung gefunden, kann der Therapeut mit der behandelnden Hand die Narbe in der bereits durchgeführten Position (mit den Fingerspitzen Richtung Narbe) eben diese Einschränkung unter Zug bringen bzw. in einem Winkel von etwa 90° komprimieren. Im Vergleich zu anderen Interventionen baut der Therapeut hier jedoch nur einen moderaten, schmerzfreien Druck auf und hält ihn zunächst. Die kontralaterale Hand unterstützt dabei die behandelnde Hand.
- Der Patient wird im weiteren Verlauf aufgefordert, vorsichtig in den Bauch zu atmen (dies muss mit einigen Patienten zunächst geübt werden). Der Therapeut muss für den weiteren Verlauf absolut stabil bleiben! Weder darf er dem Druck der Bauchatmung nachgeben und locker-

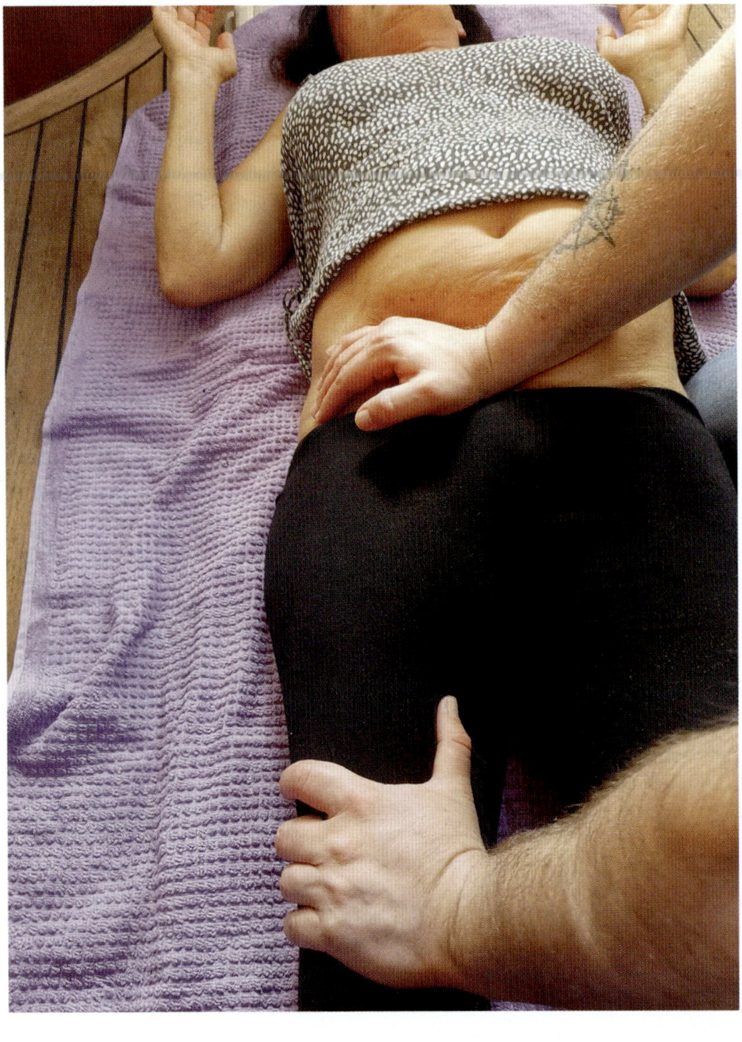

Abb. 8.48 Abdominale Mobilisation mit Hüftrotation [P311]

lassen, noch darf er mit der Ausatmung weiter in das Gewebe sinken. Erst nach einigen Atemzügen, wenn sich das Gewebe etwas entspannt hat, darf der Druck vorsichtig erhöht werden, und der Patient wird erneut aufgefordert, in den Bauch zu atmen. Ein starker Schmerz ist hier zu vermeiden, ein deutliches Ziehen ist hingegen tolerierbar bis gewünscht.

- Um die abdominale Mobilität zu unterstützen, sollte der Bauchraum immer wieder zwischendurch passiv durchbewegt werden. Alternativ wird ein bestimmter Teil des Bauches vom Therapeuten mit der flachen Hand fixiert, während der Patient in den Bauch atmet. Vor allem die Atmung in die betroffene Seite sollte betont werden und kann dem Patienten gut als Hausaufgabe mitgegeben werden. Um den Effekt zu erhöhen, kann auch der Einsatz von Infrarot angedacht werden. Dies empfinden die Patienten als sehr angenehm, und das Gewebe lässt sich oft leichter behandeln und lösen.
- Gerade bei Narbengewebe/Adhäsionen unterhalb des Bauchnabels kann die Technik zusätzlich durch die Bewegung der Beine unterstützt werden. Hierzu kann zunächst passiv das therapeutenseitige Bein erst passiv, später aktiv rotiert werden. Als Progression kann es ebenfalls repetitiv passiv/assistiv/aktiv in (Hüft-)Flexion gebracht werden und wieder abgelegt werden (➤ Abb. 8.48).

Fallbeispiel

Lang zurückliegende Blinddarmoperation

Der Patient, ein Stammpatient der Praxis, litt seit einem halben Jahr unter lumbalen Rückenschmerzen, die sich innerhalb weniger Wochen auf ihr aktuelles Niveau entwickelt hatten. Es gab bessere und schlechtere Tage, eine Systematik konnte nicht gefunden werden. Eine bereits durchgeführte MRT-Untersuchung brachte kein relevantes Ergebnis. Zu dieser Zeit wurde er mit Massagen behandelt, die jedoch keine langfristige Wirkung zeigten. Auch der Wechsel zu einer physiotherapeutischen Behandlung mit mobilisierenden und stabilisierenden Übungen hatte keinen nennenswerten Erfolg. Erst als der Patient sich bei einer Umlagerung aus Versehen das T-Shirt etwas über den Bauch zog, fiel eine sehr ausgeprägte, massiv eingezogene Blinddarmnarbe auf. Der Patient hatte es bis dahin geschickt verstanden, bei der körperlichen Untersuchung stets nur den Rücken zu präsentieren. Ein Gespräch zeigte, dass er sich wegen der Narbe schämte. Die Ursache für diese Narbe lag 42 Jahre zurück: Der Patient hatte einen Blinddarmdurchbruch und der Bauchraum wurde über mehrere Tage offen belassen und mit Antibiotika durchspült. Danach traten über lange Zeit Wundheilungsstörungen auf.

Bei der Palpation zeigte sich ein insbesondere im Narbengebiet massiv verhärteter Bauchraum. Von therapeutischer Seite wurde ein Umschwenken von den bisherigen Interventionen zu einer abdominalen Mobilisation vollzogen. Bereits die erste Behandlung brachte eine deutliche Schmerzreduktion und einen verbesserten Finger-Boden-Abstand. Nach drei Behandlungen mit abdominaler Mobilisation in Verbindung mit Vorbehandlung per Infrarotlampe war der Patient beschwerdefrei.

8.6 Intraorale Behandlung

Nils Bringeland

Viele Menschen haben im Mund-/Rachenraum Narben. Diese sind in der Regel die Folge von operativen Eingriffen, wie z. B. eine Weisheitszahnentfernung, Nerven- und Mandeloperationen oder ähnlichen Vorgängen. Oft werden die Narben im Mundraum nicht weiter berücksichtigt, auch da sie von den Patienten meist nicht oder kaum noch wahrgenommen werden. Sie können jedoch die empfindliche Statik des Kiefergelenks beeinträchtigen oder sogar triggerpunktartige Phänomene erzeugen.

Vor einer oralen Behandlung sollte der Patient jedoch optimalerweise darauf hingewiesen werden, dass der Therapeut/die Therapeutin eine solche Behandlung für sinnvoll hält. Daraufhin sollte der Patient mindestens 24 Stunden Bedenkzeit zur Verfügeng haben, bevor die Behandlung stattfindet.

Da der Mundraum sehr empfindlich und hygienisch sensibel ist, sollte die Behandlung entsprechend vorsichtig vonstattengehen. Die meisten Behandlungen können mit einem Fingerling bzw. einem Handschuh durchgeführt werden. In einigen Fällen macht die Behandlung mit einem Narben-Stick oder einem Spachtel Sinn, z. B. bei Mandeloperationen.

Zunächst wird die Narbe palpiert und vorsichtig auf Verschieblichkeit (ohnehin gering), Form, Festigkeit und Symptomatik geprüft. Die Behandlung wird ausschließlich über Kompression durchgeführt, d. h., dass mit dem Finger so fest auf die Narbe gedrückt wird, bis der Patient eine Symptomatik kommuniziert oder ein deutlicher Druck auf das Gewebe aufgebaut werden konnte. Dieser Druck wird dann so lange gehalten, bis der Widerstand sich löst oder die Symptomatik nachlässt. Bei Bedarf kann der Druck nochmals etwas intensiviert werden. Da der Mundraum ein sehr intimer Bereich ist, muss ggf. über eine Anleitung der Patienten zur Selbstbehandlung nachgedacht werden.

Ergänzend weist der Autor darauf hin, dass die Position unserer Patienten, also die Rückenlage mit überstreckter, dem „Gegner“ (Therapeuten) entblößten Kehle eine Demuts-/Unterwürfigkeitsgeste darstellt. Dies kann unangenehme Muster bei den Patienten auslösen, die eine herkömmliche Behandlung stark erschweren oder gar unmöglich machen.

8.7 Honigtherapie (MELT-Therapie)

Nils Bringeland

Um Narben zu behandeln und sie in ihrer Beweglichkeit zu fördern, ist die Narbenmassage seit Jahrzehnten bekannt. Gerade bei frischen Narben oder gar bei Wunddefekten, die durch Infektionen oder Wundheilungsstörungen beeinträchtigt sind, kann diese Behandlung jedoch unpassend sein. Um hier trotzdem auch von therapeutischer Seite auf das Wundgebiet einwirken zu können oder um bereits abgeheilte Narben wieder zu mobilisieren, bietet sich der Einsatz von Honig an. Obwohl Zucker und Honig bis vor einigen Jahrzehnten als Hausmittel und zum Teil auch in der Medizin zur Wundversorgung zum Einsatz gekommen sind, hat dies – vermutlich auch im Zuge der verstärkten Evidenzbasierung – mit der Zeit deutlich nachgelassen. Aktuell erfreut sich dieses Naturprodukt jedoch wieder zunehmender Beliebtheit (DGfW 2012, Münstedt und Hoffmann 2012).

Seit sich die wissenschaftlichen Nachweise und Zulassungen mehren, setzen immer mehr Ärzte und Heilpraktiker den Honig und entsprechende Produkte ein. Es gibt z. B. Untersuchungen, die zeigen, dass bei Patienten, die mit medizinischem Honig versorgt wurden, die Wundheilung nach lediglich zwei Drittel der regulären Zeit abgeschlossen war (DGfW 2012, Münstedt und Hoffmann 2012). Das generelle Spektrum reicht hier von der Behandlung offener Wunden über Brandwunden bis hin zu Wundheilungsstörungen. Vor allem bei den ersten beiden Wundarten scheint die topische Anwendung empfehlenswert.

Betrachtet man insbesondere schwere Verletzungen mit großen Weichteil- und Hautdefekten oder Krankheitsbilder mit Stoffwechsel- oder Versorgungsstörungen, wie z. B. Diabetes mellitus, besteht ein deutliches Risiko für Wundheilungsstörungen mit entsprechenden Folgekomplikationen. Es kann u. a. zu Streptokokkeninfektionen kommen. Bei solchen Problematiken ist auch die Therapie erschwert, und es werden häufig Antibiotika gegeben. Solche Prozedere sind grundsätzlich sinnvoll, die wachsende Anzahl an Resistenzen stellt die Medizin jedoch zunehmend vor Herausforderungen. Auch hier ist der Einsatz von Honig sinnvoll (Münstedt und Hoffmann 2012, Robson et al. 2009, Cooper et al. 1999).

Ein weiterer Aspekt ist die Versorgung von Patienten mit Schmerzmitteln wie Diclofenac oder Ibuprofen aus der Gruppe der nichtsteroidalen Antiphlogistika oder mit Kortikosteroiden. Diese Medikamente haben jedoch Nebenwirkungen, wie die Hemmung der physiologischen Entzündungsreaktion oder eine reduzierte Kollagensynthese, die sich ungünstig auf die Wundheilung auswirken kann (➤ Kap. 2.5.3).

Das Narbengewebe kann sich unter dem Einfluss der Medikation teilweise nicht angemessen regenerieren (Fincke 2002). Mögliche Effekte einer sicherlich in einigen Fällen angemessenen, größeren Medikamenteneinnahme können eine reduzierte

Wundkontraktion und daraus resultierende verminderte Wundabdeckung und Heilung sein. Dementsprechend sollte ein Teil der Therapie darin bestehen, den Patienten über eine solche Wirkung aufzuklären.

Die oben erwähnten Effekte können dem bisherigen Anschein nach durch die MELT-Therapie abgefedert werden. Der Name MELT-Technik leitet sich aus einem Wortspiel auf der Basis von „Mel" (lat.: Honig) und „to melt" (engl.: schmelzen) ab.

Die an die Massage angelehnte Behandlung mit Honig ist – im Gegensatz zur Wellness – in der Therapie bisher wenig verbreitet. Dabei gibt es viele Argumente, die für einen solchen Einsatz sprechen. Die Wirkungen gehen von Entspannung über Gewebemobilisation bis hin zur Verbesserung der lokalen Mikrozirkulation. Ein ganz besonderes Charakteristikum dieser Therapie ist zudem, dass die Anwendungsmöglichkeiten im Bereich der Narbe von den ersten Tagen der Wundheilung bis hin zu seit Jahrzehnten verheilten Narben reichen.

Ein weiterer Aspekt der Therapie ist, dass Honig für einen Großteil der Patienten ein positiv belegtes Produkt ist. Es wird jedoch darauf hingewiesen, dass der Honig durch seinen sauren pH-Wert bei der Erstapplikation leichte Schmerzen durch die Anregung von Nozizeptoren erzeugen kann. Diese Reaktion ist aber nicht als Schädigung zu interpretieren, sondern vielmehr der Grund, weshalb die Deutsche Gesellschaft für Wundheilung und Wundbehandlung (DGfW) in ihren Leitlinien zur Behandlung von chronischen Wunden keine Empfehlung ausspricht (andere Produkte verursachen keinen Schmerz). Dies ist jedoch nicht im Sinne eines „Abratens" zu verstehen. Die Effektivität wird auch von der DGfW anerkannt. Allerdings wird darauf hingewiesen, dass Methylglyoxal (MGO) an die Nozizeptoren koppelt und diese empfindlicher macht. Daher wird von einer Anwendung bei chronischen Wunden abgeraten (DGfW 2012).

In der Praxis fällt zum Teil auf, dass es bei den behandelnden Ärzten hier streckenweise zu Missverständnissen kommt und die Ärzte von der Behandlung mit medizinischem Honig absehen. In der Regel hilft dann ein gutes interdisziplinäres Gespräch weiter.

8.7.1 Hintergrund

Die ersten Zeugnisse der Anwendung von Honig zur Heilung – und eben auch Wundheilung – finden sich bereits in jahrhundertealten Texten. Neben den Vermerken in diversen alten Aufzeichnungen hat sich auch Hippokrates mit Honig beschäftigt. In den letzten Jahren häufen sich zudem die wissenschaftlichen Erkenntnisse zur Wirksamkeit. Insbesondere im deutschsprachigen Raum ist die Behandlung jedoch noch nicht etabliert. Allerdings sorgen die Forschung sowie die Entwicklung neuer Präparate (medizinischer Honig und honigbasierte Präparate) dafür, dass der Honig in der Wundbehandlung und Medizin heute mehr Beachtung findet. Nachgewiesen wurde u. a. eine breite antibiotische Wirkung ohne Resistenzbildung, darüber hinaus unterstützt Honig das **autolytische Débridement.**

Autolytisches Débridement

Das autolytische Débridement entwickelt sich in einem aufrechterhaltenen feucht-warmen Wundmilieu und dient der Autolyse der physiologischen Wundbeläge wie Fibrin oder Nekrosen. Dies wird durch das Wundexsudat und körpereigene Enzyme erreicht.
In der modernen Wundversorgung werden hierfür zumeist Wundauflagen verwendet, die ein entsprechendes Klima fördern, wie z. B. Hydrokolloidverbände oder geeignete Schaumstoffe. Der Effekt kann sehr ausgeprägt sein und ist zugleich sehr schmerzarm.

Zudem konnten – vermutlich durch die entzündungshemmende Wirkung – Schmerzlinderung, Schwellungsreduktion und verminderte Sekretproduktion belegt werden (Münstedt und Hoffmann 2012). Interessant für die Wundheilung ist der positive Einfluss auf die Kollagensynthese und folglich auf die physiologische Wundheilung. Doch wie kommt es zu all diesen Effekten?

- Für die **antibiotische Wirkung** gibt es mehrere Erklärungen. Honig hat eine sehr hohe Zuckerkonzentration. Dadurch entzieht er über einen osmotischen Effekt den in der Wunde befindlichen Bakterien Wasser. Zudem weist er einen pH-Wert von 3,8–4,3 auf und ist als sauer einzustufen. Durch diese Komponenten besteht ein recht lebensfeindliches Milieu für potenzielle Erreger.

- Es kommen jedoch noch einige biochemische Faktoren hinzu: Honig enthält das Enzym **Glykoseoxidase,** das permanent Wasserstoffperoxid synthetisiert. Dieses starke Oxidationsmittel verstärkt das bakterienfeindliche Milieu und scheint außerdem eine Lockwirkung auf Leukozyten auszuüben.
- Ferner findet sich im Honig ein Wirkstoff namens **Methylglyoxal** (MGO). Er bindet sich an die DNA von Bakterien und hemmt deren Stoffwechselvorgänge.
- Darüber hinaus finden sich im Honig Peptide, sogenannte **Defensine.** Diese können die äußere Bakterienmembran zersetzen und deren Proteinsynthese massiv hemmen (DGfW 2012, Münstedt und Hoffmann 2012).

Aufgrund dieser antibiotischen Wirkung kann Honig in der Narbentherapie bereits sehr früh eingesetzt werden. Die Wundbehandlung mit medizinischem Honig ist von den Krankenkassen anerkannt und die Kosten werden bei Vorliegen einer ärztlichen Verordnung zu den aktuellen Konditionen übernommen. Es ist jedoch nur medizinischer Honig – u. a. bestätigt durch ein CE-Gütesiegel – zur Anwendung zugelassen.

PRAXISTIPP

Wenn die Heilung so weit vorangeschritten ist, dass die Wunde verschlossen ist, kann auf die Verwendung von medizinischem Honig verzichtet werden, da kein erhöhtes Infektionsrisiko mehr besteht und die antibiotischen Effekte nicht mehr im Vordergrund stehen. Für die anschließende Therapie kann nun jeder gängige und ausreichend flüssige Honig verwendet werden.

8

8.7.2 Medizinischer Honig

Seit einigen Jahren findet man im Bereich der Naturheilkunde und in Reformhäusern zunehmend sogenannten Manuka-Honig. Dieser Honig wird von Bienen gewonnen, die auf Neuseeland gezielt in Gebieten mit einem hohen Bestand an Manukapflanzen, einer Teebaumart, angesiedelt sind. Der hieraus synthetisierte Honig hat einen überdurchschnittlich hohen Anteil an Dihydroxyaceton. Dieses Protein restrukturiert sich bei etwa 37 °C zu **Methylglyoxal** (MGO). Um ein standardisiertes Produkt zu erhalten, werden in den weiteren Produktionsschritten verschiedene Chargen des Honigs vermischt, um einen festgelegten Anteil an MGO im Honig zu erhalten. Zudem wird er über Bestrahlung vollständig sterilisiert und gefiltert, um ein reines Produkt zu erhalten. Die biochemischen Prozesse werden hierdurch nicht beeinträchtigt. Somit ist dieser Honig in besonderer Weise dazu imstande, Erreger aus Wundgebieten zu beseitigen. Außerdem erhärtet sich zunehmend die Vermutung, dass Bakterien keine Resistenzen gegen Honig entwickeln können, wie es z. B. bei Antibiotika der Fall ist (Münstedt und Hoffmann 2012).

Die **mechanische Wirkung** findet auf mehreren Ebenen statt und lässt sich über entsprechende theoretische Grundlagen herleiten. In der Praxis zeigen sich vor allem:

- Schmerzlinderung
- Hyperämisierung
- Detonisierung
- Gewebemobilisation
- Entstauung

Die **Schmerzlinderung** lässt sich u. a. durch die Überlagerung der nozizeptiven Afferenzen durch die mechanischen Afferenzen im Sinne der Gate-Control-Theorie (Melzack und Wall 1965) erklären. Hinzu kommen die reduzierte Gewebespannung und Schwellungsreduktion, die einen Schmerz provozieren können. Zudem darf bei frischeren Wunden nicht vergessen werden, dass es in der zentralen Verarbeitung eine höhere Bereitschaft der Hirnzentren gibt, eintretende nozizeptive Afferenzen als Schmerz zu interpretieren. Dies dient dem Schutz des geschädigten Körperareals. Durch die mechanisch wenig belastende Anwendung einer MELT-Therapie kann das Gehirn lernen, dass es nicht zu nennenswerten neuen Schädigungen kommt, und seine Interpretation neu gestalten.

Bereits während der Wundheilung, aber auch bei unzureichend durchblutetem Gewebe ist die **Hyperämisierung** ein zentrales Element in der Therapie. Sie entsteht durch die Relaxation der in den Wänden der Arterien befindlichen glatten Muskulatur. Das Blutvolumen nimmt durch diese Entspannung zu; das behandelte Areal wird besser durchblutet. Bei frischen Wunden ist es zudem denkbar, dass der Honig durch seinen sauren pH-Wert die Azidose verstärkt und auf diese Weise die Neovaskularisierung unterstützt.

In der Praxis zeigt sich die Wirksamkeit der MELT-Therapie durch eine sichtbare Rötung des Gewebes, also einer Zunahme der Mikrozirkulation, und eine messbare Erwärmung des behandelten Gewebes (➤ Abb. 8.49). Dieser Effekt ist insbesondere bei unzureichend versorgten Gewebearealen von Vorteil und kann während einer Abheilung die Versorgung mit Nährstoffen und Sauerstoff optimieren. Der zugrunde liegende Mechanismus ist hier der gleiche wie bei der **Detonisierung:** Die zur Kontraktion befähigten Strukturen des menschlichen Körpers, insbesondere Muskelfasern, reagieren auf entsprechende mechanische Stimuli mit einer Entspannung. Dieser Vorgang gewinnt vor dem Hintergrund neuerer Untersuchungen, die zeigen, dass auch Bindegewebe von glatten Muskelfasern durchzogen ist, an Bedeutung (Schleip et al. 2014).

Vor allem in der Chirurgie und Rehabilitation tätige Therapeuten sind mit der Problematik vertraut, dass das verletzte und das der Verletzung umliegende Gebiet einen Hypertonus aufweisen. Dies gilt insbesondere für Narben, die als Folge großflächiger bzw. gewebeverlustreicher Verletzungen entstehen, wie z. B. Brandwunden und große Operationsnarben, aber auch Amputationen (Bringeland 2013). Die MELT-Technik ist eine effektive Behandlungsmöglichkeit, um eine sanfte Mobilisation des Gewebes zu erreichen und die durch die Einschränkungen provozierten negativen Effekte abzufedern (➤ Abb. 8.50).

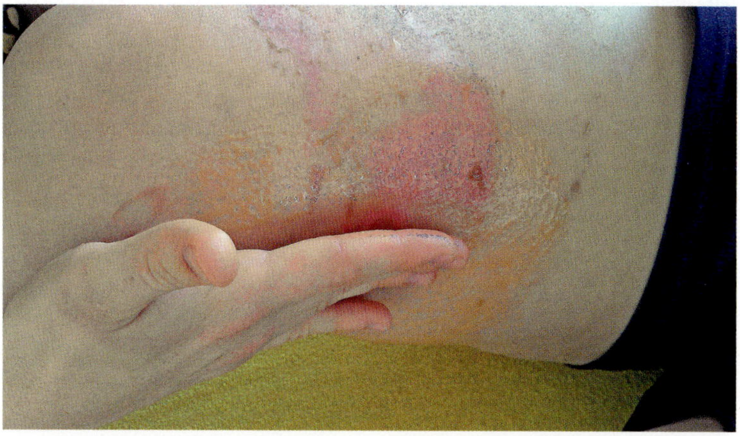

Abb. 8.49 Behandlung eines Oberschenkels mit Honig [P311]

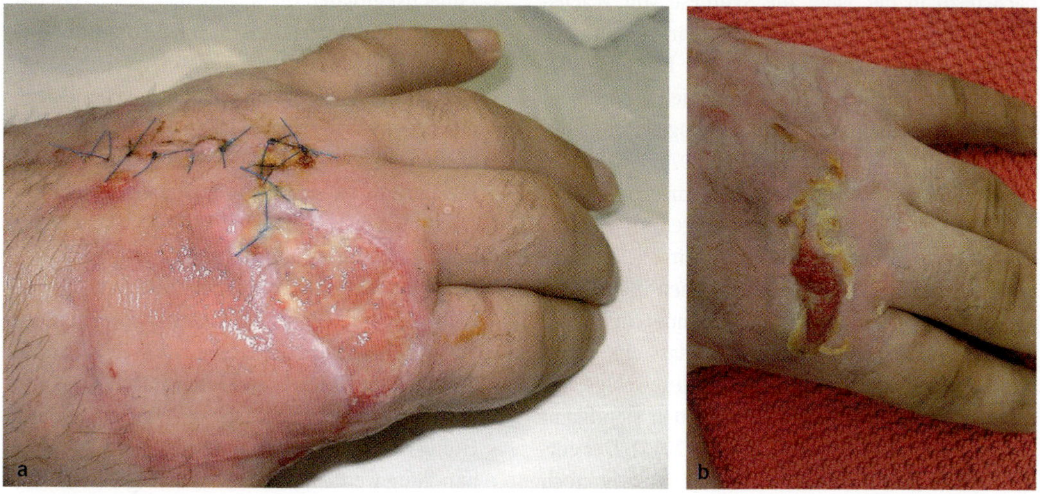

Abb. 8.50 Behandlung einer Hand mit Honig. **a:** Vor der Behandlung; **b:** 7 Tage nach der Behandlung [P311]

Ein weiterer Aspekt ist, dass junges Narbengewebe u.a. durch die Ausbildung neuer kollagener Strukturen gekennzeichnet ist. Diese Strukturen können unter Umständen die Mobilität der Verschiebeschichten untereinander beeinträchtigen (De Morree 2013, Wild und Auböck 2007). Dieser Effekt kann durch die Behandlung mit der MELT-Therapie bereits in frühen Wundheilungsphasen reduziert werden, und bereits gebildete „Verklebungen" können gelöst werden.

Zur Erklärung des **Entstauungseffekts** wird hier näher auf die entsprechende Physiologie eingegangen. In unserem Gewebe sind Lymphsinusse angelegt (➤ Kap. 8.12.1). Sie bestehen aus Epithelzellen, die sich – einem Puzzle ähnlich – ineinanderlagern. Diese Zellen sind teilweise über kollagene und somit relativ feste Ankerfilamente im Gewebe gesichert. Wird nun durch die Viskosität des Honigs bei einer Abhebe- bzw. Abrollbewegung das Gewebe mobilisiert, können voraussichtlich über den Zug, der nun auf die Ankerfilamente entsteht, die Junctions geöffnet werden: Es entstehen **Open Junctions** (➤ Kap. 8.12.1). Da die Technik einen intermittierenden Charakter hat, entsteht in der Folge ein Pumpeffekt, wodurch die überschüssige Flüssigkeit abgeleitet wird.

Ferner ist eine Entstauung über das venöse System denkbar (➤ Kap. 4.3). Über diesen Mechanismus wäre ein Abtransport des Wundödems und der damit einhergehenden Stoffwechselendprodukte denkbar. Auch eine durch die Anwendung initiierte Aktivierung von Fibroblasten ist allem Anschein nach dazu in der Lage, die Synthese von Wachstumsfaktoren wie VEGF (vascular endothelial growth factor) zu stimulieren. Dieser Faktor, insbesondere die Form VEGF-C, ist essenziell für die Neovaskularisierung bzw. Lymphangiogisierung des Wundgebiets (Wild und Auböck 2007). Folglich ist eine effektivere Wundheilung zu erwarten.

Ergänzend soll an dieser Stelle angeführt werden, dass sich die Hinweise für eine sinnvolle Anwendung solcher manuellen Interventionen in den letzten Jahren vermehrt haben. Unter anderem konnte im Tierexperiment gezeigt werden, dass eine viszerale Massage bzw. Mobilisation bindegewebige Adhäsionen infolge von Bauchoperationen signifikant verringern kann (Chapelle und Bove 2012). Der entsprechende Nachweis beim Menschen steht noch aus, liegt jedoch nahe.

8

Neben den bereits erwähnten Wirkungen können die folgenden Erkenntnisse als wichtige Basis gesehen werden:

- Durch Massage und massageähnliche Interventionen wie der Lymphdrainage kann die Ausschüttung von Entzündungsmediatoren, wie z. B. TNF-α und Interleukin-6, gedämpft werden. Dies kann zu einem reduzierten Schmerzempfinden und zu geringerem Schmerzmittelverbrauch führen.
- Zudem sind Untersuchungen bekannt, deren Ergebnisse den Schluss zulassen, dass u. a. manuelle Interventionen einen positiven Einfluss auf die Fibroblastenaktivität und somit auf die Wundheilung haben könnten (Cao 2015).

8.7.3 Anwendung

Bei der Anwendung muss zunächst zwischen der Behandlung einer frischen und einer alten Narbe unterschieden werden. Bei frischen Narben eignet sich die Intervention vor allem für Versorgungen, die eine gewisse Stabilität gewährleisten, wie z. B. Klammern oder Nähte. Für Wunden im Sinne einer sekundären Wundheilung kann der medizinische Honig zwar als Wundversorgung angewandt werden, die MELT-Technik sollte jedoch erst nach der Reepithelisierung in die Therapie integriert werden.

Liegt jedoch eine stabile Wunde vor, kann die MELT-Technik zum Einsatz kommen. Sie wird wie folgt angewendet:

- Zunächst gibt der Therapeut einen etwa 5 cm langen Streifen medizinischen Honig auf seine behandschuhte Hand.
- Der Honig wird langsam auf den zu behandelnden Bereich aufgetragen. Dann wird die Hand wiederholt von radial nach ulnar oder von proximal nach distal wiegeförmig abgehoben (➤ Abb. 8.51).
- Das Tempo ist mit ungefähr 1 Hz, also 1 Abhebung pro Sekunde, anzupeilen. Durch die Bewegung und die Körperwärme verdunstet Flüssigkeit. Dadurch wird der Honig visköser, also dickflüssiger, und Tempo und Intensität müssen vom Therapeuten ggf. angepasst werden. Sollte der Honig zu dickflüssig für eine angemessene Behandlung werden, kann etwas Honig nach Bedarf hinzugegeben werden.

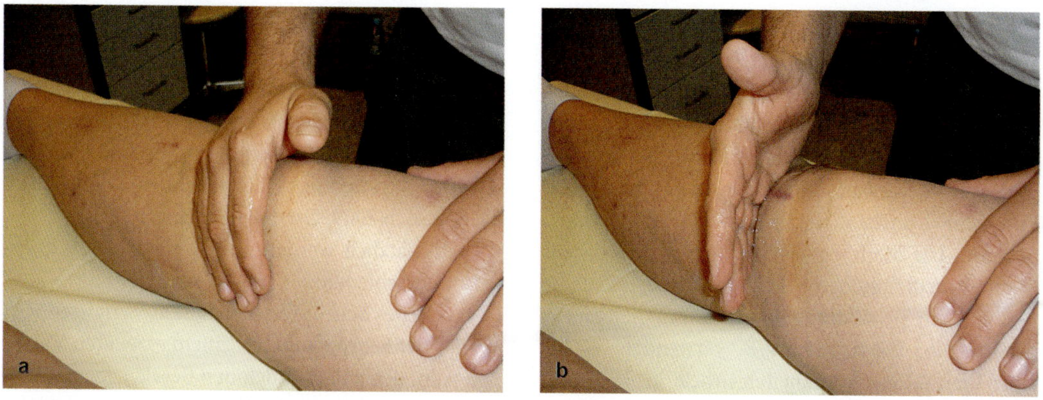

Abb. 8.51 Behandlung mit Honig durch Abroll- **(a)** und Abhebebewegungen **(b)** [P311]

Als Effekt der Anwendung kommt es zu einer sanften Abroll- und Abhebebewegung (➤ Abb. 8.51), bei der einerseits eine leichte Kompression beim Abrollen und andererseits eine leichte Traktion bei der Abhebung auf das Gewebe wirken. Hierdurch kommt es zu den oben beschriebenen Effekten. Die Behandlungsdauer beträgt etwa 10 Minuten. Nach der Behandlung besteht die Option, den Honig auf der Wunde zu belassen und mit Verbandsmaterial abzudecken. Dies ist durch die Zulassung zur Wundbehandlung bedingt.

Bei voranschreitender Wundheilung darf die Behandlungsintensität ansteigen. Dies kann über mehrere Wege geschehen:

- Das Tempo kann gesteigert werden. Dadurch bleibt dem (dick-)flüssigen Honig weniger Zeit zum Zerfließen und es wird mehr Gewebe mobilisiert.
- Die Hand kann mehrfach ruckartig abgehoben oder in verschiedenen Richtungen über das zu behandelnde Areal gezogen werden.
- Auch Drehbewegungen um eine imaginäre Achse durch die Handwurzelknochen sind effektiv.

Nach der Behandlung wird der Honig mit einem nassen Lappen entfernt.

Da der Honig eine sehr gute Adhäsion der Therapeutenhand auf der Haut herstellt, können recht tiefe Gewebeschichten erreicht und mobilisiert werden, ohne Druck aufzubringen. Dies ist insbesondere bei Patienten sehr interessant, die ungern Behandlungen an ihrer Narbe durchführen lassen, da sie z.B. möglicherweise traumatische Erfahrungen mit ihr verbinden. Für diese Klientel eignet sich die Behandlung auch, um sich selbst zu behandeln. Diese Selbstbehandlung kann sehr wichtig werden, da Studien gezeigt haben, dass Patienten, die ihr eigenes Narbengewebe behandeln, ein signifikant niedrigeres Risiko für Wundheilungsstörungen haben.

Weitere Untersuchungen haben gezeigt, dass langsame Dehnungen einen sehr positiven Einfluss auf die kollagene Wundheilung haben (Cao 2015). Auch hier ist durch die Technik ein positiver Effekt zu erwarten.

Laut Hersteller ist der Einsatz von medizinischem Honig bei chronischen Wunden nicht indiziert. In der Praxis konnten nichtsdestotrotz Erfolge erzielt werden.

Zudem kommt es stellenweise zu Missverständnissen mit anderen medizinischen Berufen. Der Einsatz von medizinischem Honig bei frischen Verbrennungen wird von der DGfW „nicht empfohlen“, da dieser, im direkten Vergleich zu Hydrogel, einen leichten Applikationsschmerz auslösen kann. Die grundlegende Wirksamkeit wird jedoch nicht infrage gestellt, ein „Abraten“ findet somit nicht statt.

8.8 Schröpfen

Nils Bringeland

8.8.1 Historie

Das Schröpfen ist eine der ältesten uns bekannten Heilmethoden. Entstanden ist es vermutlich aus dem weiterentwickelten Urimpuls, an verletzten Stellen, Stichen und Bissen zu saugen. Bereits in den ältesten uns bekannten Darstellungen von Heilern sind Gefäße zu erkennen, die durchaus zum Einsatz als Schröpfwerkzeug taugen (z. B. abgesägte Hörner, später Metallgefäße usw.). Heutzutage finden sich diverse Varianten von Schröpfinstrumenten, darunter Vollglasglocken zum Feuerschröpfen, Schröpfgläser mit einem Gummiballon zum Abpumpen der Luft oder Kunststoffglocken mit separaten Saugpumpen. Die Methode des Schröpfens wird bereits in alten medizinischen Schriften als sehr effiziente Methode zur Behandlung diverser Krankheitsbilder beschrieben. Hippokrates z. B. verwendete es bei einer Vielzahl von Krankheiten (Abele 2015).

Im 16. Jahrhundert wurden laut Abele erstmals die Effekte des Schröpfens beschrieben (Abele 2015):

- Schmerzlinderung
- Revulsion (Ableitung)
- Mobilisierung von Körpersäften zur Oberfläche
- Entleerung
- Umstimmung (Alteration)
- Behandlung von Lageanomalien
- Überleitung von Schwellungen aus dem Körperinneren an die Oberfläche
- Überleitung von Krankheitsstoffen aus einem edlen Organ in ein weniger edles Organ

Zudem wurden hier erstmals die Ansatzpunkte der Schröpfgefäße bei bestimmten Krankheitsbildern bezeichnet. Aufgrund seiner einfachen und effektiven Anwendung – von der übermäßigen Anwendung des blutigen Schröpfens im Sinne eines Aderlasses einmal abgesehen – war das Schröpfen über Jahrhunderte und Kontinente eine durchweg anerkannte und praktizierte Technik. Dies änderte sich jedoch gegen Ende des 18. Jahrhunderts, da einerseits die Erklärungsansätze unzureichend waren und die Technik somit in den Bereich der Scharlatanerie rückte, und andererseits wuchsen die medizinischen Erkenntnisse auf anderen Gebieten. Daher bestand augenscheinlich auch kein Bedarf für Interventionen dieser Art und sie wurden fast vollständig verdrängt. Im 20. Jahrhundert wurde das Schröpfen sogar nur noch in wenigen Gebieten Ost- und Südeuropas von einigen Ärzten und Volksheilkundigen in die Therapie integriert.

Im deutschsprachigen Raum fand diese Methode vor ungefähr 30 Jahren wieder Anerkennung durch naturheilkundlich ausgerichtete Ärzte und Heilpraktiker und sie gewinnt weiterhin an Bedeutung. In den letzten Jahren beschäftigt sich auch die Forschung eingehend mit diesem Thema. Durch Studien wurde u. a. die Wirksamkeit des Schröpfens bei Schmerzen des unteren Rückens und beim Karpaltunnelsyndrom belegt. Auch andere Schriften hierzu wurden bereits in diversen medizinischen Fachzeitschriften veröffentlicht (Rozenfeld und Kalichman 2016, Betsch 2009, Carstens-Stiftung 2012).

Grundsätzlich werden drei Formen des Schröpfens unterschieden:

- **Trockenes Schröpfen:** Bei diesem Verfahren wird der Schröpfkopf mit einem erzeugten Vakuum auf den zu behandelnden Bereich gebracht. Dort verbleibt er einige Zeit. Einige Instrumente können sogar intermittierende Unterdrücke erzeugen.
- **Schröpfmassage:** Die Anwendung ist der beim trockenen Schröpfen ähnlich. Hierbei wird jedoch der Schröpfkopf, gern unter Verwendung eines Gleitmittels, über ein größeres Areal gezogen. Der hyperämisierende Effekt ist deutlich größer als bei der klassischen Massage.
- **Nasses oder blutiges Schröpfen:** Hierbei wird die Haut in einem vorher vom Therapeuten festgelegten Bereich verletzt, z. B. durch eine Blutlanzette. Dann wird das Schröpfglas mit dem Unterdruck aufgesetzt und das Blut aus dem Körper geleitet. Dieser Methode wird eine intensivere Wirkung als dem trockenen Schröpfen nachgesagt. In Studien zeigte sich vor allem bei einigen Schmerzzuständen ein deutlicher Effekt (Abele 2015, Matejka 2009, Piotrowski-Manz 2007).

8.8.2 Wirkungsweise

Durch den Unterdruck, der bei allen Schröpfarten entsteht, werden Erythrozyten in das Perivaskulum gesaugt, ohne dass es zu einer Destruktion der Kapillaren kommt. Das Resultat ist eine kontrollierte Hyperämie in Kombination mit Extravasaten in der behandelten Kutis, Subkutis und im Bindegewebe. Vor allem die **Extravasate** provozieren einen über Tage anhaltenden Resorptionsreiz, wodurch es zu einer lokalen Metabolismussteigerung aufgrund von Reparatur- bzw. Aufräummechanismen kommt. Durch die Selbstregulationsfähigkeit des Körpers werden nun in dem ursprünglich stoffwechselreduzierten und minderdurchbluteten Gewebe dank des

Zytokin-Monokin-Systems und hydrolytischer Enzyme des „Bindegewebsreißwolfs" (zelluläres Abräumsystem) wieder physiologische Parameter erzielt (Abele 2015, Matejka 2009, Piotrowski-Manz 2007).

Extravasat

Als Extravasat wird Flüssigkeit bezeichnet, die aus einem System ausgetreten ist und sich im umliegenden Gewebe sammelt. Hierdurch kommt es zu einem Ödem.

Durch die in der Reflexologie beschriebenen Vorgänge und Mechanismen werden die mit den behandelten Arealen assoziierten Bereiche und Zielorgane positiv beeinflusst und es stellt sich als Reaktion ein normalisierterer Gesamtzustand ein. Über das Schröpfen können diverse, insbesondere vegetativ relevante Elemente behandelt bzw. beeinflusst werden:

- Die Organzelle einschließlich ihres Versorgungs- und Entsorgungssystems
- Das differenzierte und undifferenzierte Bindegewebe (inkl. Narbengewebe)
- Das Lymphsystem
- Das autonome Nervensystem

Es bleibt jedoch die Frage, wie diese Interventionen sich auf die genannten Elemente auswirken können. Hier stehen mehrere, teilweise ineinandergreifende Mechanismen als Erklärungsansatz zur Verfügung:

- Als ein Effekt des Schröpfens ist u. a. häufig sehr zeitnah ein Einfluss auf die Durchblutungssituation zu betrachten, wodurch es auch zu einem positiven Einfluss auf die Säure-Basen-Situation kommt. Dies geschieht durch eine verbesserte Ver- und Entsorgung.
- Eine zusätzliche Auswirkung ist die Einflussnahme auf die Ödemsituation: Durch die Entstauungsförderung wird in der Regel auch die Nozizeption reduziert, da die Rezeptoren einem geringeren mechanischen Input ausgesetzt sind.
- Ferner ist eine regulierende Wirkung auf pyro- und piezoelektrische Zustände der Haut sowie eine Normalisierung des sogenannten Hologrammbereichs zu erwarten.

Auch eine lokale Veränderung der Stoffwechselsituation durch das Schröpfen im Sinne einer anaeroben Gewebearbeit ist mittlerweile bekannt. Dies regt die lokale Aktivität an, da der Körper durch Impulse dieser Art zur Umstrukturierung zum Zweck einer besseren Blutversorgung angeregt wird (Abele 2015, Matejka 2009, Piotrowski-Manz 2007).

8.8.3 Anwendung

Bei dieser Therapie wird mithilfe einer Saugglocke ein Unterdruck auf ein Hautareal ausgeübt. Zur Durchführung stehen verschiedene Techniken zur Verfügung (➤ Kap. 8.8.1). Am häufigsten wird eine Glocke, die mit einem stabilen Gummiballon verbunden ist, durch den das Vakuum erzeugt werden kann, verwendet. Auch Hartplastikglocken mit einem Ventil, denen mittels einer Handpumpe die Luft entzogen werden kann, werden angeboten.

Demgegenüber gibt es auch einfache Glasglocken. Darin wird die Luft mittels eines alkoholgetränkten, brennenden Wattebausches, der kurz durch das Glas geschwenkt wird, erhitzt. Danach wird das Glas schnell auf die zu behandelnde Stelle des Körpers gesetzt. Allerdings ist diese Form des Schröpfens seit einigen Jahren aus brandschutzbedingten Gründen nicht mehr in einer Praxis erlaubt.

Das Hautareal, das geschröpft werden soll, kann unter verschiedenen Gesichtspunkten ausgewählt werden. Es kann z. B. eine Head-Zone gewählt werden, wenn eine organische Problematik vermutet wird. Ebenso kann eine Myogelose behandelt werden.

Die Behandlung eines Patienten mit der Schröpftherapie sollte nicht durchgeführt werden, wenn ein oder mehrere der folgenden **Kontraindikationen** zutreffen:

- Gerinnungsveränderungen (krankheits- oder medikamentös bedingt)
- Langfristige Kortisonbehandlung (veränderte, weniger belastbare Haut)
- Frische Verletzungen
- Wundheilungsstörungen
- Akute Entzündungen des zu behandelnden Bereichs
- Hauterkrankungen
- Sonnenbrand, Hautreizungen
- Strahlenbehandelte Hautareale
- Allergische Hautveränderungen

Zudem werden Dehydration, ein sehr niedriger Blutdruck, Herzrhythmusstörungen oder anderweitige koronare Erkrankungen sowie Ohnmachtsneigung als relative bzw. potenzielle Kontraindikationen eingestuft (Abele 2015, Matejka 2009, Piotrowski-Manz 2007).

Für die **Befundung von Narben** ist das Schröpfen ebenfalls geeignet. Hier sind die sklerotischen Narben die relevanteste Gruppe, da die Adhärenz der Narbe durch die sogbedingte Abhebung des Gewebes teilweise klarer beurteilt werden kann als durch die reine Palpation. Konkreter zeigt sich durch die Abhebung des Gewebes eine Einziehung der Narbe, die mehr oder weniger ausgeprägt sein kann. Zudem kann unter Umständen die Einziehungsrichtung klarer erkennbar sein.

Das Schröpfen kann auch zur besseren Einschätzung der vegetativen Situation genutzt werden. Neben der mechanischen Einschränkung ist es möglich, dass das Gewebe sich nicht verfärbt, also rötlich bzw. hyperämisiert wird. In diesem Fall ist eine vegetative Einschränkung denkbar. Letzteres kann jedoch auch auftreten, wenn die Hautoberfläche kalt ist; in diesem Fall ist die mangelnde Hyperämisierung ein Schutz des Körpers gegen Auskühlung.

Bei der **Behandlung** kann wie folgt vorgegangen werden:

- Das zu behandelnde Gebiet wird zunächst mit etwas Öl eingerieben. Hierfür kann auch ein hochwertiges Aromaöl verwendet werden, wobei die Auswahl des Aromas auf die Symptomatik des Patienten abgestimmt werden sollte (➤ Kap. 2.5.1) oder nach seinen Vorlieben gewählt werden kann.
- Für eine **Behandlung lokaler Adhäsionen** kann der Schröpfkopf mit dem bevorzugten Vakuum auf das zu behandelnde Gebiet aufgesetzt und dort belassen werden (➤ Abb. 8.52). Durch den Unterdruck kommt es im weiteren Verlauf zu einer künstlichen Flüssigkeitsansammlung, also einer Ödematisierung, und Gewebemobilisation. Die Durchblutung steigt, und es können kleine bis ausgeprägte Hämatome innerhalb von Minuten entstehen.
  Diese Reaktion ist in keinster Weise als negativ zu betrachten, sondern kann viel eher als mögliches Ziel der Intervention gesehen werden. Hintergrund ist, dass die kleinen Blutgefäße und Kapillaren kleinste physiologische Durchtrittsstellen aufweisen. Sie dienen in der Regel Zellen des Immunsystems als Tor in das Interstitium und zurück in das Blut; Mikrotraumen, insbesondere bei „sprödem", also biochemisch überlastetem Gewebe, sind jedoch nicht auszuschließen. Unter den Sogverhältnissen weiten sich diese Passagen und Erythrozyten können in das Interstitium austreten. Dort verbleiben sie und sterben nach einigen Tagen ab. Durch das Absterben wird eine leichte Entzündungsreaktion ausgelöst, die wiederum mit der Synthese von Kollagenasen (Kollagen aufspaltende Enzyme) assoziiert werden kann. Diese Kollagenasen lösen Kollagen – und somit auch Narbengewebe – gezielt auf. Dadurch können Adhäsionen auch über eine therapeutische Intervention hinaus gelöst werden, da der Prozess sich über einen längeren Zeitraum abspielt. Hierbei wird zwar auch physiologisches Gewebe mit angegriffen, durch die permanente Neogenese von Kollagen werden die physiologischen Strukturen jedoch zeitnah wieder vollständig stabil und die Verschiebeschichten bleiben untereinander mobil.
- Neben der lokalen Anwendung besteht auch die Möglichkeit der **Gewebemobilisation.** Dazu wird das Schröpfglas mit einem moderaten Sog auf den Körper des Patienten aufgesetzt und mit einem dem Gewebezustand angemessenen Tempo über die Narbe und das umliegende Gewebe gezogen. Ist das Gewebe stark verklebt und möglicherweise bereits bei geringem Druck schmerzhaft, sollte ein langsames Tempo gewählt werden. Ist das Gewebe hingegen größtenteils mobil und die Unterstützung der Narbenmobilisation steht im Vordergrund, kann ein höheres Tempo gewählt werden.

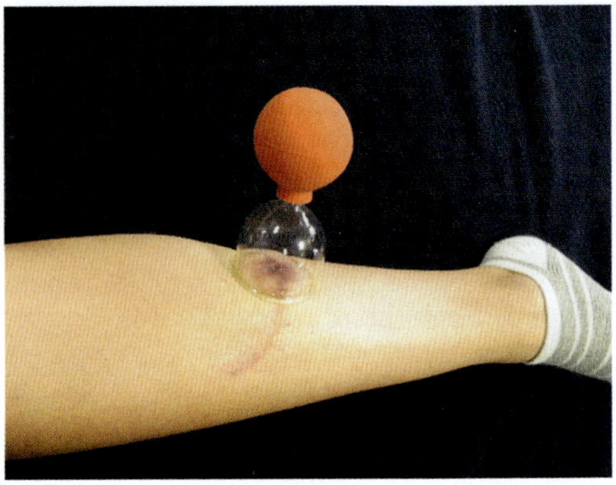

Abb. 8.52 Schröpfkopf auf einer sklerotischen Narbe [P311]

Diese Herangehensweise der Gewebemobilisation ist vor dem Hintergrund besonders sinnvoll, dass sich meist nicht nur die Narbe selbst als bewegungslimitierender Faktor äußert, sondern dass das umliegende Gewebe oft ebenfalls „verklebt" ist. Bei der Applikation muss darauf geachtet werden, dass der Therapeut das Glas optimalerweise mit beiden Händen festhält und verschiebt. Außerdem sollte das Glas nicht in das Gewebe gedrückt werden, insbesondere nicht mit einer Kante. Dies ist einerseits für den Patienten sehr unangenehm und andererseits könnte das Glas brechen und zur Verletzung des Patienten führen.

PRAXISTIPP

Schröpfen führt gezielt zu Hämatomen, Ödemen und Mikrotraumen. Dadurch können der biochemische Zustand verbessert und Regenerationsprozesse eingeleitet werden. Auch Verklebungen können durch das Schröpfen gelöst werden.

Narben schränken durch die „Verklebung" mehrerer Verschiebeschichten nicht selten die Mobilität physiologischer Bewegungen ein. So ist bei Operationsnarben z. B. häufiger zu beobachten, dass sich die Narben bei Bewegung und/oder Muskelaktivität in das Gewebe zurückziehen; es liegt eine sklerotische Narbe vor. Dies ist ein eindeutiges Zeichen für tiefgehende Adhäsionen in den Gewebeschichten. Um diese tiefen Schichten noch effizienter zu mobilisieren, kann ein Schröpfkopf mit deutlichem Sog auf die Narbe oder das zu behandelnde Narbenareal (wie oben beschrieben) aufgesetzt werden. Um die funktionelle Bewegung zu verbessern bzw. um die Narbe zu lösen und den Umbau des Gewebes zu fördern, werden die provozierenden Bewegungen zunächst passiv ausgeführt oder der Patient wird instruiert, diese aktiv selbst durchzuführen. Dadurch werden die Schichten in ihrem Adhäsionsgebiet in bisher nicht belasteter Weise gestresst, wodurch eine (Auf-)Lösung der Narbe und Mobilisation der Verschiebeebenen ermöglicht werden.

Fallbeispiel

Pockennarbe und Schröpfen

Eine Patientin kam mit rechtsseitigen rezidivierenden Kopfschmerzen in die Praxis. Die Beschwerden traten erstmals ohne bekannten Auslöser vor etwa 8 Monaten auf und verschlimmerten sich zunehmend. Eine vorangegangene Massagetherapie brachte keine Besserung. Eine befundorientierte manuelle Therapie an der Halswirbelsäule und am Kiefergelenk sowie schultergürtelorientierte Weichteiltechniken brachten vorübergehende Linderung, eine dauerhafte Besserung stellte sich jedoch nicht ein. Zur weiteren Abklärung wurde der Befund intensiviert. Dabei zeigte sich das Areal um eine alte Pockenimpfungsnarbe auf der rechten Seite sowie der M. deltoideus, auf dem sie sich befand, stark hyperton. Trotz des Narbenalters von etwa 30 Jahren wurde hier eine Problematik vermutet.

Nach einer Vorbereitung des Gewebes durch eine 30-minütige Infrarotbestrahlung sowie manueller lokaler forcierter Mobilisation und dem abschließenden Einsatz eines Schröpfkopfs mit zusätzlicher funktioneller Bewegung trat bereits während der ersten Behandlung eine deutliche Besserung ein. Die Patientin berichtete am Folgetermin eine deutliche Leichtigkeit. Die Kopfschmerzen sind seit der letzten Intervention nicht mehr aufgetreten.

8.9 Medical Flossing

Nils Bringeland

Narben sind in der Regel dafür bekannt, lokale Problematiken und Symptome hervorzurufen. In ➤ Kap. 4 wird verdeutlicht, dass sie sich jedoch weit über die eigenen Begrenzungen hinaus auswirken können. Die Symptome können in unterschiedlichster Form auftreten. Die Verschieblichkeit der Schichten und Muskeln zueinander kann durch die Adhäsionen zum Teil massiv reduziert sein, was sich mechanisch auch weiter entlang der Strukturen fortführen kann. Diese Adhäsionen bestehen aus kollagenen Fasern und verlaufen z. B. zwischen Muskulatur und Hüllfaszie und können auch mit Narbengewebe identisch sein. Für eine funktionelle Bewegung müssen die Strukturen des Körpers jedoch in einem Mindestmaß zueinander verschieblich sein. Ist das

Narbengewebe zu wenig flexibel, ist eine Einschränkung zu erwarten, da eine Spannung und folglich eine reduzierte Verschieblichkeit der Strukturen untereinander auftritt.

Diese **reduzierte Verschieblichkeit** kann durch verschiedene Maßnahmen verbessert werden. Dazu trägt auch das Medical Flossing bei. Bei dieser Methode wird ein elastisches Latexband fest um den betroffenen Bereich angelegt und eine Bewegung provoziert (➤ Abb. 8.53). Der Ursprung dieser Methode liegt im eher unspezifischen Voodoo Flossing, das Medical Flossing wurde aber mittlerweile strukturspezifischer konzipiert. Es ist dem Okklusionstraining ähnlich, bei dem das Blut in Leiste oder Achsel abgebunden wird (Starrett und Cordoza 2014, Ahlhorn 2015, Larkin et al. 2012).

Diese Applikation wirkt auf mehreren Ebenen:

- Zunächst wirkt das reine Anlegen des Flossing-Bands über den in der Gate-Control-Theorie beschriebenen Effekt. Hierbei werden die Mechanorezeptoren durch das Anlegen stark angesprochen und senden Afferenzen zum zentralen Nervensystem. Da die Leitbahnen der Mechanorezeptoren besser myelinisiert sind als die der Nozizeptoren, erreichen diese das zentrale Nervensystem frühzeitiger, wodurch die nachfolgenden nozizeptiven Afferenzen gehemmt werden. Somit kommt es zu einer Schmerzreduktion, und im besten Fall wird eine schmerzarme Bewegung möglich.
- Oft ist die Behandlung jedoch schmerzhaft: Durch den **hohen mechanischen Reiz** werden die Strukturen massiv beansprucht und diverse Symptome können auftreten, die auf die Behandlung zurückzuführen sind. Bereits der Druck selbst kann vom Patienten als schmerzhaft empfunden werden. Zudem kann es zu Hämatomen und Quaddeln kommen. Letztere sind ein sicheres Zeichen für die Synthese von Histamin und können somit als positiv angesehen werden, da der Metabolismus angeregt wird. Auch ein Hämatom provoziert eine erneute leichte Wundheilungsreaktion mit all ihren förderlichen Eigenschaften. Der Patient sollte über das mögliche Auftreten dieser Begleiterscheinungen ebenso wie über deren positive Auswirkungen informiert werden.
- Die **Kompression des Gewebes** führt im weiteren Verlauf zu einer Veränderung der Hämodynamik: Die Blut- und Lymphzirkulation werden durch die veränderten Druckverhältnisse beeinflusst. Ein betroffenes Gebiet kann durch die narbigen Adhäsionen deutliche Einschränkungen aufweisen, da die Flüssigkeit nicht mehr ohne Weiteres abfließen kann. An dieser Stelle kann davon ausgegangen werden, dass die erzeugte Kompression die Entstauung unterstützt, indem das Gewebe „ausgepresst" wird. Dies wird als **Schwammeffekt** bezeichnet, bei dem es auch zu einer Entlastung des Interstitiums, des Endomysiums usw. kommt. Durch die Mobilisation der Flüssigkeiten und der Gewebe werden ergänzend auch Stoffwechselendprodukte abtransportiert, wodurch das Areal weiter entlastet wird. Der interstitielle Druck lässt nach und die Gewebefunktion (mechanisch, biochemisch usw.) kann effektiver ausgeführt werden. Dies gilt allem Anschein nach auch für intraartikuläre Schwellungen: Die Synovia kann besser resorbiert werden und die Trophik der intraartikulären Strukturen verbessert sich. Es ist ferner denkbar, dass ein Patient durch den hohen Druck der Stauung im Gewebe Schmerzen hat. Durch die Reduktion der Schwellung kann eine Schmerzreduktion eintreten. Das reduzierte Volumen verbessert zudem die Beweglichkeit.
- Ein weiterer Effekt ist das **Kinetic Resolve.** Dieser Effekt ist der wichtigste für die Narbenbehandlung, da hierdurch aktiv Gewebe mobilisiert werden soll. Bei Narben bzw. Adhäsionen ist anzu-

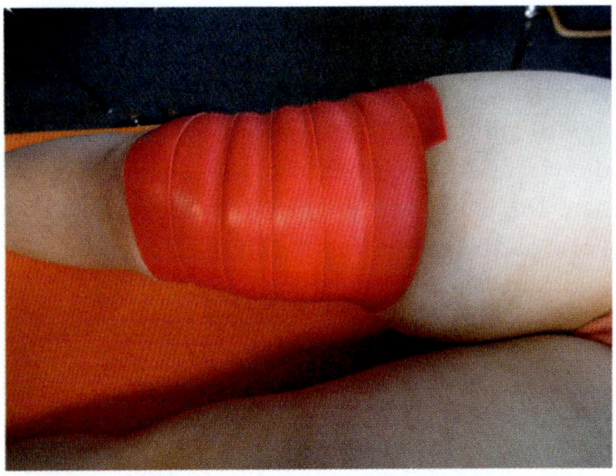

Abb. 8.53 Anlage des Flossing-Bands nach Vernarbung des medialen Oberschenkels nach Entnahme der Sehne des M. semimembranosus zur Rekonstruktion des vorderen Kreuzbands [P311]

8

nehmen, dass es zur Einschränkung der Verschieblichkeit zwischen den einzelnen Gleitschichten, also insbesondere Muskelfasern, Perimysium und Faszie, kommt. Dies ist durch die Entstehung von kollagenhaftem Narbengewebe und Crosslinks zu erklären. Es kann davon ausgegangen werden, dass durch die feste Kompression der myofaszialen Gleitschichten eine forcierte Stressbelastung auf diese „Verklebungen" ausgeübt werden kann, und dass unter der Bewegung erwünschte Mikrotraumen entstehen. Konkret ist der Therapeut bestrebt, mit jeder Bewegung die pathologischen Strukturen zu dehnen und optimalerweise etwas zu „zerreißen", um die Gleitfähigkeit der Schichten untereinander wiederherzustellen. Diese Therapie ist durchaus schmerzhaft, zeigt in der Praxis jedoch sehr gute Ergebnisse. Um einen solchen Effekt zu erzielen, muss das Flossing-Band mit einer recht großen Intensität (70–80 % der maximalen Dehnung) um das betroffene Areal gewickelt werden (Ahlhorn 2015).

Auch in den **früheren Phasen der Wundheilung** kann das Flossing sinnvoll eingesetzt werden. Hier sind hingegen keine derart ausgeprägten und stabilen Adhäsionen zu erwarten, wie sie bei abgeheilten Narben vorzufinden sind. Um deren Entstehung jedoch entgegenzuwirken, kann die Technik präventiv eingesetzt werden. Dazu wird das Band lediglich mit einer geringeren Dehnung auf das zu behandelnde Areal appliziert und die physiologische Bewegung angeregt. Dadurch werden die Gleitschichten zueinander mobilisiert und das sich bildende Gewebe hat weniger Möglichkeiten, sich unphysiologisch auszubilden und/oder als Adhäsion zu manifestieren. Im Zuge der Wundheilung sollte die Vordehnung des Bands vor der Applikation langsam zunehmen.

Um lokale Adhäsionen zu lösen, kann zudem ein kleiner Gummiball (oder auch ein kleiner Flummi) unter das Band eingewickelt werden. Wird der gewickelte Körperabschnitt nun bewegt, stellt der Ball einen mechanischen Widerstand dar, gegen den das Gewebe sich mobilisieren muss.

PRAXISTIPP

Das Flossing hat durch seine Wirkung auf das sensomotorische System auch einen regulativen Einfluss auf den Tonus, was in jeder Phase der Wundheilung und Rehabilitation wünschenswert ist.

Fallbeispiel

Motorradunfall

Eine Patientin erlitt bei einem Motorradunfall mehrere Brüche und Weichteilverletzungen. Es zeigten sich vor allem eine große Narbe am rechten dorsalen Oberarm nach operativer Versorgung einer Humerusfraktur sowie eine Narbe medial am rechten Unterschenkel. Hier kam es auch zum Verlust von Weichteilgewebe infolge des Unfalls.

Die Narbe am Oberarm wies eine leichte Hypertrophie sowie auch eine erhöhte Steifigkeit auf. Die Patientin wurde zunächst mit einem Narben-Tape versorgt, das eine recht schnelle Verbesserung der Erhabenheit sowie der Steifigkeit bewirkte. Für die weitere Behandlung erhielt die Patientin eine Unterweisung zur Selbstmassage der Narbe.

Bei der Narbe am Unterschenkel wurde eine Einziehung im Zentrum der Narbe festgestellt, die sich vor allem bei einer Aktivierung der darunterliegenden Muskulatur abzeichnete. Diese Narbe wurde in der Praxis mit einer langsam aufbauenden Medical-Flossing-Intervention behandelt. Außerdem bekam die Patientin ein Schröpfglas, mit dem sie die Einziehung nach vorangegangener Anleitung selbst behandelte. Nach gut 2 Wochen zeigten sich bereits deutliche Verbesserungen in der Mobilität der Schichten. Nach 3-monatiger Behandlung waren sowohl das Narbenrelief als auch die Adhäsion in einem therapeutisch kaum noch auffälligen Niveau vorhanden.

Fallbeispiel

Ein Sturz mit Folgen

Der Patient, ein 35-jähriger Schreiner, hatte vor 2 Jahren einen Sturz erlitten, bei dem er sich den rechten Oberschenkel brach. Die Fraktur wurde operativ versorgt. Gut ein halbes Jahr später traten auf der rechten Seite Knie- und Rückenschmerzen auf. Er musste das Joggen aufgeben und wachte nachts manchmal auf, weil sein Rücken schmerzhaft verspannt war. Zudem hatte er permanent ein Spannungsgefühl im Oberschenkel.

Die Untersuchung zeigte eine Narbe, die oberflächlich unauffällig war. Die Palpation zeigte jedoch einen starken Hypertonus in der Narbe und im umliegenden Gewebe, die peripheren Schichten schienen kaum verschieblich zu sein. Es konnte nun eine Leithypothese erstellt werden, die davon ausging, dass die ursprüngliche Narbe die Verschiebeschichten der Oberschenkelfaszie stark beeinträchtigt hatte und es in der Folge zu weiteren Adhäsionen und zum Hypertonus gekommen war. Die Spannungen hatten weiterlaufend zu Dysfunktionen in den angrenzenden Arealen (Knie, Rücken) geführt.

Eine Behandlung mit Medical Flossing und Koordinations- sowie Krafttraining brachte eine Beschwerdefreiheit mit vier Behandlungen.

8.10 Forced Release/Faszienmanipulation

Nils Bringeland

Dieses Kapitel widmet sich einer aktuelleren Entwicklung der Narbenbehandlung. Bei dieser Behandlung zeigt der Befund, dass das Narbengewebe sowie das umliegende Gewebe eine deutliche Mobilitätseinschränkung aufweisen. Dies ist möglicherweise die Folge langfristiger Immobilisierungen oder einer Schonhaltung seitens der Patienten. Das Narbengewebe kann sich in der Folge nicht funktionell ausrichten und behindert das umliegende, meist ursprünglich physiologisch ausgerichtete Gewebe in seiner Funktion. Dies kann, insbesondere nach längerfristigem Geschehen, auch die Struktur des vormals nicht geschädigten Gewebes deutlich verändern (Schleip et al. 2012, Mett 2015). Als Symptome können u. a. auftreten:

- Crosslinks
- Durchblutungsminderungen
- Entstauungsproblematiken
- Motorisch-funktionelle Symptome

Es wurden verschiedene Konzepte entwickelt, die alle eine ähnliche theoretische Basis aufweisen: Das Forced Release, wie auch die Graston-Technik, die Faszienmanipulation nach Sven Kruse oder andere Techniken gehen auf die Vermutung zurück, dass z. B. im Laufe der Wundheilung sowohl das lokale Narbengewebe als auch die in Bezug stehenden Bindegewebe durch pathologische Crosslinks und unfunktionell ausgerichtetes Kollagen „verfilzen“ und somit die Gewebefunktion beeinflussen (Schleip et al. 2012, Mett 2015). Im Gegensatz zum myofaszialen Release, das auf die Reaktion der kollagenen Strukturen setzt, wird hier das Gewebe bewusst geschädigt, um eine effektivere Neustrukturierung zu ermöglichen. Durch die instrumentengestützten, mechanisch intensiven Interventionen lassen sich die Crosslinks auflösen, indem das Gewebe zum Umbau angeregt wird.

Um die zugrunde liegende Problematik des unfunktionell ausgerichteten Narben- und Bindegewebes zu einem Umbau bzw. einer Neustrukturierung zu bewegen, sind verschiedene Herangehensweisen denkbar. Eine Möglichkeit stellt die kontrollierte **Retraumatisierung des betroffenen Gewebes** dar. Durch diese Retraumatisierung wird das unfunktionell strukturierte Gewebe aufgebrochen, und als Reaktion auf die Gewebeschädigung wird eine neue Entzündungsreaktion provoziert. Bereits durch die forcierte Mobilisation der Verschiebeschichten des Gewebes kann zum Teil in kürzester Zeit ein höheres Bewegungsausmaß gewonnen werden, das sich entweder in einer erhöhten Verschieblichkeit des Gewebes oder sogar in einem erweiterten Bewegungsausmaß eines in Mitleidenschaft gezogenen Gelenks äußert. Sehr oft geht die Anwendung mit dem Auftreten eines Hämatoms einher. Dies ist durchaus gewünscht, da hierdurch die folgende Entzündungsreaktion effektiver ablaufen kann. Vor der Behandlung sollte der Patient jedoch kurz über dieses Phänomen aufgeklärt werden.

Die provozierte Entzündungsreaktion initiiert – neben anderen Prozessen – die Invasion von Leukozyten in das behandelte Gewebe. Zu diesen gehören auch die neutrophilen Granulozyten. Diese **neutrophilen Granulozyten** synthetisieren in den darauffolgenden Tagen Proteinasen, die wiederum gezielt kollagene Strukturen aufbrechen. Somit wird auch nach einer Behandlung über mehrere Tage hinaus das Narbengewebe gelöst und kann sich neu ausrichten (Asmussen und Söllner 2007).

PRAXISTIPP

Durch die gezielte Traumatisierung werden die Verschiebeschichten mobilisiert und es werden Proteinasen ausgeschüttet, die das Narbengewebe über Tage hinweg weiter aufweichen.

Neben dieser auf abgeheilte Narben abzielende Anwendung kann die Technik jedoch auch zur Unterstützung der Wundheilung **bei noch heilenden Wunden** angewendet werden. Dies macht insbesondere dann Sinn, wenn sich vegetative Auffälligkeiten, vor allem an den Extremitäten, zeigen. In diesem Fall wird die Technik zunächst am Thorax eingesetzt. Die Technik orientiert sich – vor allem in letzterem Fall – an einer bereits seit Jahrhunderten im asiatischen Raum bekannten Technik, dem **Gua Sha.** Dieser Begriff bedeutet frei übersetzt „schaben", was im deutschsprachigen Raum auch durchaus als Benennung für diese Therapie verwendet wird. Hierbei wird traditionell ein Löffel, eine Münze, Horn-, Jade- oder Metallschaber über das zu behandelnde Areal gezogen (➤ Abb. 8.54). Die Behandlung beim Gua Sha findet vorwiegend am dorsalen Thorax statt und wird in der Regel in der asiatischen Volksmedizin – u. a. als Erstmaßnahme – bei Erkrankungen wie Erkältung, Fieber, Husten und Kreislaufschwäche eingesetzt.

Gua Sha ist eine alte Technik der asiatischen Medizin, die am Rücken durchgeführt wird und einen starken Einfluss auf das vegetative Nervensystem haben kann.

Mit dem Begriff „Schaben" ist die Durchführung der Technik allerdings nicht korrekt beschrieben. Vielmehr wird das Instrument mehrfach monodirektional mit einem deutlichen Druck über die zu behandelnden Areale geführt, wobei eine Strichlinie wiederholt abgefahren wird. Hierdurch wird meist eine Hämatombildung in Form von Petechien oder Ekchymosen provoziert, die auch gewünscht ist.

Als **Petechien** werden Ansammlungen stecknadelkopfgroßer Blutungen bezeichnet.
Als **Ekchymosen** werden kleinflächige, fleckenartige Blutungen in der Haut bezeichnet.

8.10.1 Anwendung der Faszienmanipulation/des Forced Release

Bei der Faszienmanipulation ist der Kerngedanke, dass Faszien und Gleitschichten untereinander eine strukturverändernde oder adhäsionsbedingte Mobilitätseinschränkung bewirken können. Die dafür verantwortlichen Strukturen werden durch mechanische Impulse massiv gestresst und teilweise gezielt rupturiert. Im Vergleich zum Gua Sha, das eine eher vegetative Strategie verfolgt, ist hier eher ein mechanisch-funktioneller Hintergrund gegeben. Zudem erfolgt die Behandlung direkt im betroffenen Gebiet, während beim Gua Sha ausschließlich der Rücken behandelt wird.

Es bietet sich an, das Forced Release in zwei Formen zu unterteilen. Zum einen kann ein kleines

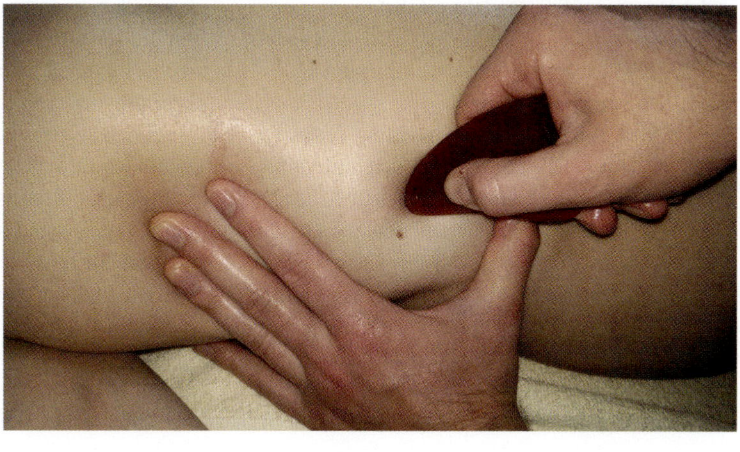

Abb. 8.54 Anwendung Schaber [P311]

Areal behandelt werden, um lokale Adhäsionen zu lösen. Dies ist die zentrale Arbeitsweise in der Narbenbehandlung. Des Weiteren muss bedacht werden, dass – insbesondere bei langfristigen Einschränkungen – die umliegenden Gebiete und auch die Funktionsketten (➤ Kap. 4.2) in Mitleidenschaft gezogen werden. Hierbei sind die Gleitschichten in der Regel gegeneinander verfilzt und eine physiologische Funktion in vollem Umfang ist nicht denkbar. Dies kann zu weiteren Beschwerden führen.

Zwei Formen von Forced Release/Faszienmanipulation werden bei der Narbenbehandlung unterschieden:

- eine lokale, spezifische Behandlung und
- eine globalere, funktionsorientiertere Intervention.

Bei der **lokalen Behandlung** empfiehlt sich die Verwendung eines kleinflächigeren Instruments, wie z. B. einem Narbenstift (➤ Kap. 8.13.2), einem Gua-Sha-Schaber oder einem Fazer (➤ Abb. 8.55). Es eignen sich aber auch verschiedene andere Instrumente, wie z. B. die sogenannten Graston-Tools. Alternativ können auch Alltagsgegenstände, wie z. B. ein Löffel, benutzt werden.

Nach der Befundung werden die identifizierten Adhäsionen gezielt mit dem gewählten Instrument massiv durchfahren:

- Das zu behandelnde Areal wird leicht eingeölt und der Therapeut geht mit seinem Impuls so weit wie nötig in die Tiefe des Gewebes, bis er einen deutlichen, durchaus auch schmerzhaften Druck auf die Fasern des Narbengewebes ausübt.
- Dann wird das Instrument – zunächst noch langsam – maximal 3–5 cm unter Aufrechterhaltung des Drucks im Faserverlauf geführt.
- Unter einer leichten Entlastung wird das Gerät in die Ausgangsposition zurückgeführt und der nächste Strich wird gezogen.
- Zu Beginn einer Behandlung wird die Technik mit moderatem Tempo etwa 10-mal hintereinander durchgeführt, später können auch 20 oder mehr Striche mit hohem Druck und hohem Tempo gezogen werden.
- Eine Unterform dieser Behandlung ist die lokale Gewebemanipulation auf kleinstem Raum. Dies bietet sich z. B. bei Narben aufgrund einer Kniearthroskopie an. Der Therapeut identifiziert hierfür den ungefähren Narbenverlauf, setzt sein Instrument auf und schabt mit kleinen Strichen von wenigen Millimetern das Narbengewebe in seinem Verlauf ab. Auch hierbei ist der Druck recht stark zu wählen.

Die zweite Form ist die **flächigere, funktionsorientierte Variante.** Bei dieser Technik wird zunächst auf Basis des Befunds eine Hypothese erstellt, über welche Strukturen das Narbengewebe einen therapiewürdigen Einfluss haben könnte. Ein Beispiel wäre hier die dorsale Kette, wie sie von Myers beschrieben wird (Myers 2015). Liegt bei einem Patienten eine Achillessehnenruptur vor, kann sich eine narbenbedingte Spannung (und somit eine Fehlstatik) möglicherweise bis in die Galea aponeurotica fortsetzen (➤ Kap. 4.1.1). Somit bietet sich oft die Behandlung der dorsalen Kette an:

- Zunächst wird ein Gleitmittel (z. B. Öl oder Creme) auf das zu behandelnde Areal aufgebracht.
- Dann wird der Schaber schräg an die Haut angelegt, sodass er ungefähr 30–45° zur Zugrichtung steht.
- Danach wird der Schaber zunächst mit mäßigem, dann aber recht schnell mit höherem Tempo und zunächst noch mit moderatem Druck über das Gewebe gezogen. Dabei entsteht optimalerweise eine kleine „Welle" im Gewebe, die während der Behandlung weitergezogen wird (➤ Abb. 8.56). Dadurch werden die äußeren Gewebeschichten abgehoben und zu den unteren mobilisiert.
- Im weiteren Therapieverlauf darf die Behandlungsintensität intensiviert werden.

Der Therapeut hat, je nach Körperabschnitt, die Möglichkeit, entweder mehrfach über das Gebiet zu ziehen oder fächerförmig darüberzustreichen. In beiden Fällen kann es durchaus zur Ausbildung von starken Hämatomen kommen. Da hierdurch eine erneute Wundheilung mit verstärkter Kollagenasesynthese provoziert wird, ist dies als positiv zu bewerten.

Studien zeigen, dass es nach einer instrumentengestützten Gewebebehandlung zwar nicht unmittelbar, jedoch mittelfristig zu einer deutlichen Durchblutungssteigerung kommen kann (Loghmani und Warden 2013). In Bezug auf die Narbenbehandlung wird in anderen Arbeiten darauf verwiesen, dass durch die Behandlung von „degeneriertem Gewebe" mithilfe speziell dafür verwendeter Instrumente sehr gute Ergebnisse erzielt werden können (Hammer 2008). In diesem Zusammenhang wird vermutet, dass die Behandlung einen sehr positiven Einfluss auf die Umbauprozesse des Gewebes hat.

Zudem kommen Studien zu dem Schluss, dass extrem langsame Verschiebungen des Gewebes ebenfalls einen positiven Einfluss auf die Gewebemobilisierung bzw. Adhäsionslösung haben könnten (Schleip et al. 2014, Gehlsen et al. 1999, Zheng et al. 2012). Durch die sehr langsame Verlagerung der extrazellulären Flüssigkeit um die Fibroblasten, die im Kollagen eingelagert sind, kommt es zu einem sogenannten **Fluid Sheer.** Er wird von den **Zilien** der Fibroblasten wahrgenommen und gibt ihnen die Möglichkeit, auf bestimmte Zustände zu reagieren. Bei extrem langsamer Flüssigkeitsverlagerung reagieren die Fibroblasten z. B. mit einer erhöhten Synthese vom MMP1 und MMP2 (Matrix-Metalloproteasen), also Kollagenasen, die im Interstitium den Abbau von Kollagen provozieren. Allerdings werden diese erst mit einigen Stunden „Verspätung" freigesetzt, weshalb es umso wichtiger ist, dass der Patient auch nach einer instrumentengestützten Behandlung die Möglichkeit hat, selbstständig die Mobilität seines Gewebes zu fördern. Hier bieten sich z. B. Selbstmassagen, Yoga, Pilates oder Foam Rolls an.

Zilien, auch Flimmerhärchen genannt, sind wimpernähnliche Strukturen in der Außenhülle von Zellen, die der Fortbewegung und unter Umständen auch der Wahrnehmung dienen.

PRAXISTIPP

- Auch wenn die Behandlung manchmal brutal erscheint und auch mit Schmerzen einhergehen kann: Die Forschung bestätigt, dass die instrumentengestützte Behandlung von Adhäsionen sehr Erfolg versprechend ist.
- Diese Therapie sollte in jedem Fall vor der Anwendung mit dem Patienten besprochen werden.

Ein Konzept, das die verschiedenen Aspekte aus Physiologie, Wissenschaft und Therapie sehr gut vereint, wurde von Robert Schleip mit Unterstützung des Rolfers Markus Hoffman und der Firma Artzt entwickelt. Im Rahmen dieses Konzepts werden verschiedene Techniken mit speziellen Instrumenten durchgeführt, die u. a. durch die Graston-Tools oder die Fascial-Abrasion-Tools (FAT) inspiriert wurden. Das Konzept ähnelt dem Fascial Edge® oder der Roptrotherapie.

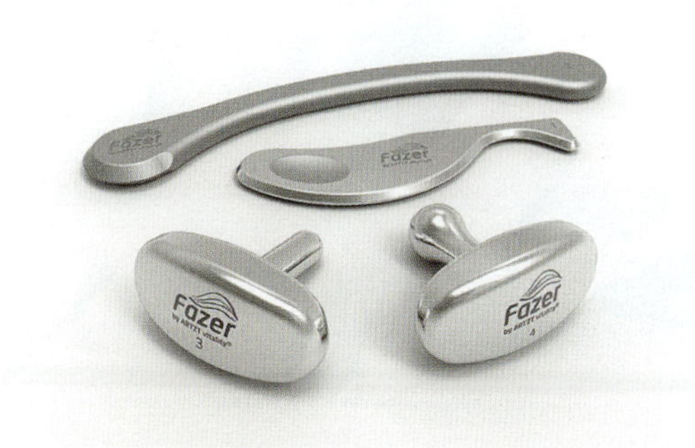

Abb. 8.55 Fazer-Set [V659]

Die hierzu entwickelten Fazer sind speziell für die Faszienbehandlung ausgelegte und gestaltete Instrumente (➤ Abb. 8.55). Sie charakterisieren sich durch entweder breite, abgerundete oder längliche, klingenartige Formen. Da die Bauformen für eine gezielte Behandlung faszialer Adhäsionen ausgelegt sind, lassen sich hiermit auch Narben sehr effektiv behandeln.

Das Konzept der Fazer-Behandlung beinhaltet mehrere Ansätze bzw. Techniken, die auch miteinander kombinierbar sind:

- Zunächst kann – z. B. mit dem Fazer Nr. 1 (Delphin, ➤ Abb. 8.55) – mehrfach locker und schnell über das zu behandelnde Areal gezogen werden. Dies dient einer Schmerzreduktion über das Gate-Control-System, kann also gut zur Vorbereitung auf intensivere Techniken verwendet werden.
- Da Narben oft auch eine Abflussstörung provozieren, finden sich häufig leichte Schwellungen im Narbengebiet. Diese Schwellungen sind oft gelartig verändert und tendenziell übersäuert, da Stoffwechselendprodukte nur erschwert abtransportiert werden können. Um dieses Symptom zu beeinflussen, können auch der Fazer Nr. 1 (Delphin) oder Nr. 2 (Bumerang) eingesetzt werden. Hiermit wird eine Art Bugwelle erzeugt, die durch das Gewebe geschoben wird (➤ Abb. 8.56). Diese Welle beginnt nicht im Narbengebiet, sondern in einem entfernteren Areal, damit das Gewebe auch rehydriert werden kann. Sie wird dann über eine längere Wegstrecke durch das Gewebe gezogen, wobei der ausgeübte Druck moderat ist.

8

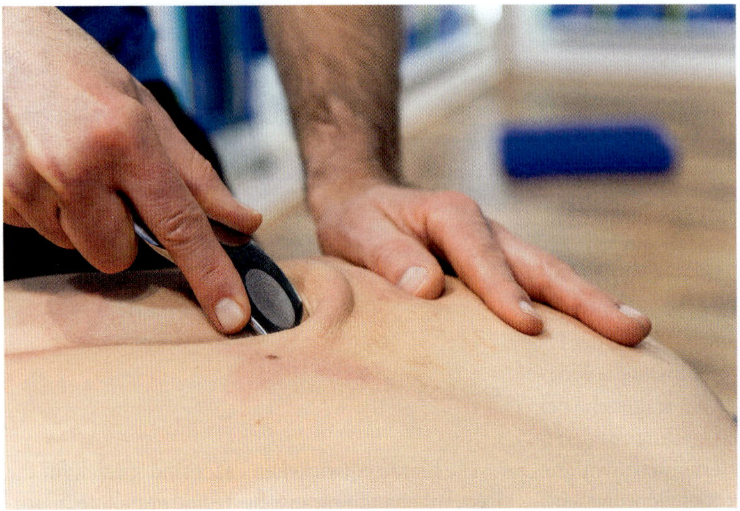

Abb. 8.56 Anwendung eines Fazers: Erzeugung einer „Welle" [P311]

Auch wenn der Fokus der Technik auf einer Mobilisierung von Flüssigkeit liegt, werden höchstwahrscheinlich auch erste Adhäsionen gelöst. Dieser Effekt kann womöglich noch intensiviert werden, indem die Technik extrem langsam durchgeführt wird. Dadurch wird voraussichtlich die oben bereits erwähnte Synthese von MMP1 und MMP2 angeregt. Um stärkere Adhäsion gezielt anzugehen, müssen zudem intensivere Anwendungen erfolgen.

Je nach Narbe muss überlegt werden, welches Instrument sich zur Behandlung am besten eignet:

- Bei **länglichen, sklerotischen Narben** sind flache Kontaktflächen zu wählen, um einen gezielten Impuls auf das Gewebe abzugeben. Zur Behandlung wird mit einem starken Druck in Richtung Narbengewebe geschabt. Es wird also 3–5 cm mit Druck in das Gewebe ruckartig geschoben, dann wird der Fazer schnell zurückgezogen und es wird erneut gestartet. Auf diese Weise wird das Areal vollständig behandelt.
  Hat der Befund eine Beeinträchtigung der zugehörigen Strukturen ergeben, sollten diese über lang gezogene, durchpflügende Anwendungen behandelt werden, um dort aufgebaute Adhäsionen zu lösen und den reaktiven Tonus zu reduzieren.
- Sind die **Narben eher kürzer oder gar punktförmig,** sollten die kleinflächigeren Kontaktflächen der Instrumente gewählt werden: Es können auch friktionsartige Techniken angewandt werden. Einerseits werden Adhäsionen dadurch direkt gelöst, andererseits fördert die hiermit initialisierte Entzündungsreaktion den Umbau des unphysiologisch aufgebauten Gewebes.
- Um den Effekt und die funktionelle Komponente weiter zu verstärken, kann der Patient gebeten werden, den betroffenen Körperabschnitt während der Anwendung zu bewegen. Hierdurch werden die Adhäsionen einerseits optimal beeinflusst, andererseits lernt der Patient, den Bereich auch wieder motorisch freier einzusetzen.
- Zum Abschluss kann außerdem eine stoßende oder auch reibende Behandlung durchgeführt werden, um eine Hyperämisierung zu erreichen, die wiederum den Umbau unterstützt.

Fallbeispiel

Effektivität des Forced Release

Ein 24-jähriger Patient hatte vor 4 Jahren bei einem Fußballspiel eine Ruptur des vorderen Kreuzbands im linken Knie erlitten. Die Verletzung wurde operativ arthroskopisch mit einer Plastik aus einer Hamstring-Sehne des gleichen Beins versorgt. Nach der Operation wurde der Patient instruiert, das Bein für 4 Wochen mit 20 kg nur teilweise zu belasten. Zudem wurde er für den gleichen Zeitraum mit einer Donjoy-Schiene versorgt, die jedoch keinerlei Flexion zuließ. Danach durfte der Patient voll belasten und frei bewegen. Eine begleitende Therapie fand nicht statt.

Der Patient hatte seitdem ein ausgeprägtes Flexionsdefizit. Im Alltag hatte er kaum Probleme, da er sich bereits entsprechende Ausweichmechanismen angewöhnt hatte. Da er jedoch auch weiter intensiv Fußball spielte, spürte er beim Training sehr deutlich seine Defizite. Diese äußerten sich insbesondere beim Hocken und Kniebeugen, aber auch bei häufigen und schnellen Richtungswechseln. Der Patient gab an, dass sich das Knie dann „sehr fest" anfühlt, und dass es nach längerer Belastung diffus zu schmerzen beginnt. In den letzten Jahren erhielt der Patient mehrfach manuelle Therapie und medizinische Trainingstherapie, die jedoch seit längerem keine Verbesserung mehr brachten.

Überlegungen: Durch die langfristige Immobilisation und die somit fehlenden Ausrichtungsimpulse konnten sich das Narbengewebe sowie das damit in Bezug stehende Bindegewebe nicht richtig ausrichten bzw. wurde es in seiner Mobilität eingeschränkt. Die folgenden Therapien waren insbesondere auf die Arthromechanik sowie Koordination und Kraft ausgerichtet, weshalb sich ab einem gewissen Zeitpunkt kein Therapieerfolg mehr einstellte.

Befund: Um die Hypothese zu stärken und um einen möglichen Therapieerfolg beurteilen zu können, wurde im Befund u. a. ein Fokus auf die Palpation des Gewebetonus bzw. die Gewebeverschieblichkeit sowie das Bewegungsausmaß gelegt. Es zeigte sich, dass das Gewebe vor allem im medial-kranialen Bereich des linken Knies deutlich hyperton und schlechter verschieblich war. Zudem zeigte sich ein Flexionsdefizit von 30° im Seitenvergleich, wobei das Endgefühl recht fest war (➤ Abb. 8.57a).

Behandlung: Die Hypothese der reduzierten Gewebeverschieblichkeit konnte erhärtet und das Gebiet auf den medial-kranialen Bereich des linken Knies eingegrenzt werden. Als Behandlung wurde das Forced Release eingesetzt. Der Patient wurde dazu in die Hocke bis kurz vor das Bewegungsende gebracht. Mit einem Schaber wurde etwa 3 Minuten das als eingeschränkt befundete Gewebe mit einem gerade noch tolerierten Druck von proximal (distales mediales Drittel des Oberschenkels) bis auf Höhe der Patellaspitze behandelt. Der Verlauf wurde leicht fächerförmig, nach oben offen gewählt. Bereits während der Behandlung wurde ein zunehmend größeres Bewegungsausmaß erkennbar. Nach der Intervention konnte der Re-Test eine Verbesserung von 20° Flexion, also ein Restdefizit von 10° bestätigen (➤ Abb. 8.57b). Auch die erneute Messung nach einer Woche zeigte, dass es keine Verschlechterung gegeben hatte. Der Patient berichtete von deutlich weniger Beschwerden beim Fußballtraining.

Fallbeispiel

Beugekontraktur Zeigefinger

Die Patientin, eine 38-jährige Sachbearbeiterin, stellte sich mit einem gutartigen Weichteiltumor am linken Zeigefinger im Klinikum vor. Der Tumor wurde chirurgisch entfernt und die Patientin am darauffolgenden Tag entlassen. Aus ungeklärten Gründen entwickelte sich eine Beugekontraktur. Die Patientin wurde daher nach einigen Wochen erneut ins Klinikum eingewiesen, um unter stationärer Betreuung wieder das volle Bewegungsausmaß zu erlangen.

Der Befund zeigte starke Adhäsionen der Narbe (➤ Abb. 8.58a). Da die Narbe noch verhältnismäßig jung war, galt ein Abwägen: Sollten vorsichtige, mobilisierende und dehnende Techniken zur Anwendung kommen, um einen Umbau des Gewebes zu unterstützen? Oder sollten die Adhäsionen mechanisch beseitigt werden? Da die Patientin berichtete, sie sei in ihrem Heimatort bereits in Therapie gewesen, bei der der Finger auch mobilisiert worden sei, schien dieser Ansatz wenig Erfolg versprechend. Zudem war die sklerotische Tendenz sehr deutlich erkennbar. Somit fiel die Entscheidung auf eine instrumentengestützte, forcierte Mobilisation. Da keines der üblichen Instrumente zur Hand war und wegen des bereits erfolgten Wundverschlusses keine besondere Rücksicht auf Hygiene genommen werden musste, wurde ein Löffel zu Hilfe genommen (➤ Abb. 8.58b). Die hiermit durchgeführte Mobilisation brachte in kürzester Zeit sehr gute Ergebnisse (➤ Abb. 8.58c).

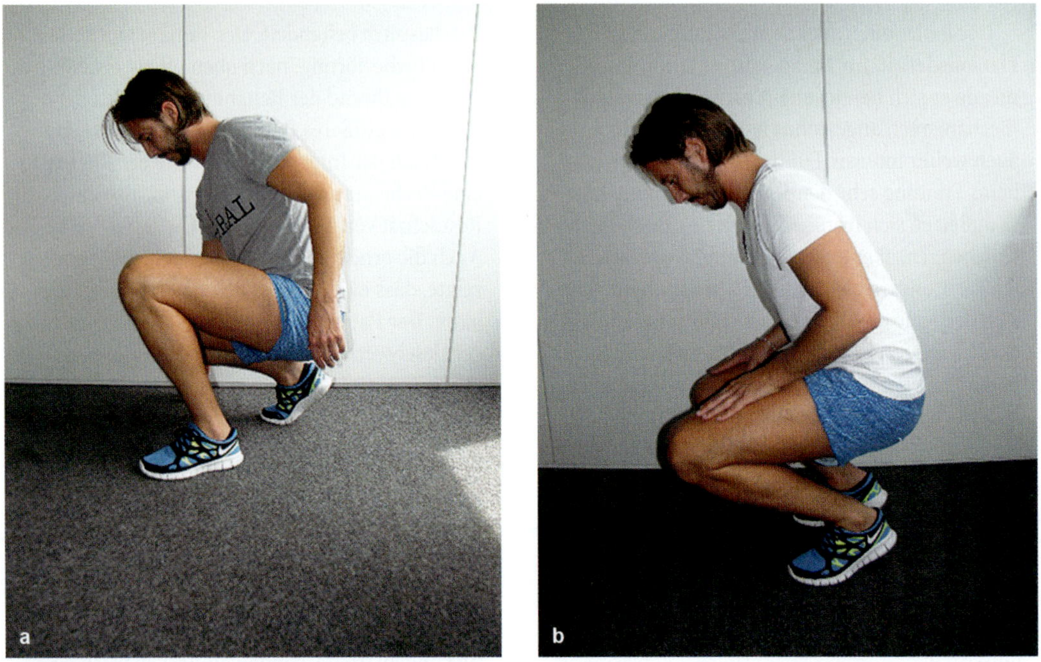

Abb. 8.57 Bewegungsausmaß beim Eingangsbefund **(a)** und nach der Behandlung **(b)** [P311]

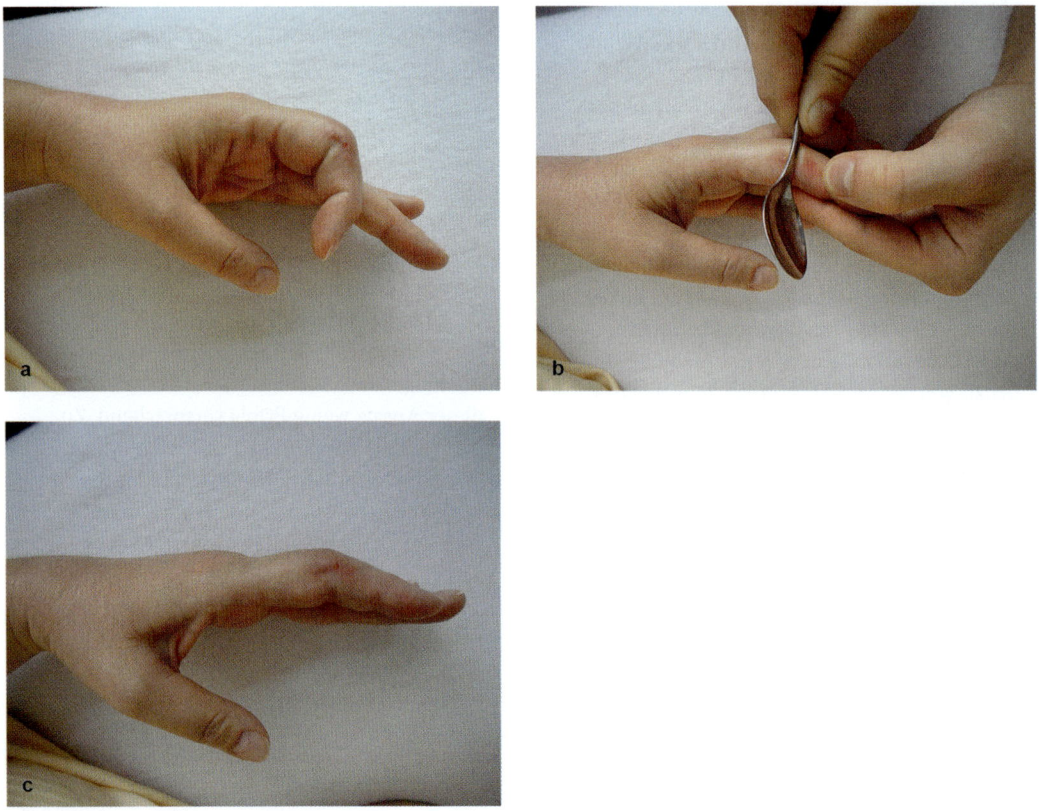

Abb. 8.58 Beugekontraktur Zeigefinger. **a:** Vor der Behandlung. **b:** Behandlung mit dem Löffel. **c:** Nach der Behandlung [P311]

8.11 Energetische Narbenbehandlung in der Alternativmedizin

Nils Bringeland

Die Narbenbehandlung in der Alternativmedizin kann von verschiedenen Seiten betrachtet werden. Hier spielen die Traditionelle Chinesische Medizin, die Neuraltherapie und Naturheilverfahren die übergeordneten Rollen.

8.11.1 Traditionelle Chinesische Medizin (TCM)

In der Traditionellen Chinesischen Medizin dominieren die Begriffe des Qi und des Yin und Yang. **Das Qi** beschreibt den Körper als sehr komplexes Gefüge dynamischer Strukturen, die sich alle untereinander beeinflussen und deren Beziehungen zueinander im Einklang stehen müssen, um dem Körper sein Gleichgewicht und seine Fähigkeit zur Dynamik zu verleihen. Ist ein Anteil gestört, hat das unweigerlich Auswirkungen auf die anderen. Eine mögliche Störung kann eine Narbe im Operationsgebiet sein (➤ Abb. 8.59).

Das Qi wird oft als Energie oder Kraft dargestellt, wobei einige Auslegungen auch eine stoffliche Form annehmen lassen. Es zieht in fest definierten Bahnen, den **Meridianen,** durch den menschlichen Körper, wobei es unterschiedliche Meridiane für verschiedene Organe gibt. Sie sammeln sich jedoch alle im Konzeptionsgefäß, das entlang der Mittellinie des Menschen verläuft. Auf den Meridianen, die direkt unter der Haut liegen und die bereits durch leichten Druck stimuliert werden können, liegen 365 Therapiepunkte, die durch Moxibustion oder Akupunktur behandelt werden können; je nach Punkt kommen auch beide Techniken in Betracht. Durch diese Interventionen kann der Fluss des Qi beeinflusst werden.

Die Statik des Qi entwickelt sich aus einem Ausgleich der Gegensätze. Hierfür bestehen Muster, wie z. B. Mann und Frau, hell und dunkel, oben und unten, stark und schwach, drinnen und draußen usw. Dieses System wird mit den Begriffen **Yin und Yang** beschrieben. Der Ansatz ist hier, dass nicht das „Gute“ über das „Schlechte“ siegen muss, sondern dass eine Homöostase erreicht werden muss. Dies geht mit einer jeweiligen Anerkennung und Förderung des Gegensatzes einher. Dieser Gedanke des Ausgleichs ist bereits in Lehren zu finden, die älter sind als die TCM.

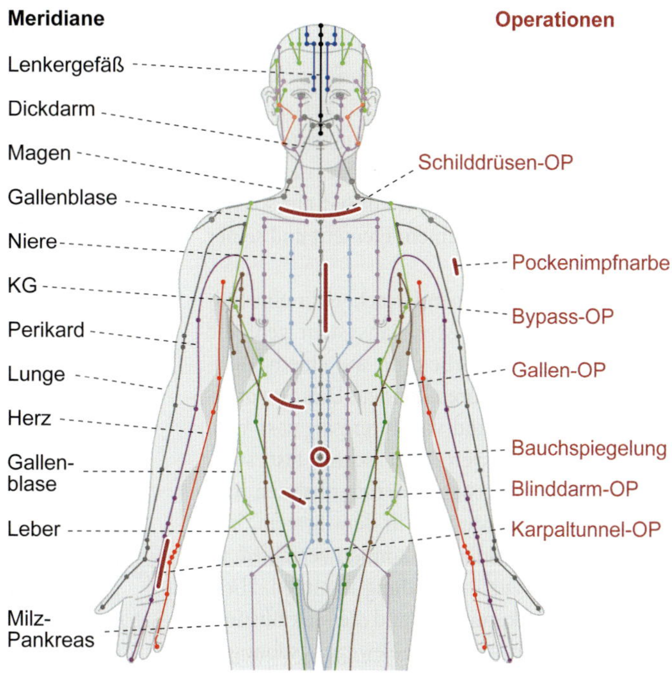

Abb. 8.59 Meridiane und Operationsnarben. KG = Konzeptionsgefäß [L106]

Die Dynamik des Qi ist in einem Kreislauf integriert, der sich an einem Muster von fünf Jahreszeiten orientiert. Diesen Jahreszeiten sind fünf Elemente zugeordnet:

- Holz
- Feuer
- Wasser
- Metall
- Erde

Aus dem Zusammenwirken von fünf Funktionskreisen, die wiederum für fünf „Organe“ stehen, können Beziehungen zu inneren Organen abgeleitet werden. Diese Organe sind:

- Leber
- Herz
- Milz
- Lunge
- Nieren

Der Begriff des Organs bzw. deren Benennung und der damit in Verbindung stehenden Funktionskreise deckt sich jedoch nur teilweise mit der westlichen Wahrnehmung. So wird dem Herzen z. B. neben seiner Funktion als Blutpumpe noch die Regulation des Geistes zugetragen, womit es auch die kognitiven, intellektuellen und mentalen Fähigkeiten kontrolliert. Die besagten Organe stehen ihrerseits jeweils in einen besonderen Bezug zu den Elementen und zu den Jahreszeiten. Aus diesem komplexen Netzwerk besteht der menschliche Organismus.

8

Ein Unterschied des westlichen und des östlichen Verständnisses sticht zudem deutlich hervor: Jedes der fünf Organe bzw. jeder Funktionskreis stellt einen geschlossenen Mikrokosmos dar, der vor allem selbstreferenziell ist. Trotzdem hat ein solches System Beziehungen mit seinem Element und seiner Jahreszeit.

Neben diversen möglichen Ursachen für eine Störung des Qi-Flusses im Meridiansystem geht die TCM davon aus, dass Narben, die auf einem Meridian liegen, den Fluss stören können. Dies ist vor allem vor dem Hintergrund von Interesse, dass viele verbreitete Operationsverfahren schon fast standardmäßig Narbengewebe in Meridianbahnen hinterlassen. Bestehen Störungen in dem System, insbesondere in den Meridianen, können verschiedene Therapieverfahren zur Anwendung kommen. Hierzu zählen u. a. die Akupunktur und die Moxibustion. Es gibt jedoch auch Arzneien, Bewegungsübungen (wie das Qigong oder Taijiquan), Massagen (wie Tuina oder Shiatsu) und ein Diätetikkonzept, die einen förderlichen Einfluss auf das Qi haben können (Reitz 2008).

Befund und Behandlung

Um eine Narbe in der therapeutischen Praxis schnell und effektiv zu befunden und zu behandeln, bietet sich folgendes Prozedere an:

- Der Therapeut nimmt einen Behandlungsstift (wie z. B. aus der Akupressur bekannt) locker in die Hand und umkreist die Narbe mit einem leichten Druck ungefähr 5- bis 10-mal (➤ Abb. 8.60a).
- Danach fährt er mit dem Stift mit einem etwas deutlicheren Druck über die Narbe und fragt den Patienten nach seinem Empfinden (➤ Abb. 8.60b).
- Äußert der Patient ein Taubheitsgefühl, also eine Hyposensibilität, scheint die Narbe **energieleer** zu sein.
- Berichtet er hingegen von einem Kribbeln, Stechen oder allgemein hypersensiblen Symptomen, wird von einer **energiereichen** Narbe ausgegan-

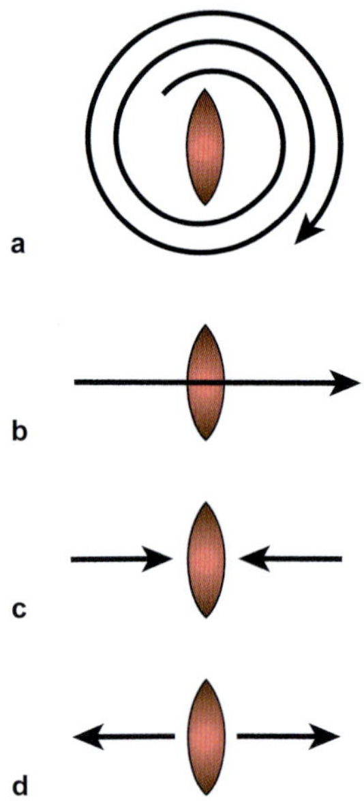

Abb. 8.60 Zunächst wird um die Narbe herum gezirkelt **(a)**, dann wird mit leichtem Druck über die Narbe gezogen **(b)**. Je nach Angabe des Patienten (taub bzw. sensibel) kann entweder Energie zugeführt **(c)** oder abgezogen **(d)** werden. [L106]

gen. Alternative Benennungen wären hier ein „Energiestau" oder ein „Energiesee".

Je nach Befund sieht die Therapie leicht unterschiedlich aus:

- Liegt eine **energieleere** Narbe vor, sollte diese wieder mit Energie versorgt werden. Dazu wird 3- bis 5-mal mit dem Stift mit leichtem Druck um die Narbe herumgekreist. Dann wird mehrfach von beiden Seiten (jeweils von lateral in Bezug auf die Narbe) ein Zug von wenigen Zentimetern in Richtung Narbe durchgeführt: Unmittelbar vor der Narbe wird der Stift abgehoben und auf die andere Seite der Narbe aufgesetzt, etwa in der Entfernung, die er vorher in Richtung Narbe gezogen wurde. Nun wird der Stift von dieser Seite in Richtung Narbe gezogen und der Stift hebt wieder ab. Dieses Vorgehen wird mehrfach wiederholt (➤ Abb. 8.60c).
- Wurde die Narbe als **energiereich** eingestuft, wird der Stift unmittelbar neben der Narbe aufgesetzt und einige Zentimeter von ihr weggezogen, um dann auf der anderen Seite ebenso eingesetzt zu werden (➤ Abb. 8.60d).

Am Ende sollte grundsätzlich ein schneller Wiederbefund erfolgen, um zu prüfen, ob die Problematik tatsächlich eine energetische Natur aufweist.

Die Traditionelle Chinesische Medizin wurde im Westen lange belächelt. Die Effektivität einiger Anwendungen spricht jedoch für sich, auch wenn oft noch die Erklärungsansätze fehlen. Sie werden jedoch durch die voranschreitende Forschung zunehmend geliefert: Es konnte nachgewiesen werden, dass bis zu 80 % der Akupunkturpunkte der oberen Extremität identisch sind mit wichtigen Faszienknotenpunkten. Aber auch Erkenntnisse wie die Erzeugung elektrischer Felder durch die mechanische Beanspruchung von Kollagen lässt neue Theorien zu Biologie und Energetik entstehen (Schleip et al. 2014). Ist z. B. die Annahme, dass eine veränderte Faszienstatik durch eine Narbe ein verändertes bioelektrisches Feld generieren kann, so abwegig? Und könnte dies nicht Auswirkungen auf die Physiologie des Körpers haben?

HINWEIS

Als Unterform der energetischen Medizin kann die (Fuß-) Reflexzonentherapie betrachtet werden. Diese geht nach ähnlichen Richtlinien vor, weshalb hier nicht weiter darauf eingegangen werden soll.

8.11.2 Neuraltherapie

Ein recht verbreiteter Begriff ist die Narbenentstörung. Oft verbergen sich hinter diesem Begriff verschiedene Konzepte zur Narbenbehandlung, wie z. B. Akupunktur oder Laserbehandlung. Ursprünglich entstammt der Begriff jedoch der Neuraltherapie.

Diese Behandlungsform ist im Kern auf eine Reiz- und Regulationsanbahnung bedacht und nutzt Lokalanästhetika, die in sogenannte **Störfelder** injiziert werden (➤ Kap. 10.6). Alternativ kommen auch pflanzliche oder bakterielle Reizstoffe zum Einsatz. In den 1940er und 1950er Jahren beschäftigte sich **Ferdinand Huneke** sehr intensiv mit dieser Therapieform. Seine Arbeiten und Erkenntnisse waren wegweisend für die Neuraltherapie als eigenständige Therapieform und die heutigen Anwender. Konkret beobachtete er systematisch eine sofortige Abmilderung diverser Symptome und Einschränkungen bei seinen Patienten, sobald er in bestimmte, weit vom Symptomort entfernte Gebiete ein Lokalanästhestikum injizierte (➤ Abb. 8.61). Dieser Effekt wurde von ihm als **Sekundenphänomen** beschrieben. Nach seiner hieraus entwickelten Theorie waren die anästhesierten Gebiete Störfelder innerhalb des menschlichen Körpers und die Verursacher der Beschwerden. Solche Störfelder können laut Huneke im ganzen Körper entstehen (Hoffmann und Ebert 2004, Tiplt 2010).

Charakteristisch ist die veränderte Reaktionsfähigkeit sowie Reaktionsbereitschaft des Gebiets in Bezug auf neue Impuls- oder Reizeinwirkungen. Als Auslöser sind somatische, psychische oder traumatische Ereignisse denkbar. Die theoretische Basis der Neuraltherapie besagt ferner, dass auch therapieresistente und chronische Erkrankungen unter Umständen auf solche Störfelder zurückzuführen sein können. Sie können jedoch absolut symptomfrei sein, was eine gute Untersuchung bedingt.

HINWEIS

Da die Neuraltherapie eine Regulationstherapie darstellt, wird sie als gute Behandlungsmöglichkeit für funktionelle Störungen betrachtet.

Die ursprüngliche Hypothese bezüglich der zugrunde liegenden Wirkmechanismen war eine über neu-

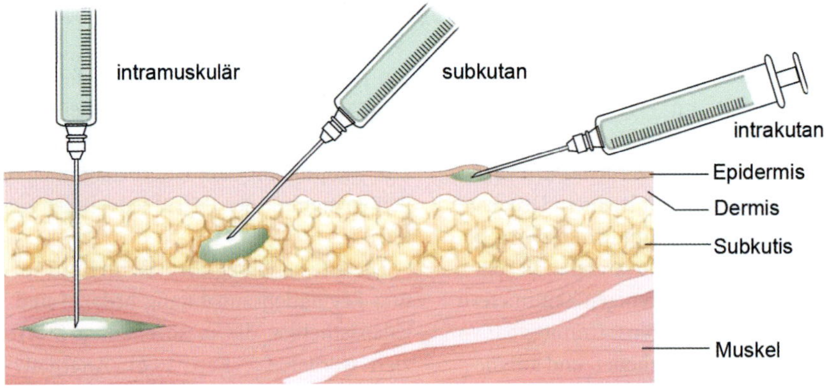

Abb. 8.61 Beispiel einer Neuraltherapie, in diesem Fall ohne zugrunde liegende Narbe [G172]

rale Effekte erzielte Wirkung; daher auch der Name. Bis zum heutigen Tag hat sich die Anzahl der Erklärungsansätze für diese Methode vermehrt. Beispielsweise werden eine Auswirkung der Intervention auf das vegetative Nervensystem oder eine Repolarisierung eines pathologisch veränderten Zellpotenzials diskutiert.

Grundsätzlich lässt sich jedoch festhalten, dass die Wirkung der Neuraltherapie im Allgemeinen weniger auf die anästhetische und antiinflammatorische Wirkung der verwendeten Substanzen zurückgeführt wird als auf hormonelle Regelkreise. Dies deckt sich auch mit einem entsprechenden Ansatz: Heutzutage finden sich immer mehr Therapeuten, die zur Behandlung einer Narbe anstelle einer Spritze mit Lokalanästhetikum lediglich eine Akupunkturnadel verwenden. Dieser Ansatz bezieht sich auf die in den 1980er Jahren gemachten Beobachtungen von Gleditsch, dass es über dieses Verfahren möglich ist, innerhalb einer Narbe hypersensible Punkte zu identifizieren (Hoffmann und Ebert 2004).

Da die Störfelder nicht ohne Weiteres auffindbar sind, ist sowohl eine sehr **detaillierte Anamnese** als auch eine gewissenhaft durchgeführte körperliche Inspektion zwingend durchzuführen. Die Anamnese dient der Abklärung zeitlicher Zusammenhänge, wie z. B. dem Eintreten eines Traumas und einer damit verbundenen Symptomatik. Hier kann z. B. ein Unfall der Auslöser für vegetative Syndrome und Symptome, wie Schlafprobleme oder Nachtschweiß, sein.

Die **körperliche Untersuchung** konzentriert sich vor allem auf jede wahrnehmbare Normabweichung der Haut und der darunterliegenden Gewebe, also auch Faszien, Muskeln und Periost. Die erweiterte körperliche Untersuchung ist auch mit einer Akupunkturnadel möglich; dabei wird die Nadel durch verschiedene, als potenziell problematisch eingestufte Flächen geführt. Punkte, die in irgendeiner Form auf die Nadel reagieren, sind ebenso behandlungswürdig wie gerötete, wetterfühlige oder aufgequollene Areale. Lediglich in die Narbe selbst wird zumeist nicht direkt gestochen (Hoffmann und Ebert 2004).

8.11.3 Homöopathie

Die Homöopathie wird den alternativmedizinischen Behandlungsverfahren zugeordnet und basiert auf einem gedanklichen Konstrukt von Gleichheit. Ihr Entwickler, **Samuel Hahnemann,** veröffentlichte 1796 hierzu Grundannahmen, die auf einem Ähnlichkeitsgedanken aufbauen. Er formulierte hierzu: *„Ähnliches möge durch Ähnliches geheilt werden"*. Dies heißt konkret, dass das homöopathische Medikament so ausgewählt werden soll, dass die Inhaltsstoffe in unverdünnter Form bei einem Gesunden eben die Symptome provozieren würden, wie sie aktuell bei dem zu behandelnden Kranken vorzufinden sind. Für die Behandlung werden die Grundsubstanzen jedoch einer sogenannten Potenzierung unterzogen. Hierzu wird die Grundsubstanz – auch wegen der Giftigkeit vieler Stoffe – in einem Verhältnis von 1:10 oder 1:100 mit Wasser oder Ethanol verschüttelt. Auch das Verreiben mit Milchzucker ist möglich. Die Verabreichung findet dann in flüssiger Form oder als Globuli (kleine weiße Milchzuckerkügelchen) statt.

In weiteren Schritten kommt es zu einer Hochpotenzierung. Hahnemanns Ansicht war hier, dass jeder der Grundsubstanzen eine Art geistige Kraft innewohnt, die durch die Potenzierung bzw. Dynamisierung auf das Lösungsmittel übertragen werden könnte und es in der Folge zu einer potenzierten, selektiven Steigerung der gewünschten Effekte kommen sollte. Dies geht so weit, dass selbst bei einer extremen Verdünnung, bei der schon rein rechnerisch kein Molekül mehr in der Lösung vorhanden sein dürfte, diese Effekte bzw. die Information der Grundsubstanz weiterbestehen bleibt (Jütte und Dinges 2009).

Für die Behandlung von Narben werden z. B. die in ➤ Tab. 8.5 aufgeführten Wirkstoffe empfohlen (Genneper und Wegener 2010, Schlingensiepen und Brysch 2014).

Aktuell wird die Homöopathie jedoch kontrovers diskutiert. Ihre Gegner führen an, dass die zugrunde liegenden Prozesse und Annahmen den heutigen naturwissenschaftlichen Erkenntnissen größtenteils stark widersprechen und dass sie nicht mit dem Grundprinzip der evidenzbasierten Medizin vereinbar sei. Es wird darauf verwiesen, dass klinische Studien keinen höheren Effekt für die Homöopathie sehen als bei einem Placeboeffekt. Erzielte Wirkungen werden der Autosuggestion sowie der Therapeut-Patient-Beziehung und Zuwendung zugeschrieben. Der Fachbereich Humanmedizin der Marburger Philipps-Universität veröffentlichte 1992 eine Erklärung zur Homöopathie, in der diese als Irrlehre eingestuft wurde (Klinkhammer 1993, Shang et al. 2005).

Tab. 8.5 Homöopathische Wirkstoffe zur Narbenbehandlung

Symptomatik	Wirkstoff
Ältere, rötliche und schmerzhafte Narben	Acidum sulfuricum
Erhabene, verfärbte und irritierte Narben	Badiaga (Spongilla fluviatilis)
Frühe Keloidbildung	Graphites
Adhäsionen nach Operationen	Calcium fluoratum
Keloidbildung nach starker Eitersekretion	Silicea
Schmerzhafte Schnittwunden (auch Operationen)	Staphysagria (Delphinium staphysagria)
Gestörte Kallusbildung	Symphytum

Eine Gegenbewegung verweist hingegen auf hochwertige Studien, die eine gute Effektivität der Homöopathie belegen sollen. Hier wird auf entsprechende Datenbanken wie die HomBRex, in denen diese Studien zu finden sind, verwiesen. Grundsätzlich scheint es ein erhebliches Interesse an dieser Therapieform zu geben, wie auch ein Schweizer Volksentscheid zeigt, der zugunsten der Forschung zum Thema Homöopathie ausging.

8.11.4 Phytotherapie

Die Phytotherapie, oder auch Pflanzenheilkunde, wird oft fälschlicherweise als Teil der Homöopathie verstanden. Hier geht es jedoch im Kern um die Anwendung und Nutzung der Wirkungen pflanzlicher Produkte zur Heilerbringung. Die Produkte dieser Ausrichtung können als Aufguss, Saft, Tee, Extrakt, ätherisches Öl oder Pulver zum therapeutischen Einsatz angewendet werden. Es können verschiedene Wirkungen über die Inhaltsstoffe der Pflanzen erzielt werden. So wirkt sich Kamille z. B. entzündungsregulierend aus und Aloe vera soll die Immunabwehr sowie die Hautfunktion verbessern. Ähnliches gilt für Teebaumöl. Zwiebelextrakt scheint sich ebenfalls positiv auf die Narbenbehandlung auszuwirken. Grundsätzlich kann also festgehalten werden, dass eine reguläre Narbentherapie durchaus mit symptomorientierten pflanzlichen Therapeutika ergänzt werden kann.

HINWEIS

Eine Unterform stellt hier die Bachblüten-Therapie dar. Sie zielt vor allem auf die Behandlung psychischer Komponenten ab. Für diese Therapieform konnte jedoch bisher kein besserer Effekt als der eines Placebos ausgemacht werden.

Fallbeispiel

Beinnarbe nach Fahrradsturz

Eine Kollegin in der Praxis hat seit 2 Jahren als Folge eines Fahrradsturzes eine Narbe am rechten Schienbein. Seit dem Sturz ist ein recht breites Areal bis gut 15 cm distal der Narbe sehr taub. Die körperliche Untersuchung erbrachte keine klaren oder signifikanten Befunde. Die energetische Untersuchung hingegen zeigte, dass die Narbe hypersensibel, also energiereich ist. Die energetische Behandlung zur Entstauung führte zu einer sofortigen Regeneration des tauben Areals, es fühlte sich nahezu normal an. Auch ohne weitere Behandlung war der Effekt auch nach Wochen unverändert.

8.12 Die Bedeutung der Lymphdrainage in der Narbenbehandlung

Kerstin Waldvogel-Röcker

Die manuelle Lymphdrainage ist eine manuelle Technik, die in Form von kreisförmigen oberflächlichen Massagegriffen eine epifasziale Gewebeverschiebung zur Folge hat. Das bedeutet, dass durch verschiedene Grifftechniken, wie z. B. Drehgriffe, Schöpfgriffe usw., und mit unterschiedlicher Druckintensität eine Entstauung des behandelnden Gewebeabschnitts erfolgt. Ziele der manuellen Lymphdrainage sind in erster Linie die Entstauung, aber auch eine Schmerzreduktion und eine Förderung der Wundheilung. Vor diesem Hintergrund besteht ein Zusammenhang mit der Narbenbehandlung.

Die manuelle Lymphdrainage wurde von dem **dänischen Ehepaar Vodder** in den 1930er Jahren auf den Grundlagen der Erkenntnisse des Chirurgs Prof. Ritter Alexander von Winiwarter entwickelt. Im Gegensatz zu Winiwarter, der eher Techniken in Richtung Petrissage, Effleurage und Friktion zur Behandlung von „Gliedmaßenödemen" beschrieb (Bringezu und Schreiner 2006), entwickelte das Ehepaar Vodder kreisförmige Techniken mit einem leichten Druck von etwa 30 mmHg, in deren Verlauf auch eine Ruhephase ohne Druck vorkommt, um eine epifasziale Massagetechnik durchzuführen. Erst 30 Jahre später wurde die manuelle Lymphdrainage von Asdonk und Kuhnke weiterentwickelt, auch das Ehepaar Földi beschäftigt sich intensiv mit der wissenschaftlichen Bearbeitung dieser Therapiemethode.

Seit 1973 ist die manuelle Lymphdrainage ein **anerkanntes Heil-Hilfsmittel** und seitdem auch eine Abrechnungsposition in der physikalischen Versorgung (Bringezu und Schreiner 2006, Williams 2010) und ist in der Regel Teil der komplexen (Synonym auch die kombinierte) physikalischen Entstauungstherapie (KPE), die die konservative Therapie von (Lymph-) Ödemerkrankungen darstellt. Die KPE gilt derzeit als die Therapie der Wahl von Lymphödemen und ist eine Zwei-Phasen-Therapie. Neben der manuellen Lymphdrainage sind die Kompressionstherapie, die Hautpflege und die Bewegungstherapie weitere Säulen der KPE (Preston et al. 2008, Földi 2012).

8.12.1 Anatomie des Lymphgefäßsystems

Um die Wirkung der manuellen Lymphdrainage nachvollziehen zu können, ist es wichtig, die Anatomie des Lymphgefäßsystems zu kennen.

Der menschliche Körper besitzt neben dem Blutgefäßsystem (bestehend aus arteriellem und venösem System) noch das Lymphgefäßsystem. Die Hauptaufgabe dieses Systems liegt im Abtransport von klein- und großmolekularen Bestandteilen aus unserem Körpergewebe. Somit hat dieses Gefäßsystem überwiegend entsorgende Aufgaben in unserem Körper. Das Lymphsystem besteht aus den lymphatischen Organen und den Lymphgefäßen. Die **lymphatischen Organe** sind ein Teil unseres Abwehrsystems im Körper und spielen eine Rolle bei der spezifischen Immunabwehr von Krankheitserregern wie Viren und Bakterien. Lymphatische Organe sind:

- Knochenmark
- Thymus
- Milz
- Lymphknoten
- Tonsillen (Mandeln), mit Lymphgefäß durchzogenen Schleimhäuten

Der größte Unterschied zum Blutgefäßsystem ist, dass es sich beim Lymphgefäßsystem nicht um einen geschlossenen Kreislauf handelt.

Das Lymphgefäßsystem beginnt mit den kleinsten Aufnahmegefäßen, den initialen Lymphgefäßen oder auch **Lymphsinus** genannt, blind im Gewebe. Dies sind Endothelschläuche, deren Zellen eichenlaubförmig angeordnet sind. Durch eine Überlappung der Zellen bilden sich Einlassklappen. Der initiale Lymphsinus ist über kollagene Fasern im umgebenden Bindegewebe fixiert. Über sogenannte Ankerfilamente kommt es bei einer erhöhten lymphpflichtigen Last, also bei einer erhöhten Flüssigkeitsansammlung im Gewebe, zu einer Weitstellung der sich überlappenden Endothelzellen. Durch diese Weitstellung kommt es zu einer sogenannten **Open-Junction-Formation,** Flüssigkeit strömt aus dem Gewebe in den initialen Lymphsinus. Aufgrund eines erhöhten Druckanstiegs im Lymphsinus gegenüber dem Interstitium schließen sich die Einlassklappen zur sogenannten **Closed-Junction-Formation.** So werden lymphpflichtige Bestandteile aus dem Gewebe in das Lymphgefäßsystem aufgenommen. **Lymphpflichtige Bestandteile** werden auch lymphpflichtige Lasten genannt. Die wichtigsten lymphpflichtigen Lasten sind:

- Wasserlast
- Eiweißlast
- Fettlast
- Hyaluronsäure
- Liquor
- Großmolekulare Stoffe wie abgestorbene Zellen

In diesem Moment, in dem die Flüssigkeit aus dem Gewebe durch die initialen Lymphgefäße aufgenommen wird, sprechen wir von **Lymphflüssigkeit** oder Lymphe. Die Lymphflüssigkeit wird nun immer weiter durch verschiedene Gefäßabschnitte in Richtung Herz transportiert. Vor den eigentlichen Transportgefäßen, den Lymphkollektoren, liegt der Abschnitt der **Präkollektoren.**

HINWEIS

Der Abschnitt der Präkollektoren ist für den Lymphtherapeuten von großer Bedeutung, da hier eine Verschiebung der Lymphflüssigkeit in benachbarte Bereiche durchgeführt werden kann.

Dieser vorgeschaltete Gefäßabschnitt, der noch keine Gefäßklappen besitzt, leitet die aufgenommene Lymphflüssigkeit in einen benachbarten **Lymphkollektor** weiter. Der eigentliche Lymphtransport geschieht durch diese Lymphkollektoren. Dieser schlauchähnliche Gefäßabschnitt transportiert die Lymphflüssigkeit durch eigene, vom Herzen unabhängige Kontraktionen (Lymphangiomotorik). Ein Zurückfließen der Lymphe wird ähnlich wie in den Venen durch Gefäßklappen verhindert. Die **Lymphangiomotorik** wird durch verschiedene Faktoren unterstützt. Einige dieser Faktoren sind:

- Bewegung
- Atmung (Zwerchfellbewegung)
- Haut-, Muskel- und Gelenkpumpe
- Bewegung von Dünn- und Dickdarm
- Pulsation der großen Blutgefäße
- Sogwirkung des Herzens

Die Lymphkollektoren werden auf ihrem Weg zum Herzen immer wieder durch **Lymphknoten** unterbrochen. Diese zwischengeschalteten Knoten haben wichtige Aufgaben:

- Immunologische Aufgaben
- Filterung der Lymphflüssigkeit
- Regulierung der prozentualen Wassermenge in der Lymphe

Mit diesen und noch weiteren Aufgaben versehen, sind ungefähr 500 bis 700 Lymphknoten im gesamten Körper verteilt. In einigen Regionen des Körpers kommen diese Lymphknoten sehr gehäuft vor:

- Halsregion
- Achselregion
- Leistenregion
- Magen-Darm-Trakt

Das Ende des Lymphgefäßsystems ist nicht direkt im Herzen. Kurz vor dem Herzen mündet das Lymphgefäßsystem in das venöse Blutgefäßsystem und leitet die gesammelte Lymphflüssigkeit ab. Der Mündungsbereich, in dem sich diese beiden Gefäßsysteme vereinen, ist der Venenwinkel. Er wird durch die **V. jugularis interna** (Halsvene) und der **V. subclavia** (Schlüsselbeinvene) gebildet. Das Lymphgefäßsystem ist ein sehr leistungsfähiges System, das sich auf die ständig verändernden Flüssigkeitsmengen anpassen kann (Zöltzer 2008, Weissleder et al. 2015).

8.12.2 Störung des Lymphgefäßsystems

Liegt eine Störung des Lymphgefäßsystems vor, so kommt es zu einer Ödembildung. Das bedeutet, dass die Transportmöglichkeit des Lymphgefäßsystems erschöpft ist und die lymphpflichtige Last nicht mehr abtransportiert werden kann. Es kommt zu einer Weichteilschwellung durch vermehrte Anreicherung proteinreicher Flüssigkeit im Interstitium

(Weissleder et al. 2015). **Lymphödeme** können aufgrund unterschiedlicher Mechanismen entstehen:

- Ist das Lymphgefäßsystem selbst gestört, entweder von Geburt an (primär) oder aufgrund einer erworbenen Schädigung, liegt eine sogenannte **Niedrigvolumeninsuffizienz** oder auch mechanische Insuffizienz vor.
- Bei einer **Hochvolumeninsuffizienz** ist aufgrund zumeist internistischer Erkrankungen die lymphpflichtige Last erhöht, das gesunde Lymphgefäßsystem kann die anfallende Last nicht ausreichend abtransportieren.

Aufgrund von Verletzungen oder operativen Eingriffen kommt es zu einer Unterbrechung der direkt unter der Haut liegenden kleinsten Lymphgefäße. Das Lymphgefäßsystem wird beeinträchtigt und eine lokale Hochvolumeninsuffizienz entsteht. Es bildet sich demnach ein Lymphödem, das hier als posttraumatisches oder postoperatives Ödem bezeichnet wird. Bei einem **posttraumatischen/postoperativen Ödem** handelt es sich um eine zeitlich begrenzte Weichteilschwellung, die durch eine Gewebeverletzung und dadurch bedingten Austritt von Gewebeflüssigkeit in das Gewebe gekennzeichnet ist. Aufgrund der Ansammlung lymphpflichtiger Last bzw. der Bildung einer lokalen **Lymphostase** kommt es zu einer Ansammlung von Schadstoffen und Erhöhung der Proteine, sodass einerseits chronische Entzündungsreaktionen entstehen, andererseits aber auch die Ernährung des Gewebes nicht mehr gewährleistet ist. Demnach ist die Wundheilung einerseits durch mangelnde Ernährung des Gewebes beeinträchtigt, wird aber auch durch chronisch rezidivierende Entzündungsreaktionen unterbunden (Weissleder und Schuchhard 2015).

8.12.3 Anwendung der manuellen Lymphdrainage

Die manuelle Lymphdrainage erfolgt durch **großflächige Grifftechniken** mit wenig Druck und folgt dem anatomischen Verlauf des Lymphgefäßsystems. Ziel der manuellen Lymphdrainage ist, den Lymphabfluss des Körpers zu unterstützen. Durch die unterschiedlichen Grifftechniken werden Dehnungs- und Füllreize an den verschiedenen Gefäßabschnitten ausgelöst, die eine vermehrte Aufnahme von Lymphflüssigkeit aus dem Gewebe in das Lymphgefäßsystem nach sich ziehen. Durch den definierten Behandlungsaufbau und die Durchführung der Griffe in Richtung des physiologischen Lymphabflusses werden aus betroffenen bzw. überlasteten gestauten Gebieten die Lymphflüssigkeit in nicht betroffene Gebiete abdrainiert, das Gewebe wird also lokal entstaut (Bringezu und Schreiner 2006, Zöltzer 2008, Herpertz 2006). Dies hat zur Folge, dass einerseits die lokalen Entzündungsprozesse reduziert werden, aber auch die Ernährung des Gewebes gefördert wird und somit eine positive Beeinflussung der Wundheilung erfolgt.

Die **Wundheilung** erfolgt in verschiedenen Phasen (➤ Kap. 2.2). Innerhalb dieser Phasen hat auch die manuelle Lymphdrainage einen unterschiedlichen Stellenwert.

- Die erste Phase der Wundheilung ist die **Latenzphase.** Diese Phase meint den Zeitpunkt der Verletzung, die durch eine Störung des Blutflusses aufgrund von Verletzungen der kleinsten Blutgefäße gekennzeichnet ist. Durch diese Verletzung der Blutgefäße wird eine Blutgerinnung eingeleitet.
- Direkt im Anschluss an die Latenzphase erfolgt die **Exsudationsphase.** Durch das Austreten von Wundsekret werden Fremdkörper, Keime und Entzündungsstoffe aus der Wunde herausgeschwemmt. In dieser Phase arbeitet das Immunsystem besonders stark, um eine Entzündung zu vermeiden und die Heilung zu stimulieren. Die Exsudationsphase dauert etwa 1–3 Tage. In dieser Phase kann bereits mit Lymphdrainage begonnen werden (immer unter Berücksichtigung hygienischer Wundverhältnisse), um den Abtransport von Keimen usw. zusätzlich zu unterstützen.
- In der sogenannten **Granulations- oder Proliferationsphase** findet ein Auffüllen der Wunde mit neuem Gewebe statt. Das Granulationsgewebe kann sich nur zeitgemäß entwickeln, wenn keine allgemeine und örtliche Mangelernährung (keine Mangeldurchblutung) und keine Stoffwechselerkrankungen das Wachstum behindern. Hier kann die Lymphdrainage ebenfalls sehr gut unterstützend wirken, um optimale Ernährungsverhältnisse des Gewebes zu schaffen, da z. B. störende Gewebe- und Zelltrümmer aufgrund eines Hämatoms oder störende Wasseransammlungen (die die Versorgung behindern) schneller abgebaut

werden. Die Granulations- bzw. Proliferationsphase dauert vom 4. bis zum 12. Tag.
- In der **reparativen Phase,** die etwa ab dem 13. Tag bis zu mehreren Wochen dauert, erfolgt der Wundverschluss; es bildet sich Narbengewebe.

Das Lymphgefäßsystem kann durch eine erworbene Schädigung im Sinne einer Hochvolumeninsuffizienz nachhaltig gestört werden (➤ Kap. 8.12.2). Eine erworbene Schädigung bzw. Störung kann auch eine Narbe sein. Die Verletzung, die die Grundlage für eine Narbe darstellt, zerstört mehrere Gewebeschichten und Gefäße, u. a. auch Lymphgefäße. Aufgrund dieser Störung ist das Lymphgefäßsystem in seiner Funktion eingeschränkt.

PRAXISTIPP

Narbengewebe stellt grundsätzlich eine Abflussstörung dar, da einerseits Lymphgefäße selbst zerstört sind und andererseits aufgrund der Undurchlässigkeit von Narbengewebe im Bereich des zerstörten Gewebes kein Weitertransport von Lymphflüssigkeit stattfinden kann. Das bedeutet, dass manuelle Lymphdrainage in ihrem Behandlungsaufbau Narben berücksichtigen muss.

- Dies kann einerseits darin bestehen, Behandlungswege so zu wählen, dass Narbengebiete umgangen werden bzw. Behandlungswege so gewählt werden, dass die Lymphflüssigkeit nicht in das Narbengebiet verschoben wird.
- Andererseits wird auch im Zuge einer manuellen Lymphdrainage Narbengewebe mobilisiert. Aufgrund der Dehnungsreize, die auf die Haut gegeben werden, findet eine Mobilisation des Gewebes statt.

Die manuelle Lymphdrainage hat demnach mehrere **Wirkungsweisen innerhalb der Narbentherapie.** Wird die Wundheilung positiv beeinflusst (durch Entstauung), kommt es zu einer geringeren Narbenbildung bzw. entwickelt sich aufgrund der Mobilisation des Gewebes eine verschiebliche Narbe. Innerhalb des Narbengewebes bilden sich zerstörte Lymphgefäße nicht neu aus, was zu einer schwer verschieblichen Narbe auch aufgrund von Schwellung führen kann (Warren und Slavin 2007). Dies bedeutet, dass die Wundheilung eingeschränkt ist und demnach Störungen durch Narbengewebe verstärkt entstehen können. Diese Störungen können z. B. Abflussstörungen mit der Folge der Entstehung eines Lymphödems einer Extremität sein, aber auch Bewegungseinschränkungen oder Schmerzsituationen (immer in Abhängigkeit von Größe und Lokalisation der Narbe).

8.13 Geräte- und instrumentengestützte Maßnahmen

Nils Bringeland

Um die Therapie von Narben effektiver zu gestalten, stehen dem Therapeuten diverse Möglichkeiten zur Verfügung. Diese reichen von kleinen Hilfsmitteln bis zu sehr effektiven, fast schon eigenständigen Therapiemethoden. Sie sind zum Teil sehr effektiv, dienen allerdings nur zur Unterstützung der Therapie. Die angestrebte Funktionalität des Narbengewebes muss immer auch durch die Kerntherapie gewährleistet bleiben.

8.13.1 Narbentapes

Zur Behandlung von Narben, insbesondere hypertrophen und Keloidnarben, eignet sich die Ergänzung der Therapie durch **Kinesio-Tapes.** Durch die flexiblen, hautähnlichen Eigenschaften kann das sich entwickelnde Gewebe mechanisch entlastet werden, um die Ausbildung des Kollagens zu unterstützen, ohne es zu überlasten. Hier sollte jedoch abgewartet werden, bis die Reepithelisierung abgeschlossen ist. Bei ausgeheilten Narben kann durch eine Tape-Anlage eine therapeutische Kompression erzeugt werden. Hierzu ist auch eine Ergänzung um eine Silikonkomponente denkbar. In der Praxis haben sich insbesondere zwei Tape-Optionen bewährt: die zirkuläre Anlage und die Zopfmusteranlage.

Bei kürzeren Narben empfiehlt sich die **zirkuläre Anlage:**

- Ein Kinesio-Tape wird in der Länge „Narbenlänge plus etwa 3 cm“ zurechtgeschnitten. Die kantigen Enden werden abgerundet, damit sich das Tape nicht so schnell ablöst. In der Mitte wird ein Schlitz eingeschnitten, der in etwa die Länge der Narbe aufweist. Mit leichtem Zug wird das Tape um die Narbe aufgeklebt, damit ein zirkulärer Zug auf die Narbe zu entsteht (➤ Abb. 8.62a).
- Dann wird eine Silikonauflage in Form des Schlitzes zurechtgeschnitten (➤ Abb. 8.62b). Als Ausgangsmaterial können z. B. Silikonschläuche verwendet werden, wie sie für Zehendruckschutzpolster zur Therapie von „Hühneraugen“ angeboten werden.

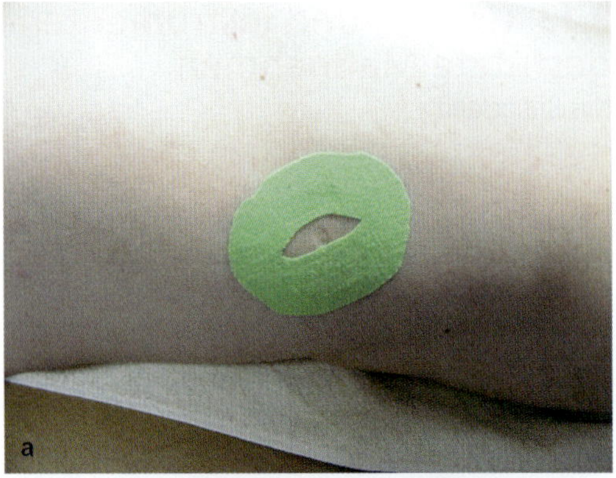

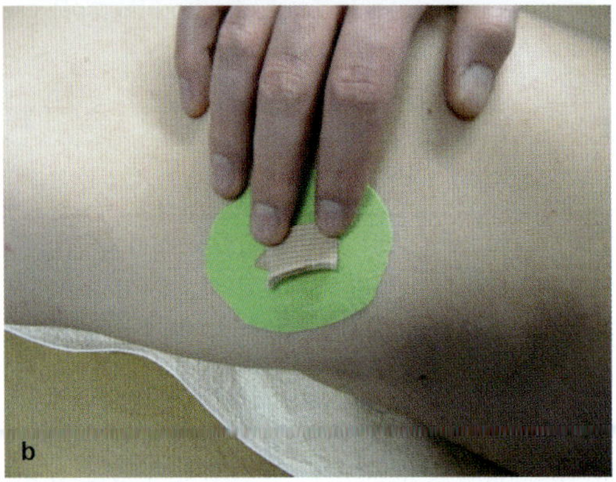

Abb. 8.62 Kinesio-Tape. **a:** Zirkuläre Anlage. **b:** Silikonauflage [P311]

- Zur Verstärkung des mechanischen Effekts, also dem Zusammenziehen und der Kompression, wird nun ein zweites Tape auf das erste gesetzt. Hierbei wird wieder ein leichter Zug bei der Auflage mit dem Tape erzeugt.

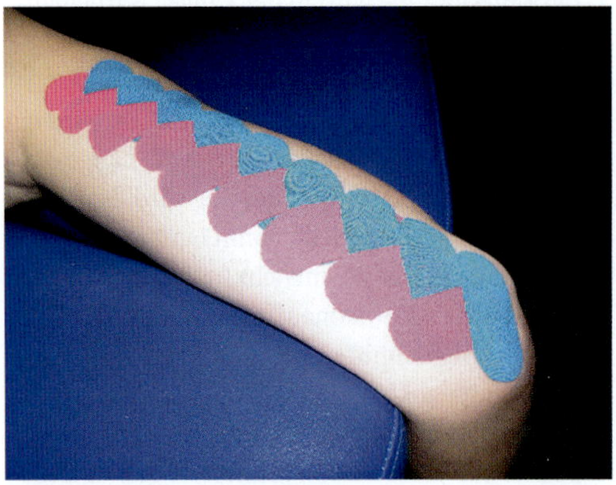

Abb. 8.63 Kinesio-Tape. Zopfmusteranlage [P311]

Diese Versorgung stellt allerdings keinen gleichwertigen Ersatz für eine individuell angepasste Kompressionsversorgung dar.

Neben dieser Form gibt es die bereits erwähnte **Zopfmustervariante,** die sich vor allem für lange Narben eignet (➤ Abb. 8.63).

- Bei dieser Anlage wird ein Tape-Streifen in etwa 3 cm lange Streifen geschnitten, die dann wiederum entlang ihres Querverlaufs halbiert werden. Es muss streng darauf geachtet werden, dass man nicht einfach fingerbreite Streifen abscheidet, da diese kaum noch dehnbar sind.
- Diese Streifen werden in einem Winkel von ungefähr 45° zum Narbenverlauf und ungefähr 90° zueinander im Versatz über den gesamten Narbenverlauf geklebt.

Neben den Kinesio-Tapes werden manchmal auch Cross-Tapes verwendet. Sie dienen durchaus auch zur Stabilisierung des Gewebes, die physiologischen bzw. elastischen Eigenschaften werden jedoch nicht imitiert. Ein möglicher sinnvoller Einsatz ist z. B. bei der Entfernung von Muttermalen. Alternativ dazu können mikropore Fixierpflaster oder -Strips verwendet werden.

PRAXISTIPP

Bei hypersensiblen abgeheilten Narben kann zudem ein Reiskorn, eine kleine Kunststoffkugel oder dergleichen unter das Tape gelegt werden, damit eine permanente Kompression stattfindet. Dadurch kann eine Desensibilisierung erreicht werden.

8.13.2 Narbenstift

Ein Narbenstift ist ein metallischer Stab, wie er auch in der Akupunktmassage (APM) oder der Traditionellen Chinesischen Medizin (TCM) verwendet wird (➤ Abb. 8.64). Er kann aus verschiedenen Legierungen bestehen, wie Messing oder Edelstahl. Stifte aus Holz sind in den frühen Wundheilungsphasen aus hygienischen Gründen nicht zu empfehlen, auch weil sie nicht so kleine Kontaktpunkte haben wie die Metallstifte. Bei der Behandlung offener Wunden ist Messing zu bevorzugen, da es Kupfer enthält. Dieser kann mit dem Sauerstoff der Umgebungsluft reagieren und Kupferoxid bilden, das hochgradig bakterizid ist. Edelstahl ist grundsätzlich ebenfalls eine gute Op-

8

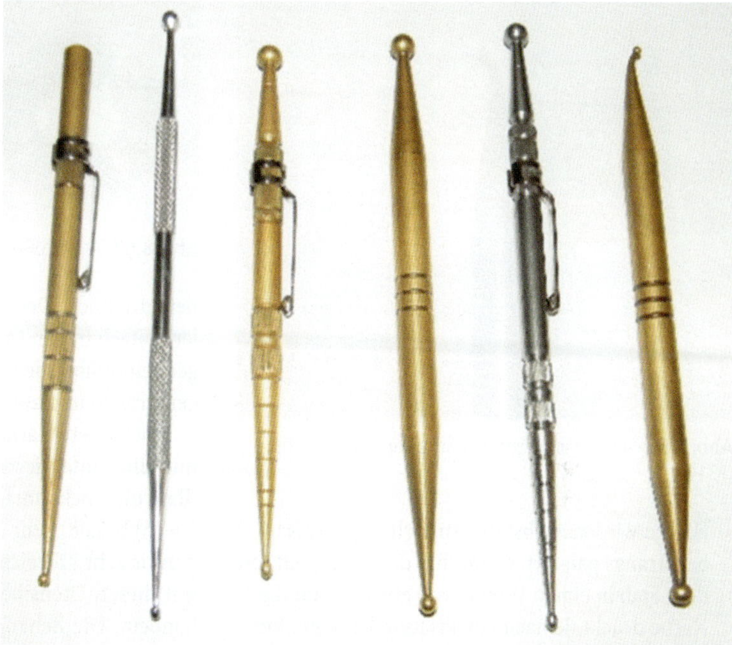

Abb. 8.64 Verschiedene Narbenstifte [P311]

tion, kann jedoch bei nickelsensiblen Patienten Irritationen provozieren (Zumhasch und Friedel 2004).

Bei den meisten Stiften sind an beiden Enden jeweils unterschiedlich große Kugeln vorhanden, die für verschiedene Behandlungsansätze genutzt werden können. Mit dem breiteren Ende kann z. B. schon sehr früh direkt an der Narbe gearbeitet werden.

- Hierzu wird der Stift mit dem breiten Ende nahe dem Wundgebiet auf die Haut gelegt und dann, nur mit seinem Eigengewicht, vorsichtig mehrmals über die Narbe gezogen.
- Die Striche können entweder versetzt parallel entlang des Narbenverlaufs gezogen oder rautenförmig angelegt werden (➤ Abb. 8.65).
- Im Zuge der weiteren Wundheilung darf die Intensität etwas zunehmen. Die Striche können somit gegen Ende der 2. Woche mit einem leichten Druck zur Narbe gezogen werden. Unmittelbar vor der Narbe muss der Druck jedoch wieder auf das Eigengewicht des Stifts reduziert und der Strich mit diesem Druck zu Ende gezogen werden.
- Der Stift kann auch eingesetzt werden, um Anhakstriche zu machen, allerdings nur in Zugrichtung auf die Narbe. Hierdurch kann die Durchblutungsreaktion verbessert werden.

Sind die Narben bereits nahezu abgeheilt oder ist die Heilung zumindest etwas vorangeschritten, besteht ein großer Vorteil dieses Instruments darin, dass Adhäsionen sehr gezielt behandelt werden können. Gerade das Lösen tieferer und stranghafter Adhäsionen, wie z. B. sklerotische Narben, kann hierdurch sehr effizient gestaltet werden.

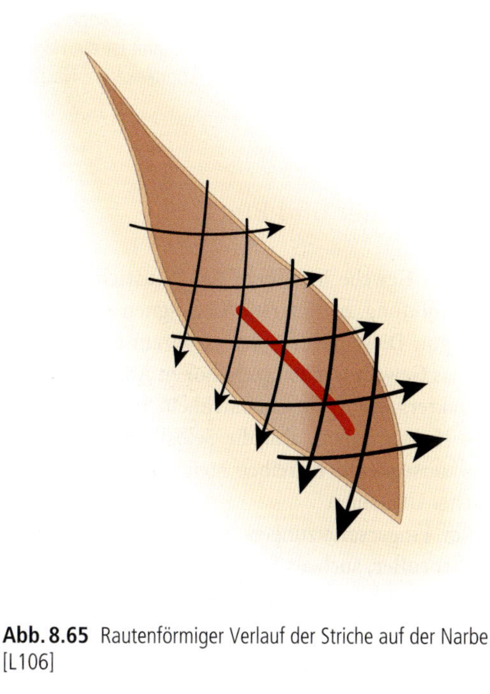

Abb. 8.65 Rautenförmiger Verlauf der Striche auf der Narbe [L106]

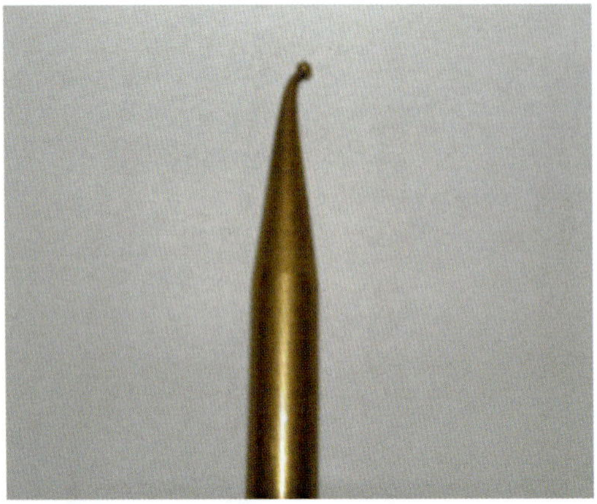

Abb. 8.66 Stift mit umgebogener Spitze am vorderen Teil [P311]

- Hierzu wird zunächst die Ausrichtung des Narbenstrangs palpiert, woraufhin der Therapeut mit dem Stab in einem Winkel von etwa 90° auf die Narbe drückt. Je nach Lokalisation kann ein Finger zur Fixierung der Gegenseite eingesetzt werden.
- Die Behandlung des Gewebes mit dem Stift erfordert allerdings ein gewisses Fingerspitzengefühl und sollte vom Therapeuten regelmäßig geübt werden.

PRAXISTIPP

Das kleine Ende eines Stifts kann mit einer Zange leicht umgebogen werden (➤ Abb. 8.66). Damit ist die Handhabung gerade bei kleinen und komplexeren Narben manchmal deutlich einfacher.

8.13.3 Roller und Bürsten

Um das Gewebe in seiner (Neu-)Ausrichtung und Durchblutung zu unterstützen, eignen sich Roller sehr gut. Diese haben – neben ihrem guten Effekt auf das Gewebe – einen recht hohen Aufforderungscharakter. Die Wahrscheinlichkeit, dass Patienten ihre Hausaufgaben, also die Selbstbehandlung, etwas konsequenter betreiben, steigt mit der Übergabe solcher Utensilien.

Bei Fingerverletzungen oder Operationen sind **Arthroroller,** auch als Yin-Yang-Roller oder Massageroller bekannt, eine gute Option (➤ Abb. 8.67). Diese Roller erinnern an Haargummis aus Draht und sind in verschiedenen Größen, Stärken und Farben erhältlich. Der Patient kann einen solchen Roller einfach in der Tasche haben und bei vielen Gelegenheiten über den Tag immer wieder auf den Finger streifen und auf- und abrollen.

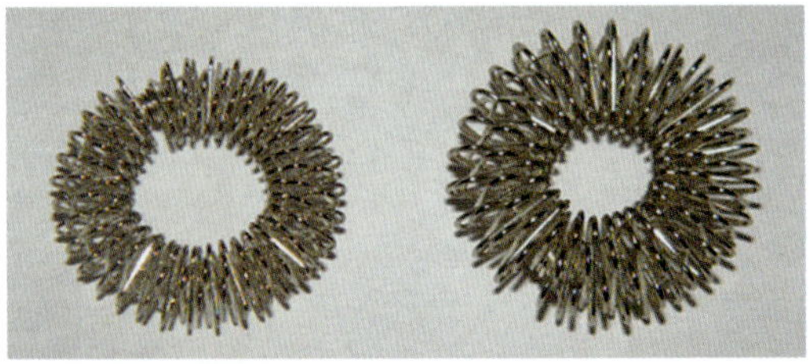

Abb. 8.67 Arthroroller [P311]

Eine andere Variante sind z. B. Akupunkturtester mit einer integrierten Metallwalze (auch als **Meridianroller** bekannt) oder jede Art von Massageroller (➤ Abb. 8.68). Vor allem bei größeren Narben können sie sehr hilfreich sein. Die Patienten sollten sich mit diesen Utensilien mehrmals am Tag selbst behandeln. Die Behandlung sollte mindestens 15 Minuten dauern, damit das Gewebe ausreichend Zeit hat, um auf die Therapie zu reagieren.

Eine weitere Möglichkeit ist der Einsatz von (ggf. elektrischen) Zahnbürsten:

- Zunächst bietet sich die Bürste selbst zur Verwendung an. Sie kann bei jungen Narben in einem flachen Winkel auf die Narbe gesetzt und in verschiedenen Mustern über das Gewebe gezogen werden, wobei der Druck eher einem leichten Streichen nahekommt (➤ Abb. 8.69). Die Bürste kann z. B. bidirektional entlang des Narbenverlaufs gezogen werden oder man beschreibt ein Jägerzaunmuster.
- Im weiteren Verlauf der Wundheilung kann der Druck verstärkt und der Winkel zunehmend steiler aufgestellt werden. Je senkrechter der Kopf auf der Narbe steht, desto besser eignen sich auch kreisende Bürstungen.

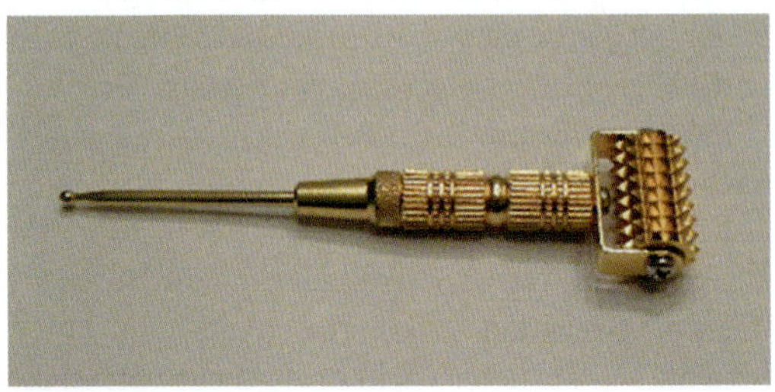

Abb. 8.68 Meridianroller [P311]

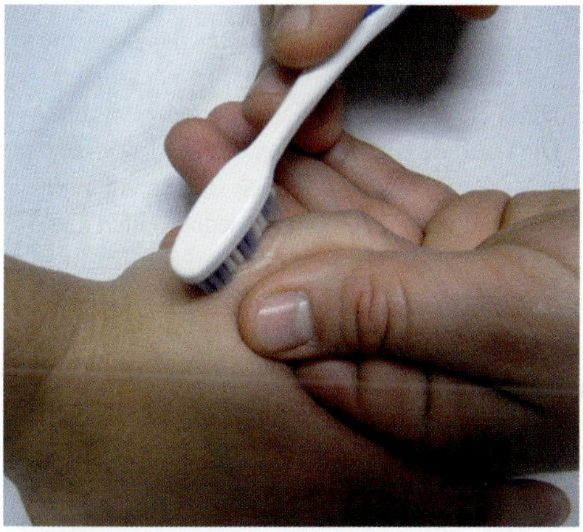

Abb. 8.69 Kreisende Bewegungen mit der flach aufgelegten Bürste [P311]

Ferner ist ein Einsatz bei bereits angeheilten Narben sinnvoll: Das Ende des Griffs eignet sich für eine Verwendung im Sinne eines Narbenstifts (➤ Kap. 8.13.2). Der Patient wird instruiert, mit dem Griff gezielt regelmäßig bestimmte Adhäsionen selbst zu behandeln. Hierzu eignen sich u. a. (Quer-)Dehnungen und Kompressionen. Diese Selbstbehandlung sollte ein Patient jedoch nur nach guter Anleitung selbst durchführen und der Therapeut sollte es sich regelmäßig demonstrieren lassen, um mögliche Fehler korrigieren zu können.

Bei der Verwendung von elektrischen Zahnbürsten ist die entstehende Vibration durchaus hilfreich in Bezug auf Mobilisation von Gewebe, aber auch sensorisch orientierter Therapie.

PRAXISTIPP

Als Werbegeschenke können bei entsprechenden Anbietern größere Mengen Zahnbürsten eingekauft werden, die den Patienten mitgegeben werden können. Die Bürsten können z. B. in den Praxisfarben koloriert oder sogar mit dem Logo versehen sein. Auf diese Weise fühlt sich ein Patient gut umsorgt und gleichzeitig hat man einen werbeträchtigen Effekt für die eigene Praxis geschaffen.

8.13.4 Ultraschall

Für die Behandlung sowohl von jungen als auch von alten Narben ist die Ultraschalltherapie ebenfalls durchaus geeignet. Der Ultraschall ist eine physikalische Kraft, die im Gewebe eine Erwärmung, Metabolismussteigerung, Hyperämie und Schmerzlinderung erzeugen kann. Insbesondere die Erwärmung und die Schmerzlinderung sind Effekte, die den Ultraschall zu einer sehr geeigneten Vorbereitungsmaßnahme machen, wenn es um das Lösen von Adhäsionen geht. Die mechanische Komponente scheint zudem einen positiven Effekt auf das kollagene Gewebe zu haben (De Deyne und Kirsch-Volders 1995).

8.13.5 Infrarotlicht

Diese Therapie, vor allem das **wassergefilterte Infrarot A** (wIRA), hat ein großes Potenzial u. a. in der Behandlung von Narben sowie akuten und chronischen Wunden. Bei dieser Form wird die Infrarotstrahlung durch Wasser gefiltert, sodass ein sehr gut verträgliches Spektrum von 780–140 nm (wIRA) mit geminderten Wasserabsorptionsbanden innerhalb des Infrarots A und ohne relevante Anteile von Infrarot B und C zum Einsatz kommt. Das wIRA steigert deutlich

- die Gewebetemperatur,
- die Durchblutung und
- den Sauerstoffpartialdruck.

Diese Faktoren sind entscheidend für die ausreichende Versorgung des Gewebes mit Nährstoffen und Sauerstoff und folglich wichtig für die Wundheilung und Infektionsabwehr. Bereits der einmalige präoperative Einsatz von wIRA verringert die Häufigkeit von Infektionen (➤ Abb. 8.70). Zudem lindert wIRA Schmerzen und Juckreiz sowie Entzün-

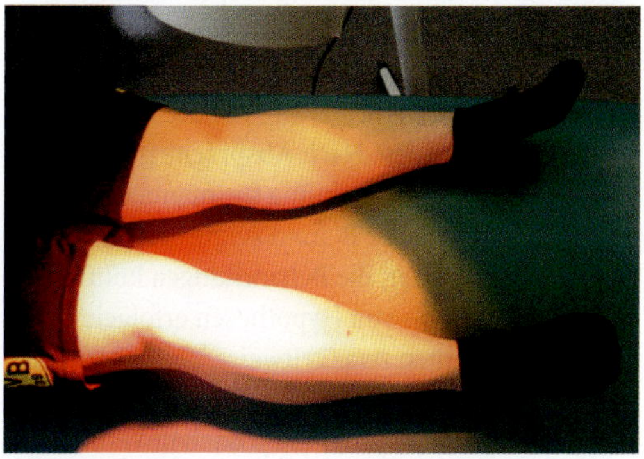

Abb. 8.70 Vorbehandlung mit wassergefiltertem Infrarot A (wIRA) [P311]

8

dungen und reduziert eine übermäßige Sekretion. Das wIRA hat einen positiven Einfluss auf die Granulationsphase und die Reepithelialisierung. Bei bereits abgeheilten oder in der Wundheilung vorangeschrittenen Narben kann die Bestrahlung mit wIRA mit thermischen (Erwärmung des Gewebes) und nichtthermischen (zellulären) Effekten kontraktes Kollagen (wie z. B. bei einer Sklerodermie oder Narben) deutlich weicher machen (Künzli 2013, von Felbert et al. 2011, Winkel et al. 2014).

8.13.6 Elektrotherapie

Therapeutische Ströme sind eine gute Option, die Wundheilung und somit die Narbenbildung zu unterstützen. Hier eignen sich u. a. schmerzlindernde und durchblutungsfördernde Ströme.

Ist die Narbe bereits verheilt, aber dennoch therapiewürdig, scheinen Interventionen aus dem Bereich der Tiefenwärme, wie z. B. diathermische Reize (Kurzwelle, Hochfrequenz) am effektivsten zu sein, wenn es um die Vorbereitung des Gewebes auf die Behandlung geht (Pollok 2015).

Fallbeispiel

Karpaltunneloperation und Schulterschmerzen

Die Patientin, Raumpflegerin und Mutter zweier Kinder, mit massiven, persistierenden Schulterschmerzen (Stärke 6 auf der visuellen Analogskala [VAS 6], ➤ Abb. 8.36) unklarer Genese in der linken Seite erhielt vom behandelnden Arzt eine Verordnung für eine Massagetherapie. Nach der ersten Behandlung empfand die Patientin die Schmerzen für gut eine Stunde als weniger intensiv, danach nahmen sie jedoch wieder zu. Eine Verbesserung konnte insgesamt nicht erzielt werden. Nach Absprache mit dem Arzt wurde eine Verordnung für manuelle Therapie ausgestellt. Der Befund zeigte jedoch kein eindeutiges Muster; die Behandlungen konnten lediglich auf Basis von Hypothesen erfolgen. In der Folge konnten zwar zeitweise Verbesserungen über einige Stunden erreicht werden, insgesamt blieb das Symptombild jedoch unverändert.

Erst nach einigen Behandlungen erzählte die Patientin von einer vor 2 Jahren an der linken Hand durchgeführten Karpaltunneloperation. Die folgende Untersuchung des Operationsgebiets zeigte eine oberflächlich sehr unauffällige Narbe, die Palpation brachte jedoch einen massiven Hypertonus sowie sehr starke Adhäsionen zum Vorschein.

Um diese Adhäsionen zu behandeln, wurde ein Narbenstift gewählt. Er wurde in einem flachen Winkel aufgesetzt, um nicht aus Versehen Gefäße oder Nerven im Behandlungsgebiet zu verletzen. Die Narbe wurde, nach einer kurzen Aufklärung der Patientin, mit dem Stift und einem sehr starken Druck an der Toleranzgrenze retraumatisiert. Bereits nach dieser etwa 5 Minuten dauernden Behandlung verspürte die Patientin eine Erleichterung; die Schulter schmerzte nur noch mit einer Intensität von VAS 3. Dies hielt bis zur nächsten Behandlung 3 Tage später an. Es wurde erneut mit dem Stift gearbeitet, diesmal jedoch vorsichtiger, und ein kleiner Schröpfkopf wurde auf die Narbe gesetzt. Die Patientin wurde instruiert, die Hand dabei repetitiv vorsichtig etwas in Dorsalextension zu bewegen. Zudem wurden vom Therapeuten Weichteiltechniken am Arm durchgeführt. Bei dem Behandlungstermin in der darauffolgenden Woche gab die Patientin an, beschwerdefrei zu sein.

8.14 Physiotherapie bei Verbrennungswunden

Heiko Bargfrede

Verbrennungswunden werden in drei Schweregrade eingeteilt, die sich nach der Tiefe der Schädigung richten (➤ Tab. 8.6).

8.14.1 Physiotherapie in der frühen posttraumatischen Phase

In der akuten Schockphase (24 Stunden nach dem Trauma) werden keine physiotherapeutischen Maß-

Tab. 8.6 Einteilung der Verbrennungstiefe in Schweregrade

Schweregrad	Umfang der Schädigung
I	Schädigungen betreffen die Region der Epidermis
II	Schädigung der Dermis
IIa	Schädigung der oberen Dermisschichten • Durchblutung bleibt intakt, nervale Strukturen bleiben erhalten • Spontanheilung innerhalb 10–14 Tagen möglich
IIb	Schädigung nahezu der gesamten Dermisschicht • Spontanheilung ist nicht mehr möglich • Operative Versorgung notwendig
III	Schädigung des Bereichs bis hinein in die Subkutis • Operative Versorgung notwendig

nahmen ergriffen. Erst wenn diese erste Phase vorüber ist, beginnen die therapeutische Arbeit sowie in Abhängigkeit der Verletzung die ersten prophylaktischen Maßnahmen am Patienten.

8.14.2 Physiotherapie in der präoperativen Phase

Verbrennungen der Grade I und IIa heilen in der Regel ohne operative Eingriffe aus. Es kann jedoch oftmals gerade in der frühen posttraumatischen Phase einer Verbrennung Grad II nicht sicher verifiziert werden, ob im weiteren Verlauf ein operativer Wundverschluss notwendig sein wird. Eine sogenannte Demarkierung der Verbrennung Grad II (das Abgrenzen der Gewebeschädigung von Grad IIb zu Grad IIa) findet erst nach 5–10 Tagen statt.

Diese Zeit darf nicht ungenutzt verstreichen und somit muss die physiotherapeutische Arbeit bereits kurz nach dem erlittenen Trauma beginnen. Dies kann bereits nach Überwinden der Schockphase ab dem 2. posttraumatischen Tag sein. Hierbei wird schon in dieser frühen Phase der Wundheilung damit begonnen, betroffene und an die Verletzung angrenzende Geweberegionen in ihrer Mobilität und Beschaffenheit zu erhalten. Dabei ist der Schweregrad der Verbrennung eher unerheblich, da in allen Fällen bis zur operativen Versorgung die volle mögliche Beweglichkeit und der Stoffwechsel in den betroffenen Körperregionen durch wiederholtes passives und aktives Bewegen gefördert und/oder erhalten bleiben müssen.

Bei Verbrennungswunden handelt es sich oft um großflächige Schädigungen der Haut (➤ Abb. 8.71, ➤ Abb. 8.72). Somit entstehen auch entsprechend große Narbenflächen, die es zu behandeln gilt. Handelt es sich um gelenkübergreifende Areale (➤ Abb. 8.71), ist damit zu rechnen, dass die Gelenkbeweglichkeit der betroffenen und angrenzenden Gelenke in Mitleidenschaft gezogen wird. Aufgabe des Physiotherapeuten ist es, dies zu verhindern und die volle oder größtmögliche Beweglichkeit zu erhalten. Dies kann durch passives Bewegen der Gelenke oder durch die wiederholte Anleitung zum aktiven Bewegen der betroffenen Regionen erfolgen.

Da Verbrennungen oftmals mit einem Inhalationstrauma einhergehen, ist die Atemtherapie im Anfangsstadium der Behandlung ein wichtiger Bestandteil der Therapie brandverletzter Patienten.

In Abhängigkeit der operativen Versorgung ist eine Phase der Ruhigstellung des operierten Gebiets notwendig. Dies kann zwischen 4 Tagen (Mesh-Graft) und 3 Wochen (MEEK-Transplantation) andauern und verdeutlicht nochmals die Notwendigkeit der präoperativen Erhaltung der Beweglichkeit und Funktionalität aller betroffenen Körperregionen.

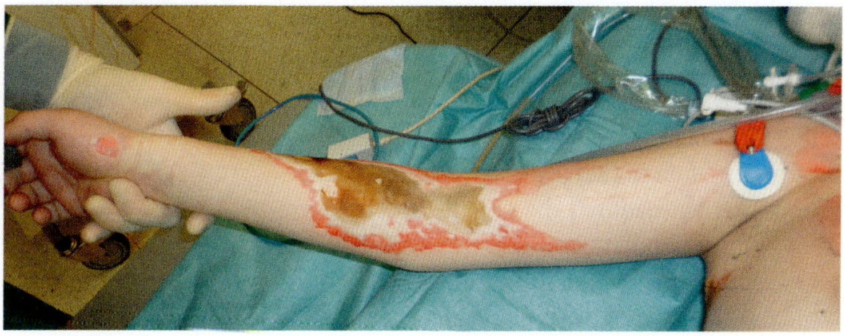

Abb. 8.71 Verbrennung im Ellenbogenbereich Grad II und III [T883]

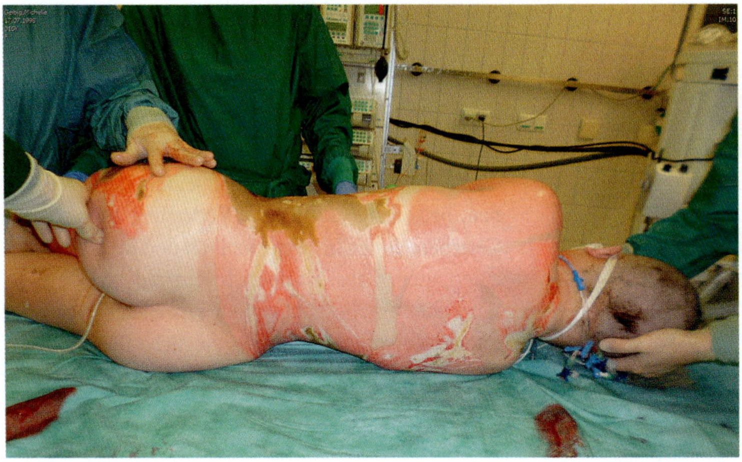

Abb. 8.72 Verbrennung dorsaler Rumpf und Flanken Grad II und III [T883]

8.14.3 Physiotherapie in der frühen postoperativen Phase

Zum Zeitpunkt des ersten postoperativen Verbandswechsels beginnt wieder das Bewegen der operierten Gebiete. Dieses Bewegen muss unter Sichtkontrolle stattfinden, da die Hauttransplantate zu diesem Zeitpunkt lediglich einen „losen" Kontakt zur darunterliegenden Gewebeschicht gebildet haben und daher ein Ablösen der Transplantate durch übermäßige Scherkräfte unbedingt vermieden werden muss. Auch ist es Aufgabe des Therapeuten, darauf zu achten, dass durch seine Grifftechnik keine Scherkräfte auf die Transplantate wirken, was ebenfalls ein Ablösen zur Folge haben kann.

Spannungszeichen wie Durchblutungsminderung im bewegten Bereich sind genauso zu beachten wie auch Spannung an den Wundrändern. Gerade in der frühen Phase der Mobilisation ist ein hohes Maß an Aufmerksamkeit notwendig, um dem Gewebe keine zusätzlichen Belastungsspitzen zuzumuten.

Dennoch ist es von entscheidender Bedeutung, dass in dieser Phase die Bewegungstherapie beginnt. Einerseits werden dem neu entstehenden Gewebe und den zu erwartenden Narben frühestmöglich „eine Richtung" vorgegeben und die Ausrichtung der Fasern schon in dieser Phase beeinflusst. Andererseits werden dadurch die Gelenkstrukturen vor Adhäsionen geschützt.

Durch regelmäßiges, langsames, passives (und wenn möglich auch aktives) Bewegen wird massiven Kontrakturen und damit verbundenen Bewegungseinschränkungen entgegengewirkt (➤ Abb. 8.73).

Manuelle Lymphdrainage (➤ Kap. 8.12) sollte in dieser Phase in den angrenzenden Gebieten zum Einsatz kommen, um den Stoffaustausch und somit die komplikationslose Heilung zu fördern.

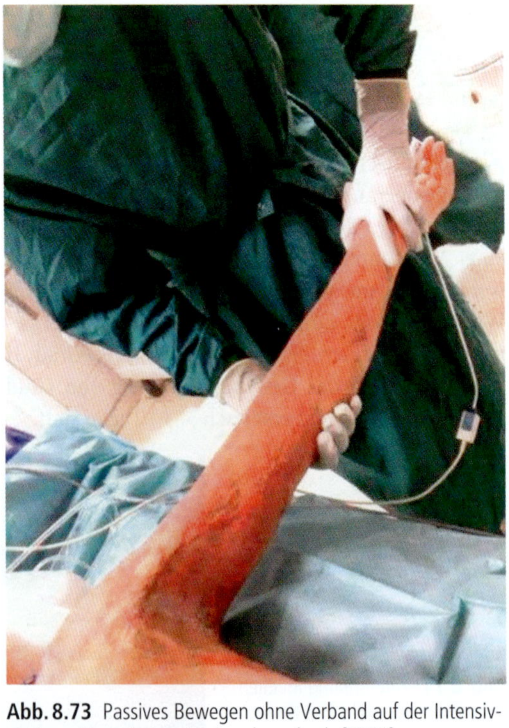

Abb. 8.73 Passives Bewegen ohne Verband auf der Intensivstation während eines Verbandswechsels [T883]

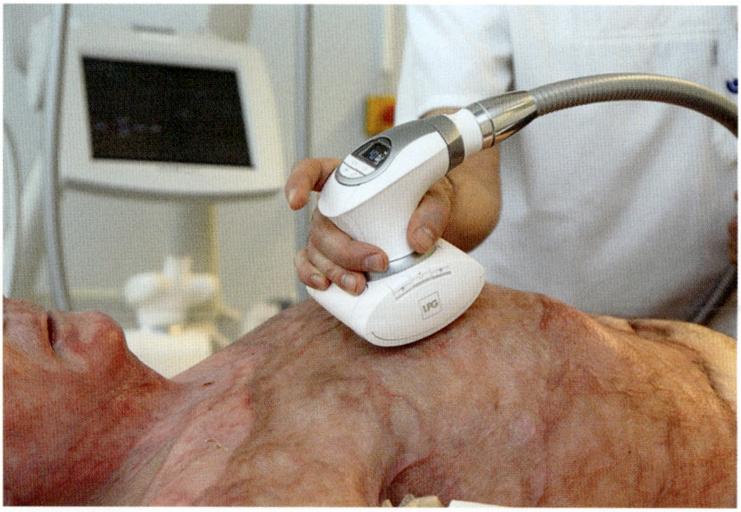

Abb. 8.74 Depressotherapie mit einem LPG Cellu M6®-Gerät [T883]

8.14.4 Physiotherapie in der späten postoperativen Phase

Bei zunehmender Stabilität der Transplantate erhöht sich die Intensität der Behandlung. Es muss nicht weiter auf Verbandswechsel Rücksicht genommen werden, da die Transplantate in dieser Phase bereist gesichert eingeheilt sind und durch Scherkräfte des Verbands nicht mehr gefährdet werden.

Der Patient muss in diesem Abschnitt der Heilung dazu angeleitet werden, ein intensives Eigenübungsprogramm durchzuführen. Dazu gehören sowohl Eigendehnung, aktive Bewegungsübungen sowie die regelmäßige Hautpflege mit rückfettender Salbe oder Creme. Eine zunehmende Aktivierung des Patienten fördert seine Kreislaufaktivität und kommt somit der allgemeinen körperlichen Ausdauer und Kraft zugute.

PRAXISTIPP

An stabil eingeheilten Arealen kann in dieser Phase mit der Narbenmassage begonnen werden.

8.14.5 Physiotherapie Rehabilitationsphase

In der Rehabilitationsphase ist von einer vollen Belastbarkeit der Transplantate auszugehen. Somit kommen in dieser Phase verschiedene therapeutische Maßnahmen zur Verbesserung der Elastizität des Gewebes (Narbe) und damit auch der Beweglichkeit zum Einsatz. Hierbei kann auf verschiedenste Methoden zurückgegriffen werden:

- Depressotherapie (➤ Abb. 8.74), wassergefiltertes Infrarot A (wIRA, ➤ Kap. 8.13.5, ➤ Abb. 8.70)
- Aktivierende Therapieformen, wie z. B. medizinische Trainingstherapie
- Passives Dehnen
- Anleitung zur Eigendehnung
- Narbenmassage

8

KAPITEL

9 Narbensalben

Nils Bringeland

Zur Behandlung von Narben sind diverse Präparate im Handel erhältlich. Sie unterscheiden sich meist in der Anwendung zur Behandlung der unterschiedlichen Stadien der Wundheilung und der Narbenausprägungen. Insbesondere bei frischen Narben scheint ein Einsatz sinnvoll, da u. a. die Fähigkeit der Narbe zur Speicherung von Feuchtigkeit stark reduziert ist. Hier spielt ein altes Missverständnis eine Rolle: Es wird häufig davon ausgegangen, dass es von Vorteil sei, ein Pflaster so schnell wie möglich abzunehmen, damit die Wunde atmen könne. Tatsächlich ist das Gegenteil der Fall:

- Durch das Pflaster kann weniger Flüssigkeit verdunsten.
- Die Wundheilungsprozesse laufen effektiver ab.
- Es wird ein besseres Wundheilungsergebnis erzielt.

Dieser Effekt kann auch durch Salben unterstützt werden. Es gibt darüber hinaus weitere narbenassoziierte Symptome, wie u.a. Juckreiz, Hypertrophie oder Rötung, die durch eine Salbentherapie positiv beeinflusst werden können (Pollok 2015). Im Folgenden wird eine Auswahl einiger im Handel befindlicher Produkte mit Angabe der jeweils intendierten verschiedenen Wirkungen aufgelistet.

APM-Creme

Die APM-Creme, die häufig in Zusammenhang mit der Akupunktmassage nach Penzel genannt wird, ist frei von Farb- und Duftstoffen und somit auch für Allergiker geeignet. Bestandteile sind u. a. Wasser, Glyzerin, Palmicid Acid, Octyldodecanol und Vaseline. Diese Stoffe wirken größtenteils entweder wasserspeichernd oder rückfettend, wodurch die Hautfunktion unterstützt wird. Da die Therapie nach Penzel einen energetischen Charakter beinhaltet, wird auch auf die elektrische Leitfähigkeit verwiesen, die diesbezügliche Symptome reduzieren soll.

Mederma® Narbenpflege-Gel

Bestandteile dieses Produkts sind vor allem die Wirkstoffe Allantoin, Cepalin (Zwiebelextrakt) und Aloe vera. Das Allantoin soll die Geschmeidigkeit der Haut wiederherstellen, während das Cepalin das Erscheinungsbild reduzieren soll. Die Aloe vera wiederum unterstützt den Feuchtigkeitshaushalt des Wundgebiets.

Contractubex®

Das Produkt des Herstellers Merz ist seit gut 45 Jahren im Handel und weitverbreitet. Nach Angabe des Herstellers können mit der Salbe vor allem die folgenden narbenassoziierten Symptome behandelt werden:

- Heparin spendet Feuchtigkeit, mindert Entzündungen und fördert die Durchblutung des Narbengewebes.
- Zwiebelextrakt mindert ebenfalls Entzündungen, aber auch damit verbundene Schwellungen.
- Allantoin soll die Wundheilung unterstützen und einen möglichen Juckreiz reduzieren.

Auch hier wird, wie bei anderen Produkten, ein schöneres, bis hin zu nahezu unsichtbares Narbenbild in Aussicht gestellt. Der enthaltene Zwiebelextrakt ist jedoch vor allem für die Behandlung aktiver hypertropher Narben geeignet, da er die Kollagensynthese durch die Fibroblasten hemmt (Poeschke und Gauglitz 2016).

Bepanthen® Narbengel mit Narbenroller

Dieses Narbengel enthält als Hauptwirkstoffe Silikon, das einen Schutzfilm auf der Haut bildet und diese somit in ihrer Funktion unterstützt und vor dem Austrocknen schützt, sowie Dexpanthenol, das wiederum Wasser im Gewebe bindet. Dies ist wohlgemerkt das einzige Produkt, das neben der chemischen eine physikalische Komponente integriert. Neben dem reinen Auftragen wird mit einer im Packungszylinder eingebauten Noppenkugel das Gewebe mobilisiert. Dies hat einen nicht zu vernachlässigenden Aufforderungscharakter, der Patienten möglicherweise darin unterstützt, regelmäßiger an ihrer Narbe zu arbeiten.

Dermatix® oder Kelo-Cote® Silikon-Gel

Dieses Gel kann auch bereits bei noch sehr jungen Narben und Wunden verwendet werden, ein oberflächlicher Verschluss sollte jedoch gegeben sein. Das Silikon (z. B. Polysiloxan) wird nur sehr dünn aufgetragen und nicht einmassiert. Es bildet nach wenigen Minuten Trockenzeit einen fest-elastischen Schutzfilm auf dem Wundgebiet, der vor Verunreinigungen und Wasserverlust schützt. Ein weiterer positiver Aspekt ist die Möglichkeit, nach dem Trocknen Kosmetika aufzutragen und so Patienten in möglicherweise optisch sensiblen Zonen, wie dem Gesicht, bessere Abdeckmöglichkeiten zu bieten.

ScarSoft Narbengel

Hier ist der Hersteller bemüht, das Thema Narbensalbe aus zwei Perspektiven darzustellen. Zum einen sind gängige Inhaltstoffe der westlichen Welt – wie Silikon, Hyaluronsäure, Zwiebelextrakt und Vitamin E – enthalten, zum anderen Bestandteile wie Tamarindenextrakt, Maulbeerbaumextrakt, indischer Wassernabelextrakt und Aloe vera, wie sie für die Narbenbehandlung in der asiatischen Medizin verwendet werden. Durch die Anwendung soll u. a. ein optimierter Wasserhaushalt im Wundgebiet, reduzierter Juckreiz, eine geschmeidigere Haut und die Bildung eines Schutzfilms erreicht werden.

DMSO-Präparate

Ein zurzeit noch selten verwendeter Wirkstoff in der Narbentherapie ist Dimethylsulfoxid (DMSO). Es wird von der Haut sowie den Schleimhäuten resorbiert und ist in der Lage, auch andere Wirkstoffe, wie z. B. Diclofenac, an sich zu binden und in tiefere Gewebeschichten zu transportieren. Im Gewebe eingezogen, entfaltet es mehrere Wirkungen:

- Senkung der Erregbarkeit von Rezeptoren, wodurch eine Analgesie und parasympathikusartige Effekte provoziert werden.
- Anregung der Synthese von Histamin und PGE1 (einem Prostaglandin), wodurch es zu einer Hyperämisierung des behandelten Gebiets kommt.
- Der für die Narbenbehandlung wichtigste Aspekt ist jedoch, dass DMSO in der Lage ist, Kollagen aufzulösen, wohingegen es mit Elastin in keinster Weise reagiert. Es kann z. B. eine Salbe verwendet werden, die aus 50 % DMSO, 3 % Diclofenac-Natrium und ggf. 0,1 % Lavendelöl in einer hydrophilen Salbengrundlage besteht. Leider sind die meisten Mischungen nicht sehr lange stabil.

Der Therapeut muss bei der Anwendung solcher Präparate allerdings darauf achten, dass er bei der Behandlung (Nitril-)Handschuhe trägt. Bei Therapeuten, die vermehrt mit diesen Präparaten arbeiten, wurde eine erhöhte Dickdarmaktivität sowie ein Knoblauchgeschmack beobachtet. Diese Symptome konnten direkt dem DMSO zugeordnet werden (Carls 2012).

Fazit

Verschafft man sich einen Überblick über die verschiedenen Präparate, fällt auf, dass einige Hersteller auf Studien verweisen, die die Wirksamkeit ihrer Produkte unter Beweis stellen sollen. Diese Studien haben jedoch meist eine nur geringe Aussagekraft. Dies hat einerseits den Hintergrund, dass die Cremes und Salben in der Regel über einen gewissen Zeitraum einmassiert werden müssen. Dadurch wird bereits ein Impuls an das Gewebe übertragen, dessen positive Wirkung auf die Narbe unbestritten ist. Zum anderen werden die meisten Behandlungen mit den Salben nur mit einer unbehandelten Gruppe verglichen. Zudem mehren sich die Hinweise, dass Cremes mit Vitamin-E-Zusatz zu Kontaktekzemen und auch Wundheilungsstörungen führen können.

Die Frage, wie wirksam die Inhaltsstoffe tatsächlich sind und ob das Massieren an sich den Großteil des Effekts hervorruft, bleibt tatsächlich ungeklärt. Trotzdem spricht aber generell nichts gegen die Verwendung solcher Präparate, da deren Inhaltsstoffe zumeist durchaus einen positiven Einfluss auf das Narbengewebe haben dürften. Dies gilt insbesondere für narbenassoziierte Symptome wie Juckreiz und Brennen. Ein Ausbau der klinischen Forschung in diese Richtung wäre jedoch für die Zukunft wünschenswert, um den tatsächlichen Mehrwert solcher Anwendungen und Produkte besser beurteilen zu können.

KAPITEL

10

Nils Bringeland

Ärztliche Interventionen

10.1 Operative Narbenentfernung ... 190
10.2 Silikonfolien ... 191
10.3 Kryotherapie ... 192
10.4 Laserbehandlung ... 192
10.5 Strahlenbehandlung ... 193
10.6 Narbenentstörung durch Unterspritzen der Narbe ... 193
10.7 Akupunktur ... 193
10.8 Microneedling ... 194
10.9 Kompressionsbehandlung ... 195
10.10 Medikamente und Wirkstoffe in der Narbenbehandlung ... 195
10.11 Leitlinien ... 198

Die Praxis zeigt, dass Therapeuten heute mehr und effektiver an Narben behandeln können, als meist bisher von ihnen selbst, den Patienten und den Ärzten vermutet wurde. Es gibt aber eine Reihe von Narben, die entweder ein so großes Ausmaß einnehmen, dass die therapeutische Narbenbehandlung nicht in einem angemessenen Zeitraum zu einem Erfolg führen würde, oder die auf die Therapien nicht wie erhofft ansprechen. In diesen Fällen ist es besonders wichtig, dass alle am Therapieerfolg beteiligten Parteien gut miteinander kommunizieren, um den weiteren Verlauf zu planen. Für eine effektive Kommunikation ist es unerlässlich, dass sich auch die Therapeuten über die Möglichkeiten anderer relevanter Berufsgruppen informieren. Dies ist sehr hilfreich und sinnvoll insbesondere vor dem Hintergrund, dass sich die Therapeuten oft intensiver mit der Entwicklung des Narbengewebes befassen als z. B. die Ärzte. Gerade bei einem bestehenden guten Netzwerk kann ein Therapeut beispielsweise bei einer Fallbesprechung mit dem behandelnden Arzt bei der Therapie identifizierte Problematiken vorstellen und mit dem Arzt die verschiedenen weiterführenden Optionen durchsprechen.

Ebenso ist die Information der Patienten Teil der therapeutischen Arbeit. So kann ein Therapeut seine Patienten über weitere Behandlungsmöglichkeiten aufklären und erste Informationen vermitteln. Die konkrete Auswahl und Durchführung der Behandlung sowie die Besprechung aller Einzelheiten mit dem Patienten sollte jedoch vom Facharzt vorgenommen werden.

10.1 Operative Narbenentfernung

Ein verbreiteter Standard ist die operative Entfernung von unphysiologisch entwickeltem Narbengewebe. Eine Operation sollte jedoch erst nach einer eindeutigen Bestimmung des zu behandelnden Narbentyps erfolgen. Dies hat den Hintergrund, dass bei einigen Narbenformen, wie z. B. unreifen oder hypertrophen Narben, eine abwartende Strategie zu empfehlen ist, da sich die Narben entweder von allein zurückbilden oder über alternative nichtoperative Therapien behandelt werden können. Mit Blick auf diese mögliche spontane Rückbildungstendenz sollte eine Narbe mindestens ein Jahr alt sein, bevor Überlegungen zur operativen Entfernung angestellt werden.

Die klinische Indikation für eine operative Korrektur beinhaltet mehrere Aspekte: Zum einen sollte die Narbe bereits über einen längeren Zeitraum bestehen, zum anderen sind kosmetische und funktionelle Störungen durch das Narbengewebe zu beachten. Letztere beziehen sich vor allem darauf, wenn die Narbe eine erhöhte Zugspannung aufweist und somit die umliegenden Gewebe in ihrer Funktion beeinträchtigt. Hier muss zudem berücksichtigt werden, dass Narben in manchen Fällen vor allem aufgrund der Umstände in ihrem Entstehungsgebiet pathologisch werden. So ist z. B. die operative Entfernung einer Keloidnarbe besonders abzuwägen, da sie im Falle einer reinen Exzision eine hohe Rezidivrate aufweist, die zwischen 45 und 100 % liegt. Eine Ergänzung der Therapie um eine Triamcinolon-Gabe verringert das Risiko auf gut 50 % (Nast et al. 2020). Zudem werden häufig Kryotherapie, Kompressionsverbände, Strahlentherapie und andere Therapien zur Kombination angewendet. An dieser Stelle verdeutlicht sich ergänzend die hohe Relevanz einer angemessenen Wundbehandlung – auch in der Therapie – während des Narbenwachstums.

HINWEIS

Die Operation als reine Behandlungsmaßnahme für Narben beinhaltet, je nach Narbentyp, ein hohes Risiko für Rezidive.

Eine Operation stellt grundsätzlich die letzte zu wählende Intervention dar; vorher sollten alle nichtinvasiven Alternativen versucht worden sein, wobei sich allerdings auch in diesem Fall nicht jede Anwendung zur Behandlung eben jener speziellen Narbe eignet. Die Durchführung der Operation ist in der Regel weniger aufwendig: Unter einer Lokalanästhesie wird die Narbe operativ entfernt und versorgt. Dazu gibt es zwei Möglichkeiten:

- Die Operation wird intraläsional durchgeführt. Hierbei wird ein Stück der breiten Narbe so herausgeschnitten, dass ein schmaler Rand Narbengewebe verbleibt; diese Ränder werden wieder vernäht. Der erwünschte Effekt ist hier, die Rezidivrate zu reduzieren. Einige Untersuchungen kommen jedoch anscheinend zu einem gegenteiligen Ergebnis.
- Alternative ist eine vollständige Entfernung des Narbengewebes.

Werden alle relevanten Punkte berücksichtigt, ist die chirurgische Exzision als sehr effektive Behandlung anzusehen. In Abhängigkeit von Narbentyp und -alter sowie dem klinischen Befund ist der Operateur in der Lage, z. B. große Narbengebiete zu verkleinern oder die Spannung adhäsiver bzw. sklerotischer Narben zu reduzieren. Hierzu stehen dem Operateur verschiedene Schnittformen zur Verfügung:

- **Spindelförmige Exzision:** Diese Schnittform wird meist verwendet, wenn der Narbenverlauf den Spannungslinien der Haut folgt bzw. wenn keine hohe Spannung und Kontrakturen vorliegen. Hier steht der kosmetische Eindruck im Vordergrund: Die Kontur soll verbessert werden. Gleichwohl muss durch geeignete Operationstechniken, wie einer entsprechenden Unterminierung und einem mehrschichtigen Verschluss, die aus der Operation entstehende Spannung minimiert werden.
- **S-förmige Exzision:** Diese Variante ist ebenfalls kosmetisch interessant. Bei dieser Exzision wird zudem die Spannungsverteilung auf die Spannungslinien optimaler gestaltet.
- **Z-Plastik:** Diese recht verbreitete Schnittform wird standardmäßig bei Narbenkontrakturen eingesetzt und dient u. a. dazu, die Zugspannung einer Narbe um 90° zu verlagern. Hierbei wird die Narbe in einem Z-Muster ausgeschnitten. Die beiden entstehenden Lappen werden dann so gegeneinander verlegt, dass es zu einer Span-

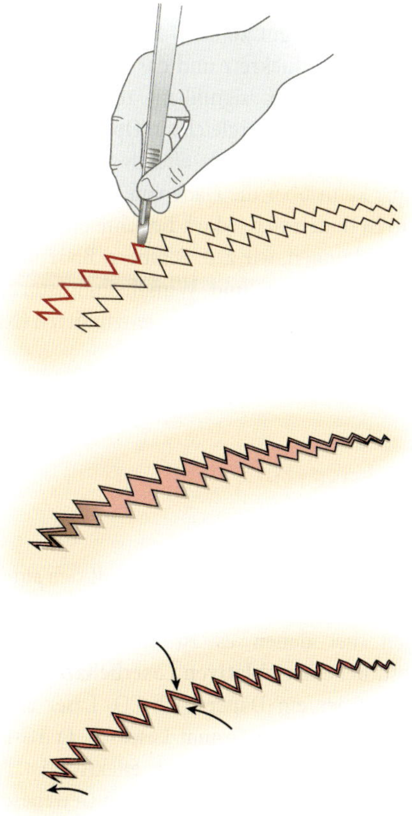

Abb. 10.1 Standardisiertes Vorgehen bei einer operativen Intervention im Sinne einer W-Plastik [L106]

nungsverteilung und Zugminderung kommt. Dies geschieht u. a. dadurch, dass die Kontaktflächen der Narbenränder deutlich größer sind als bei der ursprünglichen Verletzung. Die auf diese Fläche treffende Kraft kann folglich besser verteilt werden. Weisen die zu behandelnden Narben eine größere Länge auf oder haben sie nur eine geringe Umgebungsfläche, können auch serielle Z-Plastiken durchgeführt werden.
Eine Variante der Z-Plastik ist die **W-Plastik,** die bei ästhetischen Schwierigkeiten oder sehr schmalen Arealen häufiger gewählt wird (➤ Abb. 10.1). Dabei wird die Narbe im Zick-Zack ausgeschnitten und die Zacken werden ineinander verlegt. Die Auswirkung auf die Spannungsverteilung ist hier jedoch deutlich geringer als bei der Z-Plastik. Mögliche Komplikationen sind Infektionen, Nekrosen in den Lappen oder gar die Abstoßung der Plastik. Zudem ist eine größere Narbe als vor der Therapie als Ergebnis nicht auszuschließen (Nast et al. 2020, Wagner 2013).

10.2 Silikonfolien

In den letzten Jahren hat die Applikation von Silikon bei Wunden und Narben deutlich an Wichtigkeit gewonnen. Die Anwendung erfolgt als Silikongel (➤ Kap. 9), aber auch Folien, sogenannte Sheets, sind recht verbreitet. Ein Vorteil der Silikonfolien liegt in der einfachen und nebenwirkungsarmen bis -freien Applikationsform (➤ Abb. 10.2). Die Patienten können die Sheets, die in der Regel einen guten Tragekomfort haben, selbstständig anlegen. Für die

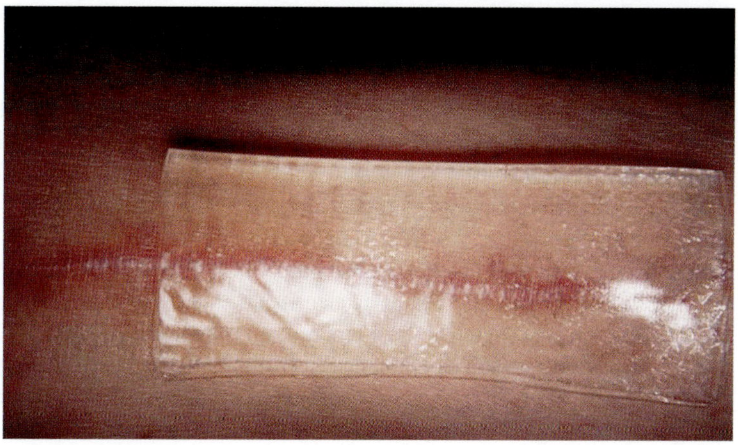

Abb. 10.2 Anwendung einer Silikonfolie bei einer Narbe mit hypertropher Tendenz [G616]

Behandlung von Narben wird eine Anwendungsdauer zwischen 12 und 24 Wochen mit einer täglichen Tragedauer von 12 bis 24 Stunden täglich empfohlen.

Die vermutete zugrunde liegende Wirkung liegt in einer erhöhten Gewebehydratisierung und einer daraus folgenden Reduktion der Angiogenese, die wiederum eine verminderte kapillare Durchblutung des Narbengewebes nach sich zieht. Ein weiterer vermuteter Effekt ist, dass durch die Durchfeuchtung des Gebiets die Keratinozyten durch eine Zytokinfreisetzung einen Signaleffekt an die Fibroblasten erzeugen. Hierdurch sollen z. B. die Narbenkontur und -steifigkeit verbessert und auch eventuelle Symptome wie Juckreiz reduziert werden. Die Therapie mit Silikon in jeglicher Form eignet sich zur Behandlung hypertropher, aktiver Narben sowie zur postoperativen Behandlung hypertropher und keloider Narben. Diese Intervention eignet sich insbesondere als Zusatztherapie.

In der Vergangenheit wurden hierzu viele Studien durchgeführt, die ein sehr positives Bild zur Effektivität zeichnen. Allerdings kommen neuere Untersuchungen zu Ergebnissen, die die bisherigen Erkenntnisse nicht unbedingt stützen (Nast et al. 2020, Wagner 2013).

10.3 Kryotherapie

Die Kryotherapie (➤ Kap. 2.5.4) zeigt in ihrer gesamten Breite der hierunter zusammengefassten Interventionen ein großes Spektrum: vom Kaltluftgebläse über den Eis(gel-)beutel bis hin zur **Anwendung von flüssigem Stickstoff.** Letzteres ist das in der ärztlichen Narbentherapie etablierte Verfahren.

Bei dieser Therapie wird die Narbe entweder besprüht und es kommt zum Direktkontakt mit einer gekühlten „Sonde" oder es findet eine intraläsionale Applikation statt. Bei der Aufsprühvariante wird die Narbe zweimal gefroren und wieder aufgetaut, wodurch eine kälteassoziierte Gewebeschädigung entsteht und die vaskuläre Zirkulation gestört wird. Im weiteren Verlauf kommt es zu einer lokalen Ischämie. Die Abheilungszeit beträgt etwa 4 Wochen, wodurch sich eine mehrfache Wiederholung der Prozedur nach jeweils 4–6 Wochen bis zum angestrebten Therapieergebnis ergibt.

Bei einer **intraläsionalen Anwendung** scheint die Effektivität sehr gut zu sein. Hiermit können Narbenschmerzen, Juckreiz und das Volumen von Keloiden in 50–70 % signifikant reduziert werden. Hierbei gibt es, im Vergleich zur Operation, nur eine geringe Rezidivrate. Eine effektive Kombinationstherapie kann über die Gabe von Triamcinolon erfolgen. Es finden sich jedoch Berichte über mögliche Nebenwirkungen, wie z. B. Schmerz, Blasenbildung, Depigmentierungen und Wundheilungsstörungen, die sich in einigen Fällen sogar entzündeten (Nast et al. 2020, Wagner 2013).

10.4 Laserbehandlung

Die Laserbehandlung von Narben teilt sich auf in ablative, also oberflächliche, und nichtablative Anwendungen, bei denen es zu einer Tiefenwirkung kommt. Bei einer **ablativen Laserbehandlung** werden entweder ein Dauerstrich-CO_2-Laser oder ein Yttrium-Aluminium-Granat-Laser (YAG-Laser) verwendet, wobei der CO_2-Laser effektiver ist. Dieser lässt das Wasser der oberflächlichen Gewebeschichten schlagartig verdampfen (vaporisieren), wodurch Gewebe entfernt wird. Ein YAG-Laser entfernt das Gewebe ebenfalls explosionsartig, jedoch athermisch. Ziel ist die schrittweise Entfernung des Gewebes, das sich über das Hautniveau erhebt.

Die ablative Laserbehandlung zeigt sich als effektiv für die Therapie inaktiver, hypertropher Narben; bei Keloiden werden hingegen Rezidive von bis zu 92 % beschrieben. Hier kann die Intervention zwar angewendet werden, jedoch sollte dies wie bei der chirurgischen Exzision nicht die alleinige Therapiemaßnahme bleiben. Eine Kombination mit einer intraläsionalen Glukokortikosteroidgabe, Kompressionstherapie, Kryotherapie oder Strahlenbehandlung ist anzuraten.

Auch bei diesem Verfahren können **Komplikationen** auftreten. Denkbar sind hier u. a. Krustenbildung, Nässen und Erytheme; Superinfektionen sind ebenfalls möglich. Zudem kann eine De- oder Hyperpigmentierung auftreten, wobei dies beim CO_2-Laser häufiger auftritt als beim athermischen YAG-Laser.

HINWEIS

Die ablative Laserbehandlung sollte nicht bei aktiven hypertrophen Narben mit Niveauunterschieden sowie Brücken- oder Zügelbildung angewendet werden.

Die **nichtablative Lasertherapie** zielt auf die Zerstörung der in den tieferen Gewebeschichten befindlichen Mikrovaskularisation mit einem FPDL-Laser (flashlamp-pumped pulsed dye laser) ab. Dieser Laser erreicht die tieferen Schichten und kann durch seine spezifisch wählbare Wellenlänge die Kapillaren zerstören und somit eine Minderperfusion sowie Hypoxie erzeugen, wodurch es zu einer Regression der Narben kommen soll. Hiermit assoziierte Effekte sind eine Reduktion der Fibroblastenproliferation sowie deren Apoptose, und auch die Synthese von MMP13 (Matrix-Metalloproteasen), einer Kollagenase (Nast et al. 2020, Wagner 2013, Hermann und Trinkkeller 2015).

HINWEIS

Der Einsatz einer nichtablativen Lasertherapie kann z. B. zur Erythemreduktion bei jungen, geröteten, stärker vaskularisierten Narben und bei starkem Juckreiz empfohlen werden.

10.5 Strahlenbehandlung

Bei der Strahlentherapie werden ionisierende Strahlen auf das Gewebe abgegeben, z. B. durch Radio-, Elektronen- oder Brachytherapie. Hierdurch werden vor allem zwei Effekte erzielt:

- Zum einen wirkt sich die Strahlung primär antiproliferativ aus, da die Mitose und somit die Zellteilung verzögert werden.
- Dazu gesellt sich der antiinflammatorische Effekt, der sich u. a. aus einer apoptotischen Wirkung auf die Lymphozyten ergibt.

Ziel der Bestrahlung ist ein hypoxisches, hypozelluläres und wenig vaskularisiertes Gewebe. In diesem Gewebe ist ferner mit einer geringeren Fibroblastenbildung zu rechnen. Während der Wundheilung bzw. Narbenentstehung führt eine regelmäßige adäquate Bestrahlung pathologischer Narben zu einem kontrollierteren Verlauf der Gewebeneubildung. Durch die postoperative Bestrahlung konnte mittlerweile das Ausbleiben eines Rezidivs nach 12–24 Monaten in bis zu 92 % der Fälle festgestellt werden. Bei alleiniger Bestrahlung von abgeheilten Keloiden konnte ein Wert von 73 % erzielt werden (Wagner 2013). Die Behandlung beginnt innerhalb der ersten 24 Stunden postoperativ und sollte zunächst täglich bzw. alle 2 Tage erfolgen. **Nebenwirkungen** können u. a. die Bildung eines Erythems, De- oder Hyperpigmentierung, Teleangiektasien oder trockene Haut sein (Nast et al. 2020, Wagner 2013).

Teleangiektasien sind makroskopische Vergrößerungen der oberflächlichen kleinsten Blutgefäße.

10.6 Narbenentstörung durch Unterspritzen der Narbe

Das Unterspritzen von Narben fällt in den Bereich der Neuraltherapie, einer Reiz- und Regulationstherapie (> Kap. 8.11.2). Hierbei wird die Narbe als Störfeld betrachtet. Insbesondere bei kleineren bis mittleren verhärteten Narben wird das Gewebe häufiger unterspritzt. Hierzu werden Lokalanästhetika wie Mepivacainhydrochlorid verwendet. Einerseits fordert die Flüssigkeit einen gewissen Raum, wodurch es zu Adhäsionslösungen kommen kann, andererseits provoziert das Anästhetikum eine mögliche Schmerzreduktion. Diskutiert wird auch eine Lösung elektrischer Blockaden durch diesen Prozess, die das Gewebe wieder leitfähig machen soll. Meist sind zwei bis fünf Sitzungen zu erwarten, sie können jedoch in einigen Fällen über mehrere Jahre jährlich notwendig sein. Zudem muss erwähnt werden, dass die Narbe einen massiven mechanischen Widerstand darstellen kann, der zunächst kaum unterspritzt werden kann (Reitz 2008, Nast et al. 2020, Wagner 2013).

10.7 Akupunktur

Der Narbenentstörung durch Unterspritzen ähnlich ist die Akupunktur. Auch hier wird gezielt eine Nadel oder ein Laser in das Störfeld, in diesem Fall die Narbe, eingebracht. Nach der Neuraltherapie ist davon auszugehen, dass dieser Effekt sich regulativ auf das System des Körpers auswirkt. Neuere Erkenntnisse geben zudem eine detailliertere Erklärung: Wird eine Akupunkturnadel in dem kollagenen Gewebe gedreht, „klebt" es an der Nadel und rollt sich etwas um sie herum. Dadurch werden die Fasern etwas gedehnt und die in ihnen gelagerten Fibroblasten bekommen einen leichten mechanischen Reiz. Somit könnten sie auch zur Synthese von Matrix-Metalloproteasen (MMP) angeregt werden, die wiederum Adhäsionen abbauen können (Langevin et al. 2007).

10.8 Microneedling

Das Microneedling oder Medical Needling ist eine neuere Entwicklung innerhalb der Dermatologie und der Narbenbehandlung. Hierbei wird eine kleine Handrolle eingesetzt, die sehr dicht mit kleinen Nadeln besetzt ist (➤ Abb. 10.3). Diese Rolle wird bei den Patienten über das betroffene Gebiet gerollt, wobei sehr viele kleine Einstiche der Haut erzeugt werden. Die Länge der Nadeln ist jedoch so konzipiert, dass die Eindringtiefe nicht zu groß ist und keine neuen Vernarbungen provoziert werden (➤ Abb. 10.4).

Da meist mehrere Behandlungen notwendig sind, sollten zwischen den Therapiesitzungen mindestens 4 Wochen liegen, um die ersten Phasen der Wundheilung ablaufen zu lassen und den Effekt des Needling voll auszuschöpfen. Je nach Narbentyp werden zwei verschiedene Wirkmechanismen angenommen:

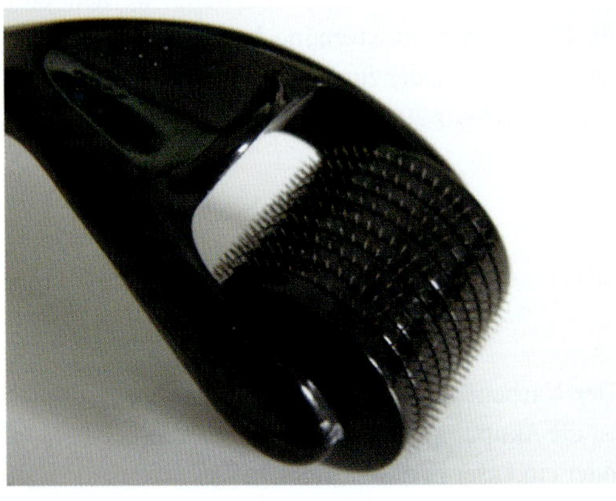

Abb. 10.3 Dermaroller für Microneedling [P311]

- Bei **atrophen Narben,** wie Aknenarben, ist anzunehmen, dass durch die Verletzung das atrophe Gewebe im Verlauf der Wundheilung neu kapillarisiert und mit sich neu bildendem Kollagen durchbaut wird. Somit verfeinert sich die Narbenkontur.
- Bei **hypertrophen oder Keloidnarben** wird vermutet, dass ein anderer Effekt der Wundheilung ausschlaggebend ist: Durch die wundheilungsassoziierten Prozesse werden Kollagenasen ausgeschüttet, die wiederum das pathologisch veränderte Gewebe angreifen. Hierdurch können – optimalerweise durch eine Kombination mit anderen Therapien und mobilisierenden Anwendungen – das Narbenvolumen reduziert und die Funktionalität der Narbe gesteigert werden (Nast et al. 2020, Wagner 2013).

Ob diese Intervention auch weiterhin den Ärzten vorbehalten bleibt, ist abzuwarten. Es gibt Bestrebungen, diese Behandlung auch in die therapeutischen Berufe zu überführen. Fachlich scheint dies durchaus vertretbar, da das entsprechende Fachwissen vorliegt. Nimmt man z. B. Tätowierer als Vergleich, die ohne Ausbildung die Haut verletzen und sogar Pigmente eintragen dürfen, scheint der bisherige Ausschluss solcher Maßnahmen wie das Microneedling nicht mehr zeitgemäß.

HINWEIS

Auch wenn über diverse Online-Anbieter solche Nadelroller zu recht günstigen Preisen zu erwerben sind, ist hiervon abzuraten. Einerseits sind diese Nadelroller meist qualitativ minderwertig, anderseits sollte eine solche Intervention ausschließlich von geschultem Fachpersonal durchgeführt werden.

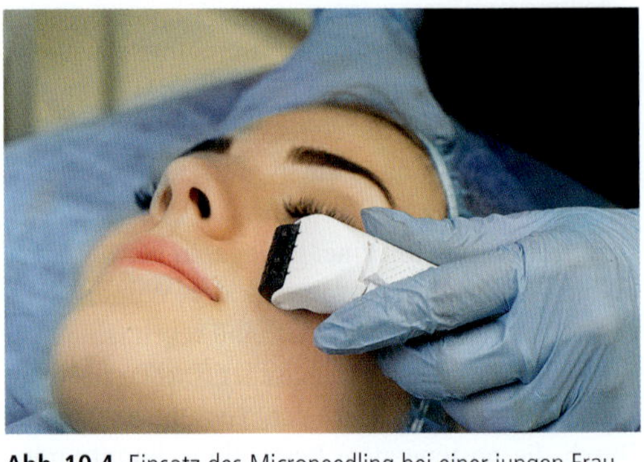

Abb. 10.4 Einsatz des Microneedling bei einer jungen Frau. Hier soll jedoch ein kosmetischer Effekt erzielt werden. [J787]

10.9 Kompressionsbehandlung

Die Behandlung mittels Kompression erfolgt durch in der Regel speziell angefertigte Bandagen und Kleidung, seltener mit durchsichtigen Masken oder Druckknöpfen. Hintergrund dieser Therapie ist, dass durch einen Druck von 15–40 mmHg ein topischer Druck auf das Narbengewebe aufgebaut werden soll, durch den es zu einer kapillaren Minderperfusion kommt. Zudem soll die Kollagenreifung beschleunigt werden und die Narbe in der Folge abflachen. Die Kompression sollte, insbesondere bei bekannter Hypertrophieneigung, bereits sehr früh zum Einsatz kommen, also bereits nach Abschluss der Reepithelisierung. Die Bandage sollte ganztägig über mehrere Wochen oder gar Monate getragen werden. Da es bei den Patienten jedoch häufig zu einer Minderung des Wohlbefindens durch Hitze, Schwitzen, Schwellung, Druckulzerationen und -erosionen sowie Ekzemen kommen kann, ist eine hohe Compliance erforderlich.

Die Therapie ist insbesondere geeignet für die Behandlung von großflächigen hypertrophen Narben und Keloiden. Bei bekannter Neigung zur überschießenden Fibroblastenbildung ist die Kompression im postoperativen Bereich zur Prophylaxe interessant, grundsätzlich sind aber die positiven Effekte gegen die hohen Kosten abzuwägen. Letztere entstehen durch die hohe Qualität des Materials und die individuelle Anpassung durch spezialisierte Fachkräfte und Sanitätshäuser.

10.10 Medikamente und Wirkstoffe in der Narbenbehandlung

Glukokortikosteroide

Die Therapie mit Glukokortikosteroiden gehört zu den wichtigsten medikamentösen Behandlungen pathologischer Narben. In diesem Kontext werden u. a. Triamcinolonacetonid und Lidocain, häufig aber auch eine Kombinationstherapie aus der Chemotherapie nach dem TAC-Schema (Taxotere®, Adriamycin, Cyclophosphamid) angewendet. Die hormonähnlichen Stoffe wirken sich hemmend auf die Kollagen- und Glykosaminoglykansynthese sowie auch auf die Fibroblastenproliferation aus. Auch eine Hemmung des Kollagenase-Inhibitors Alpha-2-Makroglobulin konnte belegt werden. Zudem ist eine antiinflammatorische Wirkung bekannt, weshalb sie auch zur Behandlung von Erkrankungen mit entzündlichen Prozessen eingesetzt werden.

Die Glukokortikosteroide werden intraläsional injiziert. Bei Keloiden ist eine Ansprechrate von 50–100 % zu erwarten, allerdings beträgt die Rezidivrate bei einer Monotherapie 9–50 %. Bei hypertrophen Narben ist eine Kombination mit einer Kryotherapie empfehlenswert, dabei sollte jedoch auf eine Injektion geachtet werden. Topische Anwendungen wie Cremes und Salben scheinen ohne nennenswerten Effekt zu sein. Es muss jedoch bedacht werden, dass die Injektionen schmerzhaft sind. Darüber hinaus kann es zu Atrophien der Subkutis und weißlichen Kristallsuspensions-Ablagerungen sowie zu Teleangiektasien und Pigmentstörungen kommen.

Zwiebelextrakt (Extractum cepae)

Diesem in verschiedenen Narbensalben und Cremes enthaltenen, sehr verbreiteten Wirkstoff wird eine antiinflammatorische, bakterizide und hemmende Wirkung auf die Fibroblastenproliferation zugeschrieben (➤ Kap. 9). Denkbar sind u. a. ein Wirkmechanismus über die Initialisierung von Matrix-Metalloproteinasen (MMP1) und einem daraus folgenden Kollagenabbau sowie ein Aufbau von Hemmmechanismen. Die Salbe bzw. Creme wird ab der Epithelisierung der Haut über Wochen und Monate hinweg täglich aufgetragen und kann sowohl als Zusatztherapie als auch zur Prophylaxe angewendet werden.

5-Fluorouracil (5-FU)

Dieser Wirkstoff ist insbesondere durch seine hemmende Wirkung auf die Fibroblastenproliferation effektiv in der Behandlung von Keloiden. Da er ursprünglich zur Karzinomtherapie entwickelt wurde, erfolgt der Einsatz off-label, also zulassungsüberschreitend. Der Wirkstoff wird in das Narbengewebe injiziert, wobei bis zu 16 Injektionen – verteilt über einen längeren Zeitraum – durchgeführt werden können. Das Einsatzgebiet beschränkt sich vor allem auf **therapieresistente Keloide.**

Kontraindikationen sind u. a. Anämie, Thrombozytopenie, Leukopenie, Infektion, Schwangerschaft; mögliche Nebenwirkungen sind Infektionsschmerz, Irritationen, Ulzerationen und Hyperpigmentierung.

Interferon (INF)

Interferon wird – ebenfalls zulassungsüberschreitend – intraläsional injiziert, und zwar zweimal im Abstand von 4–7 Tagen. Alternativ kann es zur Rezidivprophylaxe direkt postoperativ eingesetzt werden. In der Narbe wirkt sich Interferon über eine Reduktion der Kollagen-Typ-I- und -Typ-III-Synthese sowie auch der Glykosaminoglykanbildung aus. Bei einer Monotherapie liegt die Ansprechrate bei 20–66 %, bei einer Kombination mit dem TAC-Schema (Taxotere®, Adriamycin, Cyclophosphamid) steigt die Rate sogar auf gut 80 %.

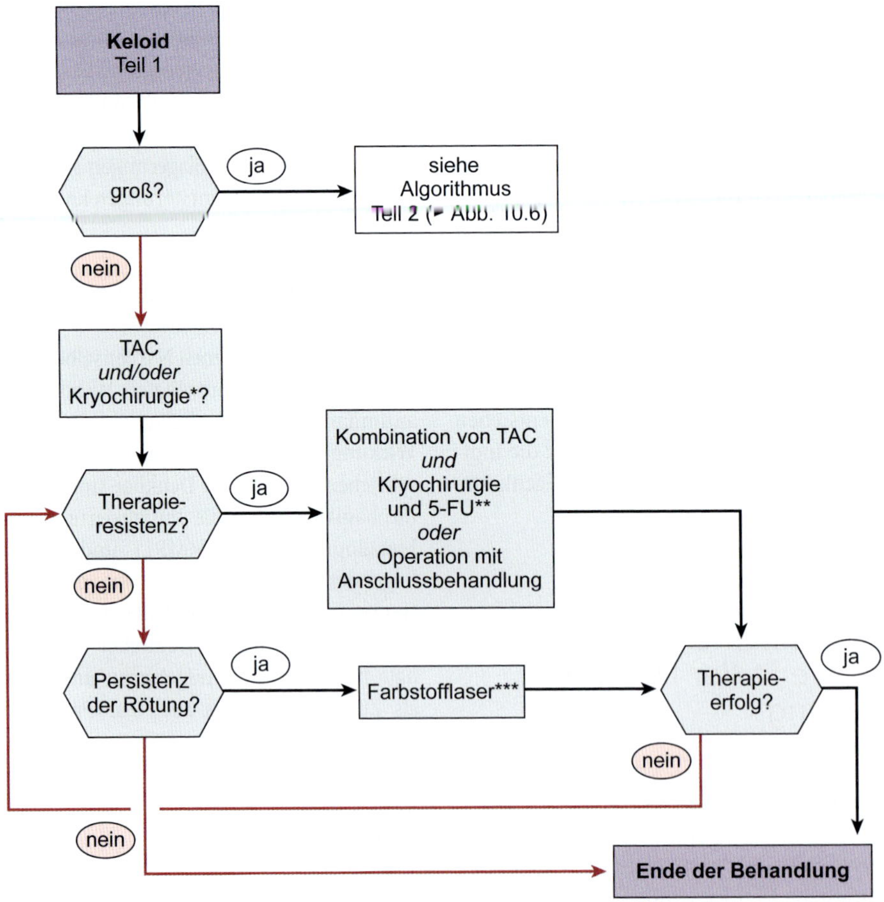

Abb. 10.5 Therapiealgorithmus Keloid, Teil 1. TAC = intraläsionale Triamcinoloninjektion, 5-FU = intraläsionale 5-Fluorouracil; * = ablative fraktionierte Lasertherapie kann für nicht aktive flache Keloide erwogen werden, ** = off-label, *** = IPL-Technik (intensed pulsed light) zur Therapie von Gefäßen und der Nd:YAG-Laser (für tiefere Eindringtiefe und bei dunkleren Hauttypen) können alternativ erwogen werden [W1010/L106]

10

HINWEIS

In Deutschland und Österreich ist die Behandlung von Keloiden mit Interferon nicht zugelassen, darüber hinaus ist sie kostenintensiv. Zudem kann eine Monotherapie nicht empfohlen werden. Nebenwirkungen sind mögliche grippeähnliche Symptome sowie Schmerzen und Entzündungsreaktionen im Injektionsgebiet.

Botulinumtoxin A

Das auch als Botox bekannte Nervengift kann z. B. zur Reduktion der Wundspannung eingesetzt werden. Wird das Gebiet um eine frische Narbe herum mit Botox in seiner Aktivität gemindert, wird automatisch der entstehende Stress auf die Narbe reduziert. Dies gilt jedoch nur für die Applikation bei einer frischen Wunde; bei bereits bestehenden kontrakten Narben ist nur wenig über die Wirkung bekannt. Der Einsatz muss aber wohl bedacht sein. Da Fasziengewebe kontraktile Strukturen aufweist, ist auch hier ein gewisser Effekt denkbar.

Weitere Wirkstoffe

Es befinden sich weitere Wirkstoffe im Handel, die sich möglicherweise zur Behandlung von Narben eignen. Hier sind u. a. Imiquimod, Bleomycin oder Kalziumkanalblocker zu nennen. Zur Anwendung dieser Wirkstoffe fehlen jedoch noch gesicherte Erkenntnisse, weshalb bisher keine kompetente Aussage getroffen werden kann (Nast et al. 2020, Wagner 2013).

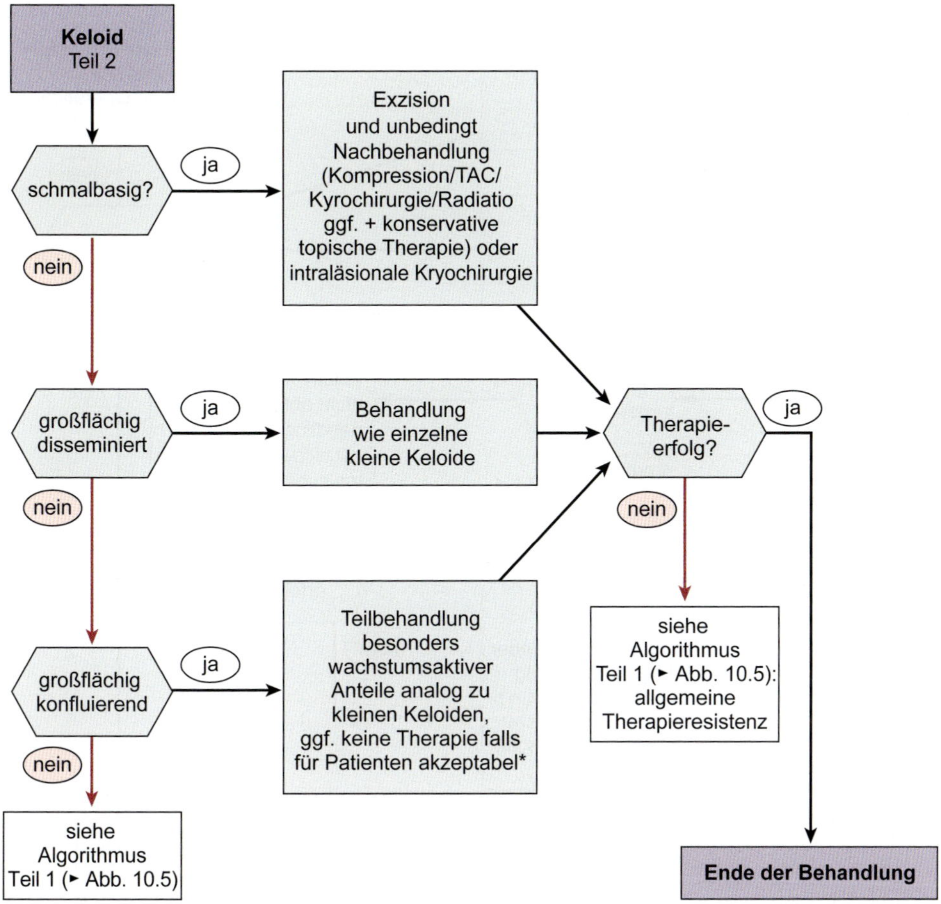

Abb. 10.6 Therapiealgorithmus Keloid, Teil 2. TAC = intraläsionale Triamcinoloninjektion; * = ggf. zusätzliche antiseptische oder antibiotische Therapie bei fuchsbauartigem/oftmals superinfiziertem Befund [W1010/L106]

10.11 Leitlinien

Die Deutsche Dermatologische Gesellschaft (DDG) hat in den letzten Jahren eine Leitlinie zur Behandlung pathologischer Narben erarbeitet und im August 2020 eine redaktionell überarbeitete Fassung veröffentlicht. Die Therapiealgorithmen zur Behandlung von hypertrophen Narben und Keloiden sind in ➤ Abb. 10.5, ➤ Abb. 10.6 und ➤ Abb. 10.7 dargestellt (Nast et al. 2020; www.awmf.org/leitlinien/detail/ll/013-030.html).

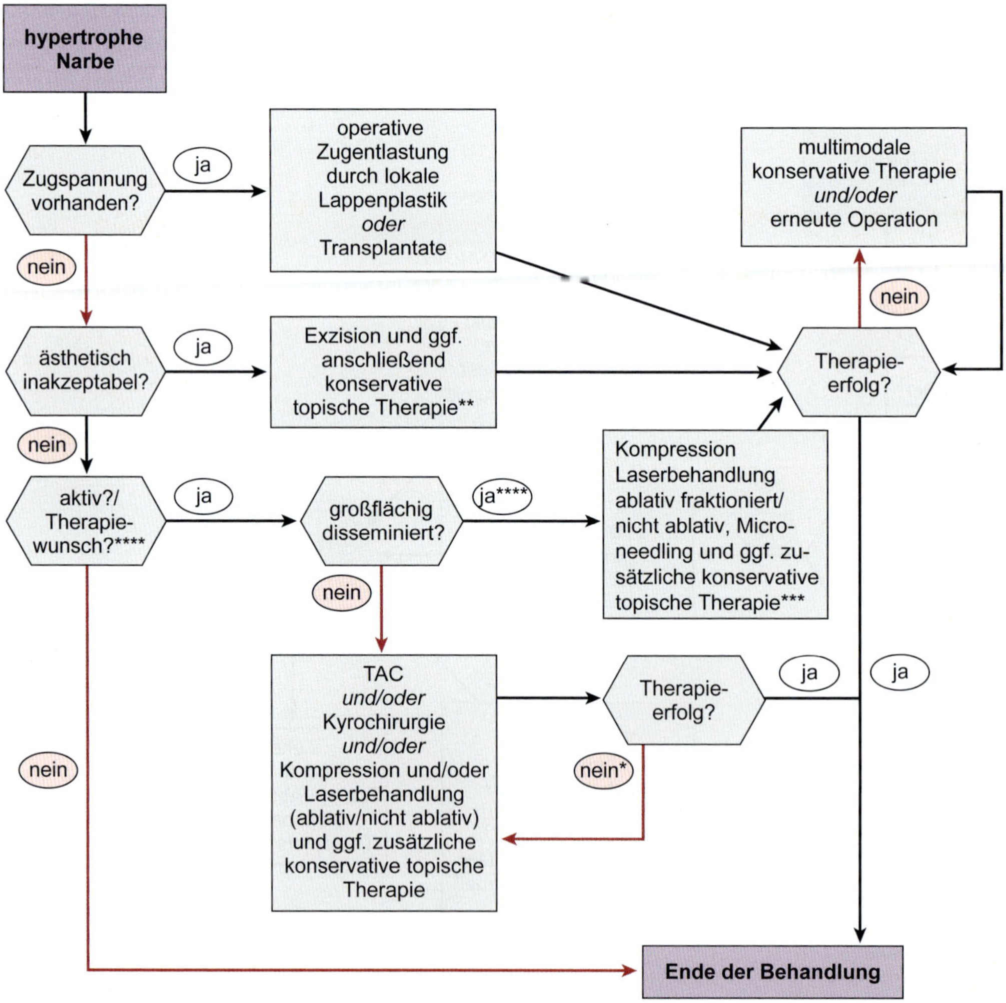

Abb. 10.7 Therapiealgorithmus hypertrophe Narbe. TAC = intraläsionale Triamcinoloninjektion; * = Therapiemodifikation, ** = Abwägen von Risiko/Nutzen/zusätzlichen Risikofaktoren, *** = einzelne prominente Läsionen Triamcinolon intraläsional und/oder Kryochirurgie, **** = in der Regel sollte mindestens ein Jahr abgewartet werden [W1010/L106]

Anhang

Literaturverzeichnis 201

Register 205

Literaturverzeichnis

Abele J. Das Schröpfen. Eine bewährte alternative Heilmethode. 7. Aufl. München: Elsevier/Urban & Fischer, 2015.

Ahlhorn A. Schmerzfrei und beweglich durch abbinden – Medical Flossing. Physiopraxis 2015; 13 (9): 35–37.

Andrecht S. Das Fasziensystem. Pt – Zeitschrift für Physiotherapeuten 2015; 67 (8): 63–68.

Arco G, Horch RE. Chirurgie der Narben. Grundlagen, Prävention und Behandlungsmethoden. Chirurgische Allgemeine 2009; 10 (1): 17–28.

Asmussen PD, Söllner B. Die Prinzipien der Wundheilung: Wundtypen, Wundheilungsvorgänge und Wundheilungsstörungen. Graz: CM Medienverlag, 2007.

Bachtelle SE, Pepper CM. The physical results of nonsuicidal self-injury: The meaning behind the scars. J Nerv Ment Dis 2015; 203: 927–933.

Barral J-P, Croibier A. Manipulation viszeraler Gefäße. München: Elsevier/Urban & Fischer, 2011.

Barral J-P, Mercier P. Lehrbuch der Viszeralen Osteopathie. Bd. 1. 2. Aufl. München: Elsevier/Urban & Fischer, 2005.

Beausang E et al. A new quantitative scale for clinical scar assessment. Plast Reconstr Surg 1998; 102: 1954–1961.

Beck A. Einfluss von Diclofenac (NSAR) auf die Knochenbruch- und Wundheilung. München: GRIN Verlag, 2002.

Bekkering V. Die therapeutische Relevanz von REMovement® in der Boeger-Therapie. Masterthesis, St. Gallen 2020.

Betsch F. Schröpfen: Klinische Wirksamkeit erstmals belegt. Carstens-Stiftung, 2009. www.carstens-stiftung.de/artikel/schroepfen-klinische-wirksamkeit-erstmals-belegt.html (letzter Zugriff: 3.1.2022).

Binger K et al. High salt reduces the activation of IL-4- and IL-13-stimulated macrophages. J Clin Invest 2015; 125 (11): 4223–4238.

Bob A, Bob K. Anatomie. Duale Reihe. 2. Aufl. Stuttgart: Thieme, 2007.

Bordoni B, Zanier E. Skin, fascia, and scars: symptoms and systematic connections. J Multidiscip Healthc 2014; 7: 11–24.

Bringeland N. Süße Heilung. Wund- und Narbentherapie mit medizinischem Honig. Physiopraxis 2013; 11 (10): 31–33.

Bringezu G, Schreiner O. Die Therapieform der Manuellen Lymphdrainage. In: Bringezu G, Schreiner O (Hrsg.). Lehrbuch der Entstauungstherapie. Bd. 1. 2. Aufl. Heidelberg: Springer, 2006; 87–151.

Bringezu G, Schreiner O. Lehrbuch der Entstauungstherapie. 4. Aufl. Berlin: Springer, 2014.

Cao TV et al. Wounded bioengineered tendons treated with nonstrain, 1, 2, 3, 4, or 5 minutes of myofascial release stretch 6 % beyond its initial resting length. J Am Osteopath Assoc 2015; 115: 72–82.

Brügger A. Die Erkrankungen des Bewegungsapparates und seines Nervensystems. Stuttgart: Gustav Fischer Verlag, 1977.

Carls J. DMSO – Stellenwert in der Handtherapie. 2012. www.j-carls.de/media/680335b3b9e76a2ffff804efffffff1.pdf (letzter Zugriff: 2.1.2022).

Carstens-Stiftung. Schröpfen. Carstens-Stiftung, 2012. www.carstens-stiftung.de/artikel/schroepfen.html (letzter Zugriff: 3.1.2022).

Chapelle S, Bove G. Visceral Mobilization/Massage for Postoperative Adhesions and Ileus. 2012. www.fasciacongress.org/2012/Abstracts/32_Chapelle.pdf (letzter Zugriff: 6.12.2021).

Cooper RA, Molan PC, Harding KG. Antibacterial activity of honey against strains of staphylococcus aureus from infected wounds. J R Soc Med 1999; 92: 283–285.

Costa L. Massage. München: Dorling Kindersley, 2004.

Courtois CA. Complex trauma, complex reactions: Assessment and treatment. Psychother Theory Res Pract Train 2004; 41: 412–425.

Culav EM et al. Connective tissues: matrix composition and its relevance to physical therapy. Phys Ther 1999; 79: 308–319.

De Deyne PG, Kirsch-Volders M. In vitro effects of therapeutic ultrasound on the nucleus of human fibroblasts. Phys Ther 1995; 75 (7): 629–634.

De Morree JJ. Dynamik des menschlichen Bindegewebes. 2. Aufl. München: Elsevier/Urban & Fischer, 2013.

DGfW – Deutsche Gesellschaft für Wundheilung und Wundbehandlung. S3-Leitlinie 091–001: Lokaltherapie chronischer Wunden bei Patienten mit den Risiken periphere arterielle Verschlusskrankheit, Diabetes mellitus, chronische venöse Insuffizienz. Stand: 12.6.2012 (in Überarbeitung). www.awmf.org/leitlinien/detail/ll/091-001.html (letzter Zugriff: 2.1.2022).

Fearmonti R et al. A review of scar scales and scar measuring devices. Eplasty 2010; 10: e43.

Ferriero G et al. Validation of a new device to measure postsurgical scar adherence. Phys Ther 2010; 90 (5): 776–783.

Fincke F. Iontophorese mit Voltaren® Emulgel® als eine mögliche physiotherapeutische Behandlungsmethode bei Schmerzzuständen. Wissenschaftliche Hausarbeit zur Erlangung des akademischen Grades einer Magistra Atrium der Universität Göttingen 2002. www.docplayer.org/20947281-Iontophorese-mit-voltaren-emulgel-als-eine-moegliche-physiotherapeutische-behandlungsmethode-bei-schmerzzustaenden.html (letzter Zugriff: 6.1.2022).

Fishbain DA et al. Chronic pain-associated depression: antecedent or consequence of chronic pain? A review. Clin J Pain 1997; 13: 116–137.

Fitzpatrick TB. Soleil et Peau. Journal de Médecine Esthétique 1975; 2: 33–34.

Flatten G et al. S3-Leitlinie Posttraumatische Belastungsstörung. Trauma & Gewalt 2011; 3: 202–210.

Flehming I. Normale Entwicklung des Säuglings und ihre Abweichungen. 7. Aufl. Stuttgart: Thieme, 2007.

Földi E. Therapie des Lymphödems. Hautarzt 2012; 63: 627–633.

Fourie WJ. Operationen und Narbenbildung. In: Schleip R et al. (Hrsg.). Lehrbuch Faszien. München: Elsevier/Urban & Fischer, 2014; 308–315

Fourie WJ, Robb K. Physiotherapy management of axillary web syndrome following breast cancer treatment: discussing the use of soft tissue techniques. Physiotherapy 2009; 95: 314–320.

Fries E, Kirschbaum C. Chronischer Stress und stressbezogene Erkrankungen. In: Wippert PM, Beckmann J (Hrsg.). Stress- und Schmerzursachen verstehen. Stuttgart: Thieme, 2009; 113–126.

Fritsch H, Kühnel W. Taschenatlas Anatomie. Bd. 2: Innere Organe. 9. Aufl. Stuttgart: Thieme, 2005.

Fründ D. Einfluss nichtsteroidaler Antirheumatika (NSAR) auf die Proteinexpression von Neuroblastomzellen. Dissertation, Fachbereich Pharmazie der Philipps-Universität Marburg 2006. http://d-nb.info/98257651X/34 (letzter Zugriff: 8.12.2021).

Gehlsen G, Ganion LR, Helfst R. Fibroblast responses to variation in soft tissue mobilization pressure. Med Sci Sports Exerc 1999; 31 (4): 531–535.

Genneper T, Wegener A (Hrsg.). Lehrbuch Homöopathie. 2. Aufl. Stuttgart: Haug, 2010.

Gratz KL. Measurement of deliberate self-harm: Preliminary data on the Deliberate Self-Harm Inventory. J Psychopathol Behav Assess 2001; 23: 253–263.

Grützkau A et al. Synthesis, storage, and release of vascular endothelial growth factor/vascular permeability factor (VEGF/VPF) by human mast cells: Implications for the biological significance of VEGF. Mol Biol Cell 1998; 9 (4): 875–884.

Hammer WI. The effect of mechanical load on degenerated soft tissue. J Bodyw Mov Ther 2008; 12 (3): 246–256.

Handschel JGK et al: Objective assessment of cosmetic outcome of scars. Mund Kiefer GesichtsChir 2005; 9: 396–399.

Hardy M, Woodall W. Therapeutic effects of heat, cold, and stretch on connective tissue. J Hand Ther 1998; 11 (2): 148–156.

Hebgen E. Viszeralosteopathie – Grundlagen und Techniken. 5. Aufl. Stuttgart: Haug, 2014.

Heim CM et al. Decreased cortical representation of genital somatosensory field after childhood sexual abuse. Am J Psychiatry 2013; 170 (6): 616–623.

Henne-Bruns D. et al. Duale Reihe: Chirurgie. 3. Aufl. Stuttgart: Thieme, 2007.

Henry G, Garner WL. Inflammatory mediators in wound healing. Surg Clin North Am 2003; 83: 483–507.

Hermann K, Trinkkeller U. Medizinisch-kosmetische Behandlungsmöglichkeiten. In: Hermann K, Trinkkeller U. Dermatologie und medizinische Kosmetik. 3. Aufl. Heidelberg: Springer, 2015; 175–208.

Herpertz U. Ödeme und Lymphdrainage. Diagnose und Therapie von Ödemkrankheiten. Stuttgart: Schattauer, 2006.

Hesselman S et al. Abdominal adhesions in gynaecologic surgery after caesarean section: a longitudinal population-based register study. BJOG 2018; 125 (5): 597–603.

Hoffmann G, Ebert R. Krank durch Narben. 3. Aufl. Bietigheim-Bissingen: Turm-Verlag, 2004.

Hofmann A. EMDR. Praxishandbuch zur Behandlung traumatisierter Menschen. 5. Aufl. Stuttgart: Thieme, 2015.

Hoogewerf CJ et al. Impact of facial burns: relationship between depressive symptoms, self-esteem and scar severity. Gen Hosp Psychiatry 2014; 36: 271–276.

Jaafar ZAA et al. Skin markers and the prediction of intra-abdominal adhesion during second cesarean delivery. Ginekologia Polska 2019; 90 (6): 325–330.

Jänig W. Neurobiologie viszeraler Schmerzen. Der Schmerz 2014; 28: 233–251.

Josenhans E. Manuelle Strangbehandlung erfolgreich. Pt – Zeitschrift für Physiotherapeuten 2007; 59: 868–878.

Jütte R, Dinges M. Homöopathie – Eine Heilkunde und ihre Geschichte. Stuttgart: Institut für Geschichte der Medizin der Robert Bosch Stiftung, 2009.

Kaspar D et al. Diclofenac hemmt die Proliferation und Matrixbildung osteoblastärer Zellen. Der Unfallchirurg 2005; 108 (1): 18–24.

Kästner J. Wirkung von Musik – eine Bestandsaufnahme bisher vorliegender wissenschaftlicher Erhebungen. Norderstedt: GRIN Verlag, 2008.

Kelly RC et al. Soft tissue mobilization techniques in treating chronic abdominal scar tissue: A quasi-experimental single subject design. J Bodyw Mov Ther 2019; 23 (4): 805–814.

Kiontke S. Physik biologischer Systeme. Die erstaunliche Vernachlässigung der Biophysik in der Medizin. 2. Aufl. Baar: Vitatec Dr. Kiontke, 2012.

Klinke R, Silbernagl S (Hrsg.). Lehrbuch der Physiologie. Stuttgart: Thieme, 1996.

Klinkhammer G. Marburger Erklärung zur Homöopathie. Dtsch Arztebl 1993; 90 (11): A-772.

Koller T. Physiotherapeutische Diagnostik. Stuttgart: Thieme, 2017.

Kolster BC. Massage. Klassische Massage, Querfriktionen, Funktionsmassage, Faszienbehandlung. 4. Aufl. Berlin: Springer, 2016.

König W. Der funktionelle Schmerz. Manuelle Medizin 2009; 47: 112–116.

Kress M. Narbenschmerzen. Veröffentlicht am 31.3.2019. www.schmerzhilfe.de/narbenschmerzen/ (letzter Zugriff: 6.1.2022).

Kudielka BM, Wüst S. Grundlagen und Modelle der psychobiologischen Stressforschung. In: Wippert PM, Beckmann J (Hrsg.). Stress- und Schmerzursachen verstehen. Stuttgart: Thieme, 2009; 105–112.

Kujath P, Michelsen A. Wunden – von der Physiologie zum Verband. CME Kompakt 2009. www.aerzteblatt.de/archiv/64184/Wunden-von-der-Physiologie-zum-Verband (letzter Zugriff: 8.12.2021).

Künzli BM et al. Impact of preoperative local water-filtered infrared A irradiation on postoperative wound healing: a randomized patient- and observer-blinded controlled clinical trial. Ann Surg 2013; 258 (6): 887–894.

Langer W, Hebgen E. Lehrbuch Osteopathie. Stuttgart: Haug, 2013.

Langevin H. et al. Connective tissue fibroblast response to acupunctue: Dose-dependent effect of bidirectional needle rotation. J Altern Complement Med 2007; 13 (3): 355–360.

Larkin KA et al. Blood flow restriction enhances post-resistance exercise angiogenic gene expression. Med Sci Sports Exerc 2012; 44: 2077–2083.

Leung MSF, Cheing GLY. Effects of deep and superficial heating in the management of frozen shoulder. J Rehabil Med 2008; 40 (2): 145–150.

Leutert G, Schmidt W. Funktionelle und systematische Anatomie. 11. Aufl. München: Elsevier/Urban & Fischer, 2008.

Lippert H. Lehrbuch Anatomie. 7. Aufl. München: Elsevier/Urban & Fischer, 2006.

Loghmani MT, Warden SJ. Instrument-assisted cross fiber massage increases tissue perfusion and alters microvascular morphology in the vicinity of healing knee ligaments. BMC Complement Altern Med 2013; 13: 240.

Matejka R. Ausleitende Therapieverfahren. 3. Aufl. München: Elsevier/Urban & Fischer, 2009.

Meert G. Das Becken aus osteopathischer Sicht. 4. Aufl. München: Elsevier/Urban & Fischer, 2017.

Melzack R, Wall PD. Pain mechanisms: a new theory. Science 1965; 150 (699): 971–979.

Mett C. Hypo- und Hypermobilität – Ursachen und Auswirkungen im Bindegewebe. Manuelle Therapie 2015; 19: 159–165.

Mocke S, Wellhausen F, Meyer U. Anwendungsbeobachtung WALA Narben Gel. Der Merkurstab 2006: 59 (1): 61–65.

Moll KJ, Moll M. Anatomie. 18. Aufl. München: Elsevier/Urban & Fischer, 2005.

Münstedt K, Hoffmann S. Bienenprodukte in der Medizin: Apitherapie nach wissenschaftlichen Kriterien bewertet. Aachen: Shaker, 2012.

Myers TW. Anatomy Trains. Myofasziale Leitbahnen. 3. Aufl. München: Elsevier/Urban & Fischer, 2015.

Nast A et al. S2k-Leitlinie der Deutschen Dermatologischen Gesellschaft: Therapie Pathologischer Narben (hypertrophe Narben und Keloide). 2020. www.awmf.org/leitlinien/detail/ll/013-030.html (letzter Zugriff: 2.1.2022).

Netter FH. Atlas der Anatomie. 6. Aufl. München: Elsevier/Urban & Fischer, 2015.

Ougrin D et al. Therapeutic interventions for suicide attempts and self-harm in adolescents: systematic review and meta-analysis. J Am Acad Child Adolesc Psychiatry 2015; 54: 97–107.e2.

Paoletti S. Faszien. Anatomie, Strukturen, Techniken, Spezielle Osteopathie. München: Elsevier/Urban & Fischer, 2001.

Paulsen F, Waschke J. Sobotta – Atlas der Anatomie des Menschen. Bd. 1: Allgemeine Anatomie und Bewegungsapparat. 23. Aufl. München: Elsevier/Urban & Fischer 2010.

Pergialiotis V et al. Cesarean wound scar characteristics for the prediction of pelvic adhesions: a meta-analysis of observational studies. J Matern Fetal Neonatal Med 2017; 30 (4): 486–491.

Pietsch AP. Perioperative Hypothermie. Anaesthesist 2007; 56: 936–939.

Piotrowski-Manz H. Die Kunst des Schröpfens: Grundlagen, Durchführung, natürliche Therapiekonzepte. 4. Aufl. Stuttgart: Sonntag, 2007.

Poesche J, Gauglitz GG. Aktuelle Optionen zur Behandlung pathologischer Narben. J Dtsch Dermatol Ges 2016; 14 (5): 467–478.

Pollok B. Narbenmassage. In: Reichert B (Hrsg.). Massage-Therapie. Stuttgart: Thieme, 2015; 290–302.

Preston NJ, Seers K, Morimer PS. Physical Therapies for reducing and controlling lymphoedema of the limbs (Review). Cochrane Library. 2008; Issue 3.

Reitz S. Heilung in Sekunden. Hamburg: ngw-Verlag, 2008.

Richter P, Hebgen E. Triggerpunkte und Muskelfunktionsketten. 4. Aufl. Stuttgart: Haug, 2015.

Rief W, Henningsen P. Psychosomatik und Verhaltensmedizin. Stuttgart: Schattauer, 2015.

Ritter-Demuth C. Die Geigensaiten querdehnen. Mobilisation der Fibrosierung beim Mammakarzinom. Physiopraxis 2007; 7–8 (6): 34–37.

Robson V, Dodd S, Thomas S. Standardized antibacterial honey (Medihoney) with standard therapy in wound care: randomized clinical trial. J Adv Nurs 2009; 65: 565–575.

Rozenfeld E, Kalichman L. New is the well-forgotten old: The use of dry cupping in musculoskeletal medicine. J Bodyw Mov Ther 2016; 20 (1): 173–178.

Rüegg JC. Neurophysiologie psychosomatischer Schmerzen. Psychotherapy Forum 2009; 13: 136–142.

Schiller S. Über die Definitionen und Physiologie von Rücken-, projizierten und radikulären Schmerzen. manuelletherapie 2013; 17 (4): 149–151.

Schleip R. Faszien als körperweites Spannungsnetzwerk: Anatomie, Biomechanik und Physiologie. In: Schleip R, Baker A (Hrsg.). Faszien in Sport und Alltag. München: Riva Verlag, 2016; 15–24.

Schleip R, Baker A (Hrsg.). Faszien in Sport und Alltag. München: Riva Verlag, 2016.

Schleip R, Jäger H. Interozeption. In: Schleip R et al. (Hrsg.). Lehrbuch Faszien. Grundlagen – Forschung – Behandlung. München: Elsevier 2014; 64–68.

Schleip R, Klingler W. Active contractile properties of fascia. Clin Anat 2019; 32 (7): 891–895.

Schleip R et al. Strain hardening of fascia: Static stretching of dense fibrous connective tissues can induce a temporary stiffness increase accompanied by enhanced matrix hydration. J Bodyw Mov Ther 2012; 16 (1): 94–100.

Schleip R et al. (Hrsg.). Lehrbuch Faszien. Grundlagen – Forschung – Behandlung. München: Elsevier/Urban & Fischer, 2014.

Schlingensiepen I, Brysch MA. Homöopathie für Skeptiker. München: O. W. Barth, 2014.

Schünke M et al. PROMETHEUS LernAtlas der Anatomie: Allgemeine Anatomie und Bewegungssystem. 2. Aufl. Stuttgart: Thieme, 2007.

Scott JR, Muangman P, Gibran NS. Making sense of hypertrophic scar: a role for nerves. Wound Repair Regen 2007; 15 (Suppl 1): S27–S31.

Shang A et al. Are the clinical effects of homoeopathy placebo effects? Comparative study of placebo-controlled trials of homoeopathy and allopathy. Lancet 2005; 366 (9487): 726–732.

Singer AJ, Clark RAF. Cutaneous wound healing. N Eng J Med 1999; 341: 738–739.

Singer AJ. et al. Development and validation of a novel scar evaluation scale. Plast Reconstr Surg 2007; 120 (7): 1892–1897.

Sprenger T et al. Physiologische und pathophysiologische Grundlagen von Schmerz. In: Wippert P, Beckmann J (Hrsg.). Stress- und Schmerzursachen verstehen. Stuttgart: Thieme, 2009; 167–174.

Starrett K, Cordoza G. Werde ein geschmeidiger Leopard. München: riva Verlag, 2014.

Stecco C. Atlas des menschlichen Fasziensystems. München: Elsevier, 2016.

Su WH et al. Nonsteroidal anti-inflammatory drugs for wounds: pain relief or excessive scar formation? Mediators Inflamm 2010; Article ID 413238.

Sullivan T et al. Rating the burn scar. J Burn Care Rehabil 1990; 11: 256–260.

Thews G, Mutschler E, Vaupel P. Anatomie, Physiologie, Pathophysiologie des Menschen. 7. Aufl. Stuttgart: Wissenschaftliche Verlagsgesellschaft, 2015.

Tiplt ALM. Schmerztherapie und Akupunktur: Eine interkulturelle Begegnung am Beispiel einer interdisziplinären Schmerzambulanz. Dissertation der Medizin an der Medizinischen Fakultät der Ludwig-Maximilians-Universität zu München, 2010. https://edoc.ub.uni-muenchen.de/12032/1/Tiplt_Ana_Lucia.pdf (letzter Zugriff: 4.1.2022).

Tittel K. Beschreibende und funktionelle Anatomie des Menschen. 14. Aufl. München: Elsevier/Urban & Fischer, 2003.

Usuba M et al. Effect of heat in increasing the range of knee motion after the development of a joint contracture: An experiment with an animal model. Arch Phys Med Rehabil 2006; 87 (2): 247–253.

Valouchová P, Lewit K. Surface electromyography of abdominal and back muscles in patients with active scar. J Bodyw Mov Ther 2009; 13: 262–276.

Valouchová P, Lewit K. Behandlung dysfunktionalen Narbengewebes. In: Schleip R et al. (Hrsg.). Lehrbuch Faszien. München: Elsevier/Urban & Fischer, 2014; 257–260.

Van Horenbeck A, Temmerman M, Dhont M. Cesarian scar dehiscence and irregular utrine bleeding. Obstet Gynecol 2003; 102 (5 Pt 2): 1137–1139.

Van Wingerden BAM. Kryotherapie – bei Sportverletzungen kontraindiziert? Leistungssport 1992; 2: 5–7.

Ventegodt S, Clausen B, Merrick J. Clinical holistic medicine: The case story of Anna. I. Long-term effect of childhood sexual abuse and incest with a treatment approach. Sci World J 2006; 6: 1965–1976.

Vleeming A. Präparation. Fortbildungsseminar, Bern 2012.

Vogt HJ. Narben. Stuttgart: Hippokrates, 1993.

Von Felbert V et al. Irradiation with water-filtered Infrared A plus visible light improves cutaneous scleroderma lesions in a series of cases. Dermatology 2011; 222 (4): 347–357.

Wagner JA. Therapie pathologischer Narben. J Dtsch Dermatol Ges 2013; 11 (12): 1139–1159.

Walmsley GG et al. Scarless wound healing: chasing the holy grail. Plast Reconstr Surg 2015; 135: 907–917.

Warren AG, Slavin SA. Scar lymphedema: fact or fiction? Ann Plast Surg 2007; 59 (1): 41–45.

Wasserman JB et al. Soft tissue mobilization techniques are effective in treating chronic pain following cesarean section: A multicenter randomized clinical trial. J Womens Health Phys Ther 2018; 42 (3): 111–119.

Weirich SD et al. Rehabilitation after subcutaneus transposition of the ulnar nerve: immediate versus delayed mobilisation. J Shoulder Elbow Surg 1998; 7: 244–249.

Weissleder H, Schuchhard C. Pathophysiologie und pathologische Anatomie des Lymphgefäßsystems (Grundlagen). In: Weissleder H, Schuchhard C (Hrsg.). Erkrankungen des Lymphgefäßsystems. Köln: Via Vital Verlag, 2015; 51–83.

Weissleder H, Schuchhard C, Zöltzer H. Physiologie des Lymphgefäßsystems (Grundlagen). In: Weissleder H, Schuchhard C (Hrsg.). Erkrankungen des Lymphgefäßsystems. Köln: Via Vital Verlag, 2015; 35–50.

Wild T, Auböck J. Manual der Wundheilung. Wien: Springer, Wien, 2007.

Wilke J et al. What is evidence-based about myofascial chains: a systematic review. Arch Phys Med Rehab 2016; 97 (3): 454–461.

Willard FH. Die somatische Faszie. In: Schleip R et al. (Hrsg.). Lehrbuch Faszien. Grundlagen – Forschung – Behandlung. München: Elsevier 2014; 9–14.

Williams A. Manual lymphatic drainage: exploring the history and evidence base. Br J Community Nurs 2010; 15 (4): S18–24.

Winkel R, Hoffmann G, Hoffmann R. Wassergefiltertes Infrarot hilft Wunden heilen. Der Chirurg 2014; 85: 980–992.

Wolf U. Evidenz für Kryotherapie bei Verletzungen und Erkrankungen des Bewegungsapparates. physioscience 2005; 1 (3): 12.

Wollenschein M et al. Posttraumatische Belastung, psychisches Befinden und Lebensqualität 2–5 Jahre nach Brustkrebserkrankung – Sind alle „psychischen Narben" verheilt? Psychotherap Psych Med 2008; 58: 49.

Zheng L et al. Fluid shear stress regulates metalloproteinase-1 and 2 in human periodontal ligament cells: involvement of extracellular signal-regulated kinase (ERK) and P38 signaling pathways. J Biomech 2012; 45 (14): 2368–2375.

Zöltzer H. Bau und Funktion des Lymphgefäßsystems. Zeitschrift für Wundheilung 2008; No. 1: 6–16.

Zumhasch R, Friedel T. Die Dupuytren-Kontraktur. Ergotherapie 2004; 5: 24–27.

Register

Symbole
5-Fluorouracil 195

A
Ablederung 35
Adhäsionen
- Auswirkung auf Muskelketten 55
- Auswirkungen auf die Wirbelsäule 103
- Halsregion 127
- im Kapselgewebe 127
Adheremeter, Narbenbefundung 88
Akupunktur 193
Algometer, Narbenbefundung 82
Aminosäuren, Ernährung 42
Anamnese 78
Anatomie
- fasziale Anker 56
- funktionelle, Grundlagen 55
Apertura thoracis superior 65
APM-Creme 185
Arachnoidea mater 20
Aromatherapie, Einfluss auf Wundheilung 38
Arthroroller 178
Assessments, Narbenbefundung 80

B
Barrierephänomen 79
Bauchfaszie 22
Bauchhöhle
- operative Auswirkungen 24
- Zugänge, operative 23
Bauchoperation, funktionelle Muskelkette 58
Befundbogen 90
Bindegewebe 6
- Aufbau/Formen 9
- Bestandteile
- - extrazelluläre 9
- - zelluläre 7
- Funktion/Bestandteile 3
- Funktionen 6
- kollagenes, piezoelektrischer Effekt 25
- Mechanorezeptoren 8
- Stabilisation 9
Biophotonen 25
Bisswunde 35
Blockierungseffekt, nozizeptiver somatomotorischer 102
Blutkreislauf 61
- Faszie 62
- Rückstau 64
Boeger-Narbentherapie 100
- Basisbewegungen, Interpretation 112
- Diagnostik 108
- Grifftechniken 130
- Körperregionen, topografische 122
- Läsionstypen 116
- Liftprinzip 107
- Lifttechnik 129
- Prinzipien 100
- venöse Schlüsselpunkte 124
Borderline-Persönlichkeitsstörung (BPS) 69
Botulinumtoxin A 197
Brügger, Alois 102

C
Camper-Faszie 12
Canalis femoralis/obturatorius 65
Chondroblasten 7
Chondrozyten 7
Cibionic®-System 84
- Ablauf 86
- Messkriterien 87
- Qualitätssicherung 87
Colles-Faszie 12
Contractubex® 185
Crosslinks 33
Cutometer, Narbenbefundung 83

D
Débridement, autolytisches 149
Décollement 35
Dermis 4
Diaphragma cervicothoracale 22
Dimethylsulfoxid (DMSO) 186
Dolorimeter, Narbenbefundung 82
Dufttherapie, Einfluss auf Wundheilung 38
Dura mater 20
Durometer, Narbenbefundung 83

E
Ekchymosen 161
Elastin 9
Elektrotherapie 180
Endomysium 18
Entzündungen
- Gelenkkapsel 126
- krankheitsbedingte 102
Entzündungsphase, Wundheilung 28
Epidermis 4
Epimer 13
Ernährung
- Aminosäuren/Proteine 42
- Einfluss auf Wundheilung 42
- Fette 43
- Spurenelemente 43
- Vitamine 43
Exterozeption 24
Extravasat 155

F
Fallbeispiel
- abdominale Mobilisation 147
- energetische Narbenbehandlung 171
- Forced Release 164
- Medical Flossing 159
- Narbenmassage 99
- Narbenstift 180
- Schröpfen 157
- seelische Narben 133, 134
- Zangengriff 144
Fascia
- abdominalis superficialis 11
- antebrachii 54
- brachii, Querschnitt 17
- endoabdominalis 22
- endothoracica 22
- investiens abdominis 12
- lata 53
- nuchae 13
- perinei superficialis 12
- pharyngobasilaris 21
- phrenicopleuralis 22
- pretrachealis 22
- subcutanea 12
- thoracolumbalis 13, 53
- transversalis 22
Faszie
- aponeurotische 14
- Blutkreislauf 62
- epimysiale 18
- Funktionen 51
- Kommunikationssystem 24
- Kontraktionsfähigkeit 25
- meningeale 20
- - Verletzungen 20
- - zentrale venöse Stauung 128
- somatische 10

– venöse Entstauung 62
– viszerale 20
Faszienebenen 113
Fasziengewebe siehe Bindegewebe **6**
Faszienketten 51
Faszienmanipulation 160
Fazer-Set, Narbenbehandlung 163
Felderhaut 4
Fette, Ernährung 43
Fettgewebe 8
Fettzellen 8
Fibroblasten 7, 9, 25
Fibronektin 9
Fibrozyten 7
Flimmerhärchen 163
Forced Release 160
– Anwendung 161
– Fallbeispiel 164
Fossa
– infraclavicularis 64
– jugularis 64
– – zentrale venöse Stauung 126
– poplitea 64
Fotodokumentation, Narbenbefundung 78
Fourie/Robb, Skala zur Intensität der Narbenbehandlung 95
Funktionsketten 56

G
Geigensaitenphänomen 140
Gelenkschmiere 8
Global Listening, Narbenbefundung 79
Glukokortikosteroide 195
Granulationsgewebe 29
Grifftechniken, Boeger-Narbentherapie 130
Gua Sha 161

H
Hahnemann, Samuel 170
Haltung, Sichtbefund 108
Haltungstraining iXpending® 131
Haut 4
– Aufbau 4
– Sichtbefund 108
– Verletzungen 3
– Verschiebbarkeit, Test 109
Hautfaltentest 109
Hautspannungslinien 5
Hauttypen, nach Fitzpatrick 49
Hiatus adductorius 64
Homöopathie 170
– Wirkstoffe zur Narbenbehandlung 171
Honig, medizinischer 150
Honigtherapie 148
– antibiotische Wirkung 149
– Anwendung 152
Huneke, Ferdinand 169
Hypoderm 10
Hypomer 12

I
Infrarotlicht, Narbenbehandlung 179
Inspektion, Narbenbefundung 78
Interferon (INF) 196
Interozeption 24
iXpending® 131

J
J-Strich nach Fourie 142

K
Kaiserschnittnarbe 55
Karpaltunnelnarbe 54
Keloidnarbe 48
– Therapiealgorithmus 196
Kettenmodell, Definition 56
Kettenreaktion 102
Kinesiologie, Narbenbefundung 88
Kinesio-Tapes 175
Kinetic Resolve 158
Kleinzehenregion, strukturelle Muskelkette 59
Kollagenase 7
Kompressionsbehandlung 195
Kontraktionsschmerz 102
Kryotherapie
– Einfluss auf Wundheilung 41
– mit flüssigem Stickstoff 192

L
Langer-Linien 5
Laserbehandlung 192
Läsionsketten 57, 59, 103
– Asymmetrien 60, 104
– Ganganalyse 60
– narbenbedingte, Wirbelsäule 59
Läsionstypen 116
Lederhaut 4
Leistenhaut 4
Leptomeninx 20
Leukozyten 8
Liftprinzip
– Boeger-Narbentherapie 107
– Zylindermodell 129
Lymphdrainage, manuelle 172
– Anwendung 174
Lymphgefäßsystem
– Anatomie 172
– Störung 173
Lymphödeme 174

M
Manchester Scar Scale (MSS) 81
Mastzellen 7
Mechanorezeptoren, Haut 8
Mederma® Narbenpflege-Gel 185
Medical Flossing 157
– Fallbeispiel 159
Medikamente
– Einfluss auf Wundheilung 41
– Wirkstoffe, Narbenbehandlung 195
MELT-Therapie 148
Membrana suprapleuralis 22
Meridianroller 178
Methylglyoxal 150
Microneedling 194
Musik, Einfluss auf Wundheilung 39
Muskel-/Fasziensystem 51
– Kettenmodell, Definition 56
– myofasziale Ketten 52
– Verletzungen, Auswirkungen 53
Muskelketten
– Agonisten/Antagonisten 63
– Asymmetrien durch Läsionsketten 60
– funktionelle 57
– Modelle 57
– Narben 57
– propriozeptorische Zusammenarbeit 59
– strukturelle 58
Muskelschlingenmodell 57
Myofasziale Ausläufer 18
Myofasziale Ketten 52
Myofibroblasten 7
Myotom, Narbenbefundung 82

N
Narben
– abdominale 144
– – Mobilisation 145
– abdominale/viszerale Operationen 54
– abgeheilte, Narbenmassage 96
– aktive 49
– atrophe 47
– aus psychiatrischer Sicht 67
– Bandscheibenoperation 54
– Entstörung durch Unterspritzen 193
– extrazelluläre Matrixmoleküle 45
– Formen 45
– funktionelle Störungen 51
– hypertrophe 48
– – Therapiealgorithmus 198
– in der Muskelkette 57

- intraorale 147
- junge, Narbenmassage 95
- Kaiserschnitt 55
- Karpaltunnel 54
- Keloide 48
- Kompressionsbehandlung 195
- oberes Sprunggelenk 54
- physiologische 46
- Rückstau, Blutkreislauf 64
- Sakrum 54
- Schmerz 73
- schüsselförmig eingesunkene 47
- seelische 68
- - Fallbeispiel 133, 134
- selbstverletzendes Verhalten 69
- sichtbare/unsichtbare 3, 107
- sklerotische 47
- und Emotionen 132
- unreife 46
- Weber-Fraktur 53
- Zugstärke 51
Narbenbefundung 77
- Adheremeter 88
- Anamnese/Inspektion 78
- Assessments 80
- Barrierephänomen 79
- Befundbogen 90
- Cibionic®-System 84
- Cutometer 83
- Dolorimeter 82
- Durometer 83
- Fotodokumentation 78
- gerätegestützte 82
- Global Listening 79
- Kinesiologie 88
- muskuloskeletaler Ultraschall 83
- Myotom 82
- Palpation 79
Narbenbehandlung 92
- 5-Fluorouracil 195
- abdominale Mobilisation 145
- - Fallbeispiel 147
- ärztliche Inverventionen 189
- Botulinumtoxin A 197
- Bürsten/Roller 178
- Elektrotherapie 180
- energetische 167
- - Fallbeispiel 171
- Fazer-Set 163
- Forced Release 160
- Gua Sha 161
- Homöopathie 170
- Honigtherapie 148
- Infrarotlicht 179
- Interferon (INF) 196
- intraorale 147
- Kinesio-Tapes 175
- Kinetic Resolve 158
- Kompression 195
- manuelle Lymphdrainage 172
- Medical Flossing 157
- Medikamente 195
- Microneedling 194
- mit Laser 192
- Narbenstift 176
- Neuraltherapie 169
- Phytotherapie 171
- Salben 185
- Schröpfen 153
- Silikonfolie 191
- Strahlentherapie 193
- Ultraschall 179
- Wirkstoffe 195
- Zwiebelextrakt (Extractum cepae) 195
Narbenentfernung, operative 190
Narbenentstörung 193
- Akupunktur 193
Narbengel
- Bepanthen® 185
- ScarSoft 186
Narbenmassage 92
- abgeheilte Narbe 96
- biochemische Effekte 93
- Fallbeispiel 99
- immunmodulierende Effekte 94
- Intensität, Skala von Fourie und Robb 95
- junge Narbe 95
- psychologische Effekte 94
- reflektorische Effekte 94
- Techniken 97
- Victory-Technik 95
- Wirkprinzipien 93
Narbenmobilisation, manuelle 138
- frische Wunden 138
- J-Strich nach Fourie 142
- Kompressionen 141
- Spreiztechnik 139
- Wellentechnik 140
- Wippe, Technik 140
Narbensalben 185
Narbenschmerzen 75
Narbenstift 176
- Fallbeispiel 180
Nekrose, Weichteil 44
Neovaskularisation 31
Neuraltherapie 169
Neurovaskuläre Scheiden 15
Nozizeptoren 73
Nozizeptorschmerz 76

O

Oberschenkelfaszie 53
Organfaszie 20
- allgemeine 21
- spezielle 22
- zentrale venöse Stauung 128
Osteoblasten 8
Osteozyten 8

P

Palpation 79
Panniculus adiposus/carnosus 11
Pannikulusfaszie 10
- Funktion 11
- Ursachen für venösen Rückstau 126
- Verletzungen 11
- zentrale venöse Stauung 127
Papillarkörper 4
Patient Observer Scar Assessment Scale (POSAS) 80
Pectoralisfaszie 54
Peritoneum parietale/viscerale 22
Petechien 161
Physiotherapie, Verbrennungswunden 180
Phytotherapie 171
Pia mater 20
Piezoelektrischer Effekt, kollagenes Bindegewebe 25
Platzwunde 35
Plexus profundus/superficialis 5
Posttraumatische Belastungsstörung (PTBS) 68
Prellung (Kontusion) 35
Proliferationsphase, Wundheilung 29
Propriozeption 24
Proteine, Ernährung 42
Proteoglykane 10

Q

Quetschwunde 35

R

Reaktionskette 104
- Auslöser 106
Reaktionskettenmodell, nach Boeger 104
Reepithelisierung 32
Remodellierungsphase, Wundheilung 32
REMovement 132
- Behandlungsgründe 133
- körperliche Wirkungen 133
Retraumatisierung, kontrollierte 160

Risswunde 35
Rumpffaszie 12
- epaxiale 13
- hypaxiale 12
- Verletzungen 18
- zentrale venöse Stauung 127

S

Sakrumnarbe 54
Scarpa-Faszie 12
Schmerz
- als Partner 107
- Arten 76
- Nozizeptoren 73
- Ursachen 101
Schmutztätowierung 35
Schnittwunde 34
Schröpfen 153
- Anwendung 155
- Fallbeispiel 157
- Wirkungsweise 154
Schürfwunde 35
Schusswunde 35
Selbstverletzendes Verhalten (SVV) 69
Serom 44
Sibson-Faszie 22
Sichtbefund 108
Silikonfolie 191
Silikongel
- Dermatix® 186
- Kelo-Cote® 186
Sonografie, Narbenbefundung 83
Spreiztechnik, manuelle Narbenmobilisation 139
Spurenelemente, Ernährung 43
Stichwunde 34
Stony Brook Scar Evaluation Scale (SBSES) 81
Strahlentherapie 193
Stratum
- papillare 4
- reticulare 5
Subkutis 5, 10
Synovia 8

T

Tela subcutanea 5, 10
Tensegrity-Modell 107
Thixotropie 10
Traditionelle Chinesische Medizin 167
- Narbenbehandlung 168
Traktionstest 109
Translationstest 109
Tropoelastin 10
Tropokollagen 9

U

Überrolltechnik 130
Ultraschall
- muskuloskeletaler, Narbenbefundung 83
- Narbenbehandlung 179
Unterarmfaszie 54
Unterhaut 5
Unterhautgewebe 10

V

Vancouver Scar Scale (VSS) 80
Venenstern 64
Venöse Schlüsselpunkte
- des Rumpfes 64
- subkutane 64, 124
Venöses System, Einfluss auf Faszien 61
Venöse Stauung, zentrale 126
Verätzung 36
Verbrennungswunden 36, 180
Victory-Technik 95
Visual Analogue Scale (VAS) 80
Vitamine 43

W

Wasserscheide 126
Weichteilnekrose 44
Wirbelsäule
- Auswirkungen von Adhäsionen 103
- narbenbedingte Läsionsketten 59
Wundarten 34
Wunddehiszenz 43
Wundhämatom 44
Wundheilung 27
- Aroma-/Dufttherapie 38
- Entzündungsphase 28
- Ernährung, Einfluss 42
- Formen 33
- Grundlagen 27
- Kryotherapie, Einfluss 41
- Medikamente, Einfluss 41
- Musik, Einfluss 39
- Phasen 28
- primäre 33
- Proliferationsphase 29
- regenerative 33
- Remodellierungsphase 32
- sekundäre 33
- Störungen 43
Wundinfektion 44
Wundkontraktion 31

Z

Zangengriff 130
- Fallbeispiel 144
Zilien 163
Zwiebelextrakt (Extractum cepae) 195